Die Kaiserin und ihre Tiere

Eine etwas andere Reise durch meinen Körper

Marian Leuthold

taotime

Die Kaiserin und ihre Tiere

Eine etwas andere Reise durch meinen Körper

Marian Leuthold

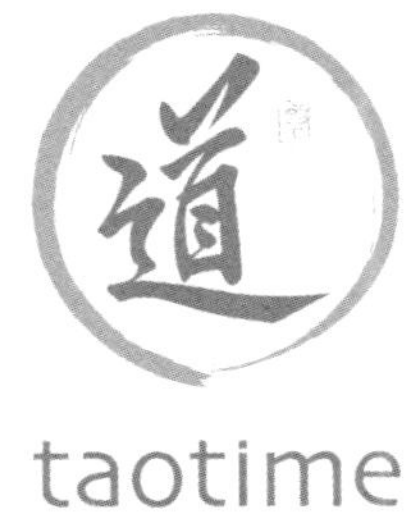

taotime

Impressum

Die Kaiserin und ihre Tiere. Eine etwas andere Reise durch meinen Körper.

Autorin: Marian Leuthold
Illustrator: Alain Poussot

Lektorat: Marco Caduff
Satz: Kevin Tiberius Fischer
Druck: Intergrafica Verona

ISBN 978-3-906945-19-4

Inhalt

Vorwort

Eine einfache Frage: «Wie groß bist du?»

Auf diese Frage gibt es keine einfache Antwort! Es kommt ganz darauf an, wie man dich betrachtet. Misst man dich mit den üblichen Maßen, dann bist du vielleicht 1.74 m groß. Würde man dich glatt bügeln, dann wärst du größer als ein Fußballfeld. Wenn man dich auf ein Spinnrad aufwickeln und aus dir einen Faden spinnen würde, dann umschlängest du circa fünfzig Mal den Äquator. Betrachte ich dich als Wesen mit Haut und Haar, Hirn und Herz und allen anderen Organen, dann bist du so groß wie ein Staat. Ja, wirklich, du bist so groß wie ein Staat. Ein Körperstaat mit über 50 Billionen Einwohnern!

In diesem Buch stelle ich dir deinen Körper aus einer ganz neuen Perspektive vor. Ich vergrößere dich als Person auf einen ganzen Staat. Aus dir wird ein Körperstaat mit Grenzen und Toren, Gebäuden und Straßen, Flüssen und Meeren, Pflanzen und Tieren. In deinem Körperstaat regiert eine Kaiserin, die Herzkaiserin, mit ihren elf Beamtinnen und Beamten. In dir leben über 50 000 000 000 000 Einwohner (deine Zellen) friedlich neben- und miteinander. 50 Billionen Einwohner, stell dir das mal vor! Du bist so groß, so großartig!

Mit diesem Buch möchte ich dir neue Wege zu deinem Körperverständnis aufzeigen. Ich lade dich ein, mit deinen Organen Kontakt aufzunehmen und über die Bilder, die Alain Poussot und ich dir anbieten, mit deinen Organen zu sprechen. Ich hoffe, dass dir unsere Wort- und Zeichnungsbilder helfen, deine einzigartige Schönheit zu erkennen, und wünsche mir, dass du daran denkst, dass du großartig und einmalig bist, auch wenn du dich zwischendurch mal ganz klein fühlen solltest.

Betrachte dieses Buch nicht als Ratgeber, sondern als Bildband und auch als Rätsel. Viele Fragen werden bei dir beim Lesen entstehen. Vermutlich wirst du ab und zu verwirrt sein, den Zusammenhang verlieren oder dich in einer Bilderebene fragen, was denn das nun alles soll und wie das zusammenhängt.

Wir Westler denken in Kategorien, in Registern und Kästchen. Das ist nicht negativ gemeint. Es ist einfach so, dass wir hier gerne ordnen und systematisieren. Das ist unser Vermächtnis des kartesianischen Denkens. Tabellen helfen uns, Ordnung zu schaffen. Um die Ordnung zu halten, gebe ich dir hier auch gerade einmal einen Überblick über die drei Bilder, die durch dieses Buch führen und immer wieder vorkommen.

Die zwölf Organe/Beamten/Tiere:

Organ	**Beamtenstatus**	**Tier**
Herz	Kaiserin	Pferd
Dünndarm	Privatsekretär	Ziege, Schaf
Perikard (Herzbeutel)	Bodyguard	Hund
Dreifach-Erwärmer	Heizungsminister	Schwein
Nieren	Finanzministerin	Hahn
Blase	Minister der Wasserwege	Affe
Milz	Transportministerin	Schlange
Magen	Kornkammermeister	Drache
Lungen	Außenministerin	Tiger
Dickdarm	Abfallminister	Hase
Leber	Generalin	Ochse
Gallenblase	Feldherr	Ratte

Ich stelle dir in diesem Buch deine Organe nun als Menschen mit ganz individuellen Eigenschaften und Fähigkeiten vor – als Beamtinnen und Beamte in einem Staat, begleitet von ihren Tieren, die ihre Charaktere verdeutlichen.

Der Vergleich der menschlichen Organe mit den Aufgaben von Beamten stammt aus dem Standardwerk der chinesischen Medizin, dem Nei Jing[1]. Im Nei Jing werden die zwölf Organe Beamten gleichgestellt, die ganz bestimmte Aufgaben im Staat zu verrichten haben. Die Gesundheit von uns Menschen wird verglichen mit der Gesundheit eines Staatsgefüges. Denn die Aufgaben der Organe sind vergleichbar mit denen der kaiserlichen Beamten.

Mich fasziniert diese Allegorie. Unsere Organe werden dadurch zu Persönlichkeiten. Sie bekommen eine Stimme, einen Charakter, sie werden sichtbar. Unter dem knöchernen Brustkorb und aus dem Schatten des Bauchraumes treten plötzlich eine Kaiserin mit Leibwache, Ministerinnen und Beamte hervor, die alle ein gemeinsames Ziel verfolgen: Sie möchten ihren Staat gesund erhalten.

Die Idee, dieses Bild der Beamten als Vertreter der Organe aufzugreifen und uns Westlern verständlich zu machen, kam mir im Oktober 2017 in Apulien.

Ich war da für eine kurze Auszeit. Ganz alleine, Rückbesinnung, Ruhe und nochmals Wärme tanken für den bevorstehenden Winter in Zürich. Ich fand eine Bleibe in der Villa Raffaella in Santa Cesarea Terme, einem malerischen adriatischen Küstenstädtchen. Der maurische Einfluss in der Architektur ist hier unverkennbar. Der Palazzo Sticchi ähnelt einem Sultanspalast. Dieses Gebäude mit seiner im warmen Herbstlicht golden leuchtenden Kuppel erinnerte mich auch an den Kaiserpalast in Peking. Kleiner, bescheidener zwar, und doch ist der Palazzo Sticchi ein erhabenes Gebäude, das eine Ruhe und Würde ausstrahlt – kaiserlich eben.

Wer wohl in diesem Palazzo wohnt, fragte ich mich. In Gedanken stellte ich mir eine ältere Dame vor, alter Adel, königlich, stolz. Ja, eine ältere Signora bewohne den Palazzo, sagte mir der Herr an der Reception meines Hotels. Der Zutritt sei höchst privat und die Dame wünsche keine Besucher. Da kam mir die Idee mit dem Buch. Santa Cesarea Terme, die perfekte Kulisse für eine

1 Das aus 18 Bänden bestehende Huangdi Neijing ist eines der ältesten Standardwerke der Chinesischen Medizin. Die ersten neun Bände beinhalten das Suwen. Im 8. Kapitel des Suwen werden die menschlichen Organe mit Staatsbeamten verglichen.

Allegorie, die einen Vergleich herstellt zwischen dem Kaiserpalast mit seinem äußeren politischen Gefüge und dem inneren Zusammenwirken unserer Organe.

Also fragte ich den Herrn an der Reception: «*Vedi, sto scrivendo un libro. Santa Cesarea Terme con questo palazzo stupendo è la quinta perfetta per la mia storia. C'è una possibilità di incontrare la proprietaria del Palazzo Sticchi?*" Und tatsächlich, ich erhielt eine «Audienz» im Palast.

Die Bewohnerin des Palazzo empfing mich in der Eingangshalle. Eine kleine, sympathische, strenge Signora, die tatsächlich etwas Kaiserliches, Würdevolles ausstrahlte. Höflich setzte ich mich auf den mir angebotenen Stuhl im Vorzimmer. Im Nebenzimmer scharrten Wachhunde. Mir war etwas mulmig zumute, doch die Besitzerin des Palazzo beruhigte mich. Mit Stolz erzählte sie mir die Geschichte des Palazzo Sticchi, nicht ohne zu bedauern, dass das Geld fehle für die Instandhaltung dieses einmaligen Gebäudes, das sie nun ganz alleine bewohne. Weil ich mich so sehr für die Geschichte dieses Ortes interessierte und meine Bewunderung auch offen zeigte, durfte ich den *salone grande* und die *terrazza sul mare* besichtigen. Die Hunde wurden zu meiner Beruhigung weggesperrt. Ja, und in meiner Fantasie zog ich dauernd Parallelen zum Kaiserpalast in Peking mit seinen legendären 9'999,5 Räumen (nur der Himmel darf 10'000 Räume besitzen), den Mauern, Wassergräben und Toren. Bekannt ist dieses Meisterwerk chinesischer Architektur übrigens als „verbotene Stadt", weil der einfachen Bevölkerung der Zutritt in die Stadt verwehrt wurde. Nur die Beamten des Kaisers wurden vorgeladen. Im Kaiserpalast mit seinen unzähligen Palästen und Pavillons lebte der Kaiser mit seiner Familie und seiner Entourage.

Hier, in Santa Cesarea Terme, fand ich das geografische Umfeld, das Bühnenbild für die Inszenierung unserer Organe als Beamtinnen und Beamte in einem Staat.

Gerne mag ich deshalb mit einem Bild aus diesem malerischen Ort in Apulien beginnen.

Es ist Anfang Oktober in Santa Cesarea Terme, *fine stagione*. Wenige Touristen, bald schließen auch die letzten Hotels und Restaurants. Ich logiere, wie gesagt, in der Villa Raffaella. Offen ist noch die *grotta sulfurea*, das Thermalbad. Es riecht nach Schwefel, wen wundert's. Pünktlich um zehn wird geöffnet. Ein halbes Dutzend italienischer Gäste Ü60 hat sich schon vor der Türöffnung beim Caffè delle Terme getroffen. Sie wissen, was sie wollen: Einlass, Zeit für ein ausgiebiges Schwefelbad, Austausch, Ruhe, Informationen. Ihre Plätze sind in stillem Einvernehmen bekannt und akzeptiert, und ich frage mich, ob ich ihre Ordnung als unvorhergesehener Gast durcheinanderbringe. Hoffentlich nicht. Ich bin alleine und belege den einzigen einzelnen Liegestuhl, alle anderen sind immer mindestens zu zweit. Zuerst wird weiter geschwatzt, das Wetter begutachtet, die Plätze werden eingenommen. Die Signora auf der Plattform unter mir legt das nicht ganz korrekt über den Stuhl gehängte Hemd ihres Gatten sorgfältig über die Lehne. Sie zupft ihm den weißen Bademantel zurecht und ermahnt ihn, seine Uhr auch ja nicht nass zu machen. Dann wird gesonnt. *Prendere il sole*, die Sonne nehmen, das tönt doch viel aktiver. Es wird ausgetauscht, telefoniert und dann eine gute Stunde gebadet. Der Herr vor mir hat Uhr und Bademantel abgelegt. Er schnorchelt und studiert interessiert den Grund des anderthalb Meter tiefen Beckens. Was er wohl sieht? Schwefelpartikel? Etwa ein Dutzend Badegäste formiert sich nun im warmen, salzigen Sulfurwasser zu einem Kreis. Die Damen mit Sonnenbrille und gefärbten Haaren, einige mit lustiger Badekappe. Unterhalten werden sie von einem Herrn, der sie mit seinen Geschichten immer wieder zum Lachen bringt. Andere Herren sprechen gestikulierend in ihr *telefonino*, während sie am Beckenrand auf und ab gehen. Ein paar Gäste sitzen im Stuhl am Rand der kleinen *piscina* und kommentieren das Geschehen im Trockenen sitzend. Und da steht auch der Bademeister, bereits in Daunenjacke. Er schaut, dass alles seine Richtigkeit hat. Aufmerksam beobachtet er die Badegäste. Niemand soll sich verletzen, die Baderegeln müssen eingehalten werden. Er sorgt auch dafür, dass das Bad gereinigt, die Abfälle entsorgt und die Liegestühle ordnungsgemäß aufgestellt sind.

Und ich sitze da, höre das Lachen und Schwatzen, sehe die Aufstellung der Personen im kleinen Bad und denke an Staatskunde. Staatskunde? Wie das, fragst du dich vermutlich zu Recht. Ja, ich denke an die immer wieder gleichen Regeln eines Staates, an die inneren Strukturen, die Grenzen und die Aufgabenteilung der Staatsbürgerinnen und Staatsbürger. Ich sehe verschiedene Menschen, die sich in einem Becken bewegen; aufeinander zu, voneinander weg. Ich nehme ihre verschiedenen Stimmen wahr: sonor, hell, schrill, brüchig, grell, leise. Nicht nur ihre Körper, auch ihre Bewegungen unterscheiden sich voneinander; eine Dame schwadert vergnügt, der Herr mit Schnorchel schaut konzentriert in die Tiefe, ein Badegast pflügt ein paar Längen kraulend das Wasser, eine ältere Signora ist ängstlich bemüht, den Kopf oben zu halten, die Plastikblümchen ihrer Damenbadekappe hüpfen kokett auf und ab. Ich sehe die klaren Grenzen des Wasserbeckens, die unscharfen Grenzen des Meeresufers, den bereits ziemlich verwitterten Maschendrahtzaun gegen die nördlichen Felsen hin und das Tor mit Schloss und Riegel beim Eingang. Die Insekten ignorieren die Grenzen. Der Wind fühlt sich frei wie immer. Mild und schön die herbstliche Sonnenwärme auf der Haut. Ich sehe den Bademeister, der für Recht und Ordnung schaut. Und in der Ferne leuchtet das Kuppeldach des Palazzo Sticchi in königlichem Blau und irdenem Ocker. Ich stelle mir vor, wie die Kaiserin in diesem Palast sitzt und auf ihr kleines Reich schaut. Und mir wird bewusst: Das kleine Städtchen am Meer ist mit denselben Themen beschäftigt wie ein ganzer Staat. Es geht ums Regieren, Abgrenzen, Verbinden, Verteilen, Entsorgen, Bewahren. Alles mit dem Ziel, eine gesunde Ortschaft mit zufriedenen Menschen zu bilden. Und genau dieselben Aufgaben und Themen finden wir in unserem Körper. Unser Körper ist aufgebaut wie ein Staat. Das Herz ist die Kaiserin, die Organe haben die Aufgaben von Beamtinnen und Beamten, die Zellen entsprechen den Bürgerinnen und Bürgern. Und so sehe ich gerade in den Badegästen allegorisch Körperzellen, die sich treffen und wieder lösen. Jede hat ihre Aufgabe, jede ihre Geschichte. Sie kommen zusammen, um sich auszutauschen, und sie lösen sich wieder, um ihrer alltäglichen Bestimmung nachzugehen.

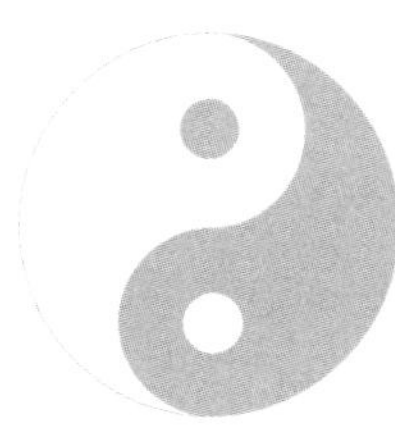

Einleitung

Ich praktiziere seit über zwanzig Jahren Chinesische Medizin (CM) in Zürich. Eigentlich hat mich mein Interesse für unsere Heilpflanzen zu meinem Zweitstudium geführt. In meiner Ausbildung zur Naturheilpraktikerin hörte ich zum ersten Mal von Yin und Yang, von Dao, Qi, den fünf Wandlungsphasen (oft fünf Elemente genannt), und ich war von allem Anfang an tief beeindruckt und vollkommen fasziniert.

Die Philosophie der fünf Wandlungsphasen ist die Basis meiner Arbeit und meines Lebensverständnisses. Nach meinem Studium der Pädagogik und der Psychologie, meinen Reisen in den fernen Osten und meiner beruflichen Erfahrung als Lehrerin glich die Begegnung mit den fünf Elementen für mich einem Heureka-Moment. Plötzlich ergab sich aus den vielen Puzzleteilen, die ich im Privaten und Beruflichen gesammelt hatte, ein einheitliches Bild.

Seit 1997 lerne und lehre ich täglich die Schönheit der fünf Wandlungsphasen.

Meine Begeisterung für diese Lehre geht weit über meinen Beruf hinaus. Immer wieder wurde ich in den letzten Jahren von meinen Patientinnen und Patienten gefragt, was sie denn hierzu lesen könnten. Um Laien einen Einblick in die fünf Elemente zu geben, habe ich mein Buch „Die Kraft der Wandlungsphasen" geschrieben, welches im Jahr 2010 beim Theseus Verlag erschienen ist.[2]

Bevor ich dir die zwölf Organe als Beamte in einem politischen Staat vorstelle, möchte ich auch in diesem Buch zuerst auf die Philosophie von Yin und Yang, Wuji und Tai-Chi eingehen, da sie den Grundstein zum östlichen Verständnis von Leben und Gesundheit bilden.

2 Das Buch *Die Kraft der Wandlungsphasen* ist über meine Webseite 5elemente.net erhältlich.

Wuji, Tai-Chi, Yin und Yang

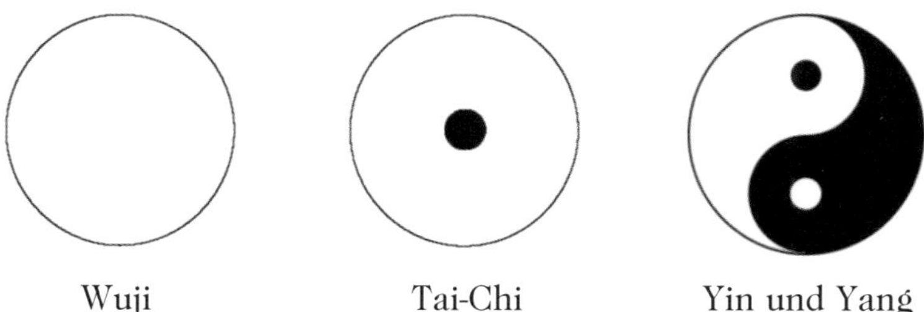

Wuji Tai-Chi Yin und Yang

Das Wuji bezeichnet das Grenzenlose, das Göttliche, den Urzustand allen Seins und ist deshalb mit Worten gar nicht zu beschreiben. Und auch der Kreis als ein Symbol für dieses Unsagbare ist bereits zu manifest. Es gibt keine Worte und auch kein Bild für das Unbeschreibbare. Das Wuji ist der undifferenzierte Zustand des Universums, der Ursprung von allem, reine Potenzialität, alles und nichts in einem.

In der Bibel, zweites Buch Mose, steht: „Du sollst dir kein Bildnis noch irgend ein Gleichnis machen, weder des, das oben im Himmel, noch des, das unten auf Erden, oder des, das im Wasser unter der Erde ist."

Ob Ost oder West, das Göttliche geht über unser menschliches Verständnis hinaus.

Das Tai-Chi entwickelt sich aus dem Wuji und bedeutet das „sehr große Äußerste». Das Tai-Chi bildet die Grundlage für die sich ergänzenden Gegenpole Yin und Yang. Oft wird das Tai-Chi deshalb bereits als Yin-Yang Zeichen dargestellt. Vermutlich gibt es aber auch für das Tai-Chi kein Bild. Ein Bild ist statisch, unbeweglich, fix. Stell dir das Tai-Chi lieber vor als einen Punkt oder noch besser als einen Ton, eine Schwingung, noch keine Melodie, nur ein Ton. Das Tai-Chi ist ein Zustand, vibrierend, beruhigend, da einzig. Das Tai-Chi ist der Augenblick kurz bevor sich entscheidet, ob sich etwas als Yin oder Yang zeigt. So ähnlich wie Schrödingers Katze, die in der Kiste weder lebendig noch tot oder beides zugleich ist, bis wir interagieren und diese Kiste öffnen. (Schau dir das Gedankenexperiment von Erwin Schrödinger wieder einmal an. Es gibt inzwischen gute YouTube-Filme dazu.)

Das Zeichen von Yin und Yang kennst du mit Sicherheit. Der weiße Teil des Symbols steht für Yang. Yang bedeutet „Sonnenseite des Berges". Der schwarze Teil des Symbols steht für Yin. Yin bedeutet „Schattenseite des Berges". Das Symbol zeigt mit den zwei Punkten, dass im Yin auch immer das Yang enthalten ist und umgekehrt. Dadurch wird verdeutlicht, dass sich die Gegensätze bis ins Kleinste und bis ins Größte bewegen. Denn der gegensätzliche Punkt im Yin- bzw. Yangfeld ist immer zu verstehen als ein weiteres Yin-Yang-Symbol. Yin und Yang sind nie getrennt, sondern immer ineinander enthalten. Das ist ganz, ganz wichtig! Yin und Yang fließen ineinander über, sie ergänzen sich, sie kontrollieren einander. Das Yin-Yang ist also ein Symbol für die Polarität. Aus dem einzigen Ton des Tai-Chi wird nun eine Melodie. Das Lied des Lebens - mal harmonisch, mal leicht und fröhlich, dann wieder traurig, dissonant oder weinerlich und sehnsüchtig.

Wir Menschen leben und handeln nach den Gesetzen von Yin und Yang. Wir formen und gestalten unsere Welt durch unsere Handlungen. Wir öffnen unsere Ohren für unsere Lebensmelodie und wir singen oder pfeifen sie mit. Wir öffnen diese Schrödinger-Kiste und werden vom Beobachter zum Gestalter der Geschehnisse.

Das ganze Leben besteht aus Gegensätzen und Gegenpolen. Das sind die Erkenntnisse sowohl aus der Wissenschaft als auch aus der Theologie. Allerdings müssen wir unterscheiden zwischen den Begriffen Dualität und Polarität.

Dualität teilt und trennt in Gut und Böse, Schwarz und Weiß, Hell und Dunkel etc.

Polarität hingegen ist etwas völlig anderes. Stell dir eine Münze vor. Die beiden Seiten der Münze sind verschieden, zusammen erst aber machen sie die Münze aus. Oder denk an den Nord- und den Südpol. Die sind zwar weit voneinander entfernt, doch gehören sie beide zum Planeten Erde und halten diesen im Gleichgewicht. In der Polarität wirken zwei Kräfte zusammen, sie verbinden sich zu einer sich gegenseitig ergänzenden Zweiheit – wie Yin und Yang.

Bei uns im Westen ist das duale Denken verbreitet. Wir denken in Gegensätzen, so haben wir es gelernt.

Das erste Buch Mose, die Genesis, beginnt mit dem Satz: „Im Anfang schuf Gott Himmel und Erde.» Dann geht es weiter: Gott schied das Licht von der Dunkelheit und nannte sie Tag und Nacht. Alsbald kommen Adam und Eva, Mann und Frau, Gut und Böse und die Welt in allen Erscheinungsformen. Immer als Gegensätze, immer mit ihrem Gegenteil.

Aus der Wissenschaft kennen wir mehr denn je den Begriff der Polarität. Alles beruht auf der Gegensätzlichkeit zweier Pole. Ja, sogar kleinste physikalische Teilchen haben einen nicht materiellen Gegenpol, die Antiteilchen. Und wer Dan Browns Bestseller *Illuminati* gelesen hat, bekommt eine, wenn auch laienhafte, Ahnung über die Power von Antimaterie. Denn wenn die Gegenpole exakt aufeinandertreffen, dann zerstrahlen sie, sagen die Physiker. Ein Theologe würde vermutlich dasselbe behaupten, nur andere Worte benutzen. Gott schuf Himmel und Erde. In der Vereinigung der Gegensätze, im Gebet, können wir eine Ahnung von Gott erlangen. Bis hin zur Erleuchtung. Erleuchtung, Zerstrahlung – vielleicht dasselbe aus verschiedener Perspektive.

Den Zustand des Tai-Chi kann man als eine vorübergehende Einheit der Gegensätze beschreiben. Die vollkommene Ruhe, die ein erfahrener Sportler kurz vor dem Wettkampf oder ein Gläubiger im Gebet erfährt. Das „Zerstrahlen“ entspräche im Daoismus dann dem Wuji, dem Nicht-Sein, der absoluten Leere, aus der die Bewegung in Form von Gegensätzen erst hervorgeht. Aber wie gesagt, das Wuji bleibt außerhalb unserer menschlichen Wahrnehmungsfähigkeit. Es kann nicht gelebt, ja nicht einmal gedacht werden. Die Chinesische Medizin beruht bis heute auf dem Verständnis von Yin und Yang. So wird auch der Körper aufgeteilt in Yin und Yang. Die Rückseite zum Beispiel ist Yang, die Vorderseite Yin, der Oberkörper gehört zum Yang, der Unterkörper zum Yin, wobei diese Yin- und Yang-Anteile wiederum unterteilt werden in Yin- und Yang-Aspekte. Auch alle Organe haben ihren Yin- und Yang-Anteil. Beide Teile erst bilden ein Ganzes. Ich kann zum Beispiel nicht die Lungen verstehen, ohne ihren Yang-Partner, den Dickdarm, anzuschauen und umgekehrt. Stell dir die Organe einfach immer als Bruder und Schwester vor. Bruder und Schwester sind verschieden und gehören doch zur selben Familie.

Hier ein kurzer Überblick zu den Geschwisterpaaren auf Organebene:

Schwester	*Bruder*
Herz	Dünndarm
Perikard (Herzbeutel)	Dreifach-Erwärmer
Milz	Magen
Lunge	Dickdarm
Nieren	Blase
Leber	Gallenblase

Ich werde also folgerichtig zum Beispiel von Frau Niere und Herrn Blase sprechen, ungeachtet der deutschen Artikel.

Die fünf Wandlungsphasen

Das Leben ist Bewegung. „Panta rhei“, alles fließt, offenbarte Heraklit bereits vor 2500 Jahren. „Nix ist fix“, pflegten wir als Studentinnen und Studenten der Chinesischen Philosophie zu sagen. Es gibt keinen Stillstand, alles bewegt sich, immerzu, immerfort, pausenlos, unendlich. Das ist für uns Menschen nicht immer leicht. Wie gerne würden wir zwischendurch anhalten, einen glücklichen Moment festhalten, ein schönes Bild einfangen. Doch keine Fotografie vermag den Lauf des Lebens aufzuhalten, Stillstand gibt es nicht. Alles fließt, alles ist Welle und Schwingung. Absolute Ruhe gibt es nicht einmal im Vakuum.

Die fünf Wandlungsphasen, auch die fünf Elemente genannt, beschreiben, wie das große ewige Wandeln und Werden des Lebens zyklisch und immer nach denselben Rhythmen und Gesetzmäßigkeiten abläuft. Das Wort „Phase“ deutet schon darauf hin, dass es sich dabei nicht um ein Kapitel handelt, das mit einem ersten Wort beginnt und mit einem Punkt endet. Eine Phase ist ein Übergang, fließend, ohne scharfe Grenzen, vergleichbar mit den Tages-, den Jahres- und auch den Lebenszeiten, die einander ablösen, ineinander übergehen, sich in ihrer Thematik unterscheiden und dadurch erst ergänzen.

So beginnt jeder Tag, jedes Jahr und jedes Leben in tiefster Dunkelheit. In der Nacht, im Winter, in der dunklen Höhle der Gebärmutter. Diese Phase entspricht dem Element Wasser. Mit der Morgendämmerung erwacht das Leben, die Vögel beginnen zu singen, Blätter und Blüten schütteln ihren Nachttau ab. Diese Phase des ersten Lichts, des Wachstums, der Geburt zu neuem Leben entspricht dem Frühling, der Kindheit und dem Element Holz. Wenn die Sonne am höchsten steht, die Blüten sich öffnen, der Sommer sich in den schönsten Farben zeigt, dann stehen wir im Feuerelement. In unserem Menschenleben entspricht diese Zeit dem frühen Erwachsensein, der Phase des Sich-Verliebens, der Hochzeit wortwörtlich. Im Spätsommer wird geerntet, was im Frühjahr gesät wurde. Diese Zeit entspricht dem Element Erde, dem Nachmittag und in einem Menschenleben der Zeit der Familiengründung. Wenn sich die Sonne dann rotgolden vom Tag verabschiedet und die Herbstblätter sich in ihrem schönsten Kleid zeigen, dann wissen wir, dass die Zeit des Loslassens, des Älterwerdens, gekommen ist. Diese Phase entspricht dem Element Metall, dem goldenen Zeitalter, könnte man auch sagen. Und mit der Dunkelheit und dem Winter kommen wir wieder zurück ins Wasserelement. Diese Phase beinhaltet den Tod genauso wie die Geburt. Die Zeit bleibt um Mitternacht nicht stehen! Es geht weiter, immer weiter, ohne Anfang und ohne Ende.

«Aha, das isch es Rondell, kei Linie», sagte mein fünfjähriger Sohn, als er begriff, dass sein

Geburtstag wieder und wieder kommt und auf seinem Kuchen Jahr für Jahr eine Kerze mehr brennt. Die Zeit ist nicht linear, sondern zyklisch zu verstehen.

Die fünf Wandlungsphasen Wasser, Holz, Feuer, Erde und Metall zeigen sich nicht nur in den Themen der Jahres-, Tages- und Lebenszeiten. Jede Wandlungsphase setzt sich wie ein 3D-Puzzle aus vielen einzelnen Teilen zusammen. So werden jeder Wandlungsphase unter anderem zwei Organe, dem Feuer gleich vier zugeordnet. Das ergibt insgesamt die zwölf Organe, die ich im Vorwort bereits kurz vorgestellt habe. Die Funktionen der Organe zeigen wiederum einen Teil, eine bestimmte Wesensart der Wandlungsphase auf. Um die Fülle, das Potenzial einer Wandlungsphase zu erkennen, brauchen wir ganz viele Puzzleteile, andere Facetten derselben Art. Diese finden wir in der Natur, in den Zeiten, in speziellen Farben, Formen, Geschmacksrichtungen, bis hin zu menschlichen Emotionen, Qualitäten und Charaktereigenschaften. In meinem ersten Buch, „Die Kraft der Wandlungsphasen", stellte ich die fünf Elemente – Holz, Feuer, Erde, Metall und Wasser – detailliert vor. Du brauchst mein erstes Buch aber nicht zu lesen, um dieses neue Buch hier zu verstehen.

Jeder Mensch hat nun eine gewisse Affinität zu einem bestimmten Element, vielleicht nicht zu jedem einzelnen Bereich von diesem, doch zu diesem als Ganzem. J. R. Worsley, der Begründer der konstitutionellen Akupunktur nach den fünf Wandlungsphasen, nannte die Wandlungsphase, die das Leben eines Menschen maßgeblich bestimmt, den CF, den *causative factor*. So beschäftigen einen Menschen mit CF Metall zum Beispiel die Themen Anerkennung und Selbstwert immer und immer wieder in seinem Leben. Jemand mit CF Holz hat sein Leben lang mit dem Thema Gerechtigkeit und Freiheit zu tun. Ein Mensch mit CF Erde sucht mehr als andere die Harmonie, einer mit CF Feuer die große Liebe, jener mit CF Wasser das Vertrauen.

Dies war jetzt ganz vereinfacht ausgedrückt. In der folgenden Tabelle, die du auch in meinem ersten Buch findest, habe ich die verschiedenen Themen der Wandlungsphasen zusammengefasst.

	Holz	Feuer	Erde	Metall	Wasser
Jahreszeit	Frühling	Sommer	Spätsommer	Herbst	Winter
Klimatischer Faktor	Wind	Hitze	Feuchtigkeit	Trockenheit	Kälte
Yin-Organ	Leber	Herz, Perikard	Milz	Lunge	Nieren
Yang-Organ	Gallenblase	Dünndarm, Dreifach-Erwärmer	Magen	Dickdarm	Blase
Organuhr Yin	01-03	11-13, 19-21	09-11	03-05	17-19
Organuhr Yang	23-01	13-15, 21-23	07-09	05-07	15-17
Emotion	Ärger	Freude	Sorgen	Trauer	Angst
Elementargeist	Hun	Shen	Yi	Po	Zhi
Geschmack	sauer	bitter	süß	scharf	salzig
Farbe	grün	rot	gelb	weiß	blau
Stimmqualität	Schreien	Lachen	Singen	Weinen	Stöhnen
Sinnesorgan	Augen	Zunge	Mund	Nase	Ohren
Gewebe	Sehnen	Blutgefäße	Muskeln	Haut	Knochen
Ausdruck	Nägel	Kopfhaar	Lippen	Körperbehaarung	Zähne
Fähigkeiten	Organisieren	Kommunizieren	Denken	Extrahieren	Überlegen
Lebensthemen	Gerechtigkeit	Partnerschaft	Geborgenheit	Anerkennung	Sicherheit
Tugend, Potenzial	Güte	Liebe	Empathie	Glaube	Weisheit
Geschenk	Hoffnung	Freude	Verständnis	Sinn, Bedeutung	Vertrauen

In meiner Arbeit als Akupunkteurin suche und stärke ich immer die Wandlungsphase, die am meisten Unterstützung braucht, den CF also. Meine Intention dabei ist, den CF eines Menschen soweit zu unterstützen, dass alle fünf Elemente miteinander harmonieren. Denn wenn die Übergänge der Wandlungen fließend verlaufen, nichts stagniert oder dominiert, dann ergänzen sich die fünf Phasen wie die Jahreszeiten. Sind alle Wandlungsphasen miteinander im Einklang, dann bereichern sie sich gegenseitig und das schönste Lied des Lebens kann erklingen.

Aber wie finde ich den *causative factor,* den CF? Und wie komme ich zu diesem CF? Bringe ich den ins Leben mit? Schicksal, vorbestimmt, unsere große Lebensaufgabe?

Wir haben als Studentinnen und Studenten immer wieder darüber diskutiert, ob wir unser konstitutionelles Verhalten vorgeburtlich mitbringen oder ob es die Gesellschaft und die Ereignisse im Leben sind, die uns unseren CF aufdrücken. Lorraine Taylor, meine liebe, geschätzte Lehrerin, meinte zu dieser Frage: „Mit dem ersten Schicksalsschlag, der dich trifft, zeigt sich dein CF." Deshalb frage ich dich jetzt gerade: Was war dein erster Schicksalsschlag? Was ist passiert? Wie hast du reagiert? Welche Emotion war vorherrschend?

Die elterliche und gesellschaftliche Erziehung prägt unser Verhalten maßgebend, und doch verhalten wir uns in Krisensituationen verschieden. Ein Beispiel: Ein Vater verlässt seine Frau und die drei Kinder im Alter von 8, 12 und 14 Jahren. Wie reagieren die einzelnen Familienmitglieder? Jedes einzelne muss sicherlich durch den ganzen Prozess des Nicht-Wahrhaben-Wollens, der Trauer, der Wut bis hin zur Vergebung und Neuorientierung. Die Frage ist: Welche Emotion ist vorherrschend, welche wird verdrängt? Bleibt eine gewisse Wut auf den Vater, der alle im Stich gelassen hat? Führt das Erlebnis bei einem der Kinder zu einer Bindungsangst? Bleibt die Trauer um den Verlust über Jahre hinweg vorherrschend? Das Erlebnis ist faktisch dasselbe. Die soziale Prägung und das Alter bestimmen das Verhalten jedes Einzelnen. Hinzu kommt die individuelle Art und Weise des Umgangs mit der Krise, und das ist ein Hinweis auf die konstitutionelle Wandlungsphase, den CF, den wir vermutlich in dieses Leben mitbringen.

In meinem Buch „Die Kraft der Wandlungsphasen" beschrieb ich die Ausdrucksformen der fünf Wandlungsphasen ausführlich. So gut ich es damals konnte und verstand. Ich versuchte auch mit Fragen meinen Leserinnen und Lesern zu helfen, ihre persönliche Wandlungsphase, ihren CF also, zu erkennen.

Inzwischen sind zehn Jahre vergangen, und ich habe eine Menge dazugelernt. Dank all meiner Patientinnen und Patienten, die sich mir täglich anvertrauen. Ihnen allen widme ich auch mein zweites Buch. Nur durch ihr Vertrauen lerne ich dazu. Mit jedem Einzelnen eröffnen sich mir weitere kleine Puzzleteile. Ich nehme Nuancen wahr, ich erkenne feine Unterschiede, sehe Parallelen und Varianten der Wandlungsphasen und verstehe dadurch mehr und mehr die große Vielfalt des Lebens.

Manchmal höre ich von Leserinnen und Lesern meines ersten Buches, dass sie Mühe hätten, sich einem Element zuzuordnen. Das freut mich dann immer sehr, denn es ist ein Zeichen von Gesundheit, dass wir uns in allen Wandlungsphasen erkennen. So wie sich ein Jahr zusammensetzt aus den verschiedenen Jahreszeiten oder ein Regenbogen aus allen Spektralfarben, so werden wir Menschen konfrontiert mit allen Themen der fünf Elemente. Und doch, bei näherem Hinsehen, ist es möglich, die Wandlungsphase zu erkennen, die am meisten Unterstützung braucht. Am deutlichsten sehen wir das am Beispiel der fünf Emotionen. Jeder von uns kennt Freude und Traurigkeit, Wut, Sorgen, Angst und Trauer. Das sind die menschlichen Emotionen, die unser Leben ausmachen und durchwegs sein dürfen. Mehr noch, angemessen ausgedrückt sind alle fünf Emotionen sogar sehr wichtig. Aber eben, angemessen! Beim Bestimmen des CF teste ich immer, welche Emotion unangemessen ausgedrückt wird im Sinne von zu viel, zu lange andauernd oder zu wenig. Zu viel Angst zum Beispiel engt ein und isoliert. Zu wenig Angst allerdings kann tödlich sein. Angemessen ist zum Beispiel, dass wir uns vor einem tollwütigen Fuchs ängstigen, der mit unserem Hund rauft, und dass wir dem Wildhüter das ungewöhnliche Verhalten des Wildtiers melden. Unangemessen ist, wenn wir in jedem Fuchs, der scheu hinter einem Baum hervorblinzelt, eine tollwütige Bestie sehen und aus lauter Angst vor ihm keine Waldspaziergänge mehr machen.

Mit diesem Buch möchte ich dir die zwölf Organe der fünf Wandlungsphasen nochmals aus einem anderen Winkel vorstellen. Wieder bildhaft, denn Bilder sagen oft mehr als Worte. Vermutlich wirst du dich mit der Thematik des einen oder anderen Organs besonders vertraut fühlen. Das kann ein Hinweis auf deinen CF sein und es kann eine Möglichkeit für dich darstellen, dich diesem einen Teil deiner selbst besonders zuzuwenden.

Auch in diesem Buch geht es im weitesten Sinne also um die Kraft der Wandlungsphasen. Zum Schreiben inspiriert hat mich unter anderem Giulia Enders' Buch „Darm mit Charme". Enders hat es geschafft, einen verborgenen Teil unseres Inneren nach außen zu stülpen. Mit viel Witz und Charme beschreibt sie, was in unserem Gedärm so alles abgeht. Enders inspirierte mich zu meiner Idee, unsere menschlichen Organe sichtbar zu machen. Raus aus dem dunklen Raum in unserem Inneren, rein ins Licht. Den zündenden Funken zur Umsetzung dieser Idee schenkte mir der Palazzo Sticchi in Santa Cesarea Terme.

Unsere Organe als Beamte in einem Staat

Der Vergleich zwischen den Organen und den Beamten im Kaiserstaat stammt wie gesagt aus dem ältesten Standardwerk der Chinesischen Medizin, dem Nei Jing, Kapitel 8 des Su Wen. Der Legende nach wurde das Nei Jing ca. 2 600 v. Chr. vom gelben Kaiser höchstpersönlich geschrieben. Tatsächlich wurde es später verfasst, wobei der genaue Zeitpunkt nicht bekannt ist.

Heute stehen wir im Jahr 2020, es sind also tausende von Jahren vergangen. Die Welt hat sich verändert, Staaten sind untergegangen, neue haben sich gebildet. Einen Kaiser gibt es nur noch in

Japan. Doch dieses Bild der Organe als Beamte in unserem Körperstaat, das mag ich aufgreifen und in unsere Zeit übersetzen. Die Organe sind schließlich immer noch die gleichen. Im alten China waren die Beamten natürlich alle männlichen Geschlechts. Das will ich in diesem Buch gerne ändern und anpassen. Ich stelle dir die Yin-Organe als Frauen vor, als Beamtinnen. Das ist nichts als logisch. Schließlich verkörpern die Yin-Organe den weiblichen Aspekt. Und wenn auch «Generalin» und «Frau Bodyguard» zunächst etwas seltsam klingt, es sind eben wirklich Beamtinnen, die diesen Job in unserem Körperstaat ausüben. Die Thematik eines Organs ist natürlich nie genderspezifisch. Die Themen und Charaktere der Beamtinnen und Beamten betreffen Frauen und Männer gleichermaßen.

Über dieses Bild der Organe als Beamtinnen und Beamte wird unser Körper neu erfahrbar. Unsere Organe bekommen plötzlich einen Namen, sie werden zu einer Persönlichkeit mit Emotionen, Talenten, Schwächen, Bedürfnissen und Aufgaben. Und damit erhalten wir Menschen als Träger unserer Organe die Möglichkeit, eine Beziehung zu ihnen aufzubauen. Das Herz ist nun mehr als ein Muskel, der Blut durch den Körper pumpt. Das Herz ist die Kaiserin in uns. Es ist verantwortlich für das Wohlergehen unseres ganzen Organismus.

Es erstaunt mich immer wieder, wie viele Menschen kaum wissen, wo ihre Organe überhaupt liegen. Hand aufs Herz: Wo ist dein Herz genau? Wie groß ist es? Wie sieht es aus und was macht es eigentlich das ganze Leben lang? Und die Milz? Was ist das genau? Wo befindet sie sich? Wozu dient die eigentlich? Stimmt es, dass wir die Gallenblase gar nicht brauchen, weil die Leber deren Aufgabe genauso gut übernehmen kann?

Wir spüren unsere Organe oft nur dann, wenn es ihnen nicht mehr so gut geht. Einige Organe haben aber keine Nervenzellen. Die Leber zum Beispiel, die kann gar nicht weh tun. Seit einiger Zeit sind regelmäßige Gesundheits-Check-ups bei uns im Trend. Die gibt's in Klein, Mittel und Groß. Als Resultate liegen allesamt Zahlen vor, die, so hoffen wir, der Norm entsprechen. Ist alles normal, können wir getrost weitermachen wie bisher. Ich habe nun allerdings immer wieder Patientinnen und Patienten in meiner Praxis, deren Werte normal sind, die sich aber doch nicht gesund fühlen. Sie kommen zu mir durch Empfehlung von Medizinerinnen und Ärzten oder über andere Patientinnen und Patienten. Ich taste den Puls, schaue die Zunge an, mache eine gründliche Erstanamnese und finde immer wieder „unglückliche Organe“, die in ihren Anliegen wahrgenommen werden wollen.

Unsere Organe sind mehr als Muskeln und Zellklumpen. Unsere Organe sind Persönlichkeiten mit Emotionen, Talenten, Schwächen, Bedürfnissen und Aufgaben.

Ich freue mich sehr, dir in diesem Buch deine Organe als Beamtinnen und Beamte in deinem Körperstaat vorzustellen. Schließe zum Beispiel mit deiner Milz Bekanntschaft. Die sitzt doch immerhin seit deiner Geburt unter deinem linken Rippenbogen und wurde von dir vermutlich noch nie wirklich bemerkt. Ganz bescheiden verrichtet sie ihre Aufgabe als Transportministerin. Sie ist zuständig für die Logistik in deinem Körper. Ich bin sicher, sie würde sich sehr freuen, wenn sie einmal aus dem Hintergrund in dein Bewusstsein auftauchen könnte. Ihr werdet euch mögen, das verspreche ich dir.

Wir beschäftigen uns so sehr und ausgiebig mit unserem Äußeren. Wir optimieren, trainieren, liften unsere Haut, stählen unsere Muskeln. Alles gut, aber vergessen wir dabei nicht den Wert unseres Inneren, unserer Organe mit ihren Funktionen und Seelenaspekten, die uns als Menschen prägen und ausmachen.

Darf ich dir deine Organe als Beamtinnen und Beamte nochmals vorstellen?

Die Kaiserin – das Herz
Der Privatsekretär – der Dünndarm
Die Bodyguard – das Perikard
Der Minister für das Heizungssystem – der Dreifach-Erwärmer

Die Außenministerin – die Lunge
Der Abfallminister – der Dickdarm
Die Generalin – die Leber
Der Feldherr – die Gallenblase
Die Transportministerin – die Milz
Der Kornkammermeister – der Magen
Die Finanzministerin – die Nieren
Der Minister der Wasserwege – die Blase

Die Beamtinnen entsprechen den sogenannten *Zang*-Organen. Das sind die Organe, die den Yin-Aspekt verkörpern. Die Yin-Organe erzeugen und transformieren Blut, Energie und Abwehrkraft. Sie sind für alle Lebensprozesse von großer Bedeutung. Die Yin-Organe beherbergen auch die Seelenaspekte (zu den Seelenaspekten erfährst du mehr in den entsprechenden Kapiteln). Die *Zang*-Organe werden oft auch Speicherorgane genannt.

Du brauchst das aber nicht alles zu wissen, das ist CM(Chinesische Medizin)-Fachwissen.

Die Herren Beamten verkörpern den Yang-Aspekt. Im Chinesischen heißen sie *Fu*-Organe, auch als Hohlorgane bekannt. Die Yang-Organe übernehmen den aktiven Part. Sie transportieren, trennen und scheiden aus. Und für Nicht-CM-Leser und -Leserinnen sei angemerkt: Da ist nichts Hohles im Sinne von leer oder unbedeutend. Hohlorgane sind genauso beseelt wie Speicherorgane. Die Herren Beamten unterscheiden sich von den Frauen insofern, als sie aktiv ausführen, handeln, umsetzen, transformieren.

Die *Fu*-Organe beschreibe ich im Folgenden in der männlichen Form.

Die zwölf Tiere

Die zwölf Erdenzweige bilden zusammen mit den zehn Himmelsstämmen ein altes chinesisches Nummerierungssystem, den faszinierenden, komplexen 60-Jahres-Zyklus des chinesischen Kalenders.

Der Mensch lebt zwischen Himmel und Erde, heißt es im Daoismus. Himmelsstämme und Erdenzweige bestimmen bei der Geburt, unter welchen Voraussetzungen ein Mensch sein Leben antritt. Das ganze System des chinesischen Kalenders ich hochkomplex.

In diesem Buch verwende ich die Tiersymbole der zwölf Erdenzweige als Begleiter der Organe. Es ist mir bewusst, dass ich dabei interpretiere. Ich bin in Europa aufgewachsen, ich denke westlich. Mit diesem Buch verbinde ich westliche und östliche Ansätze. Ich stoße an, ich bringe zusammen. Ich versuche Bilder aus dem Osten in den Westen zu übersetzen, wissend, dass eine Übersetzung den Ursprung verfälscht. Das ist okay und interessant, denn Getrenntes zusammenzubringen bringt neue Bewegung.

Während meiner langjährigen Praxistätigkeit ist mir immer wieder aufgefallen, wie groß und schön die Kraft von Bildern ist. Bilder sind wertfrei. Sie haben wohl einen archetypischen Aspekt, doch jeder Mensch assoziiert und interpretiert Bilder auf seine individuelle Art und Weise. Stell dir ein Pferd vor, gerade jetzt. Wie sieht es aus? Was macht es gerade? Wo befindet es sich? Siehst du? Das ist DEIN Pferd jetzt gerade. DU gibst ihm die Farbe, die Umgebung und sein Verhalten. DU siehst es auf der Weide oder im Stall. Das sind deine ganz eigenen Bilder. Bilder, die aus deinem individuellen Erfahrungspool stammen. Und wenn ich dir einen chinesischen Drachen zeichne, dann deutest du ihn dennoch nach deiner Erfahrung, welche durch die Bilder und Interpretationen deiner Umgebung geprägt ist.

Ich stelle in diesem Buch die zwölf Tiere nun den Beamtinnen und Beamten zur Seite. Betrachten wir das als Experiment. Schauen wir doch, was passiert, wenn wir östliche Bilder mit westlichen zusammenbringen.

Die Begleiter der zwölf Beamtinnen und Beamten sind folgende:

Herz – Pferd
Dünndarm – Ziege
Perikard – Hund
Dreifach-Erwärmer – Schwein
Milz – Schlange
Magen – Drache
Lunge – Tiger
Dickdarm – Hase
Nieren – Hahn
Blase – Affe
Leber – Ochse
Gallenblase – Ratte

Ich benutze die Bilder der zwölf Tiere in meiner Praxis gerne, wenn es darum geht, einen Kontakt zu einem Organ herzustellen.
Vergleiche mal:

1. Atme in die Region deines Herzens, spür deinen Herzschlag und stell dir das Herz vor, wie es das Blut aus dem ganzen Körper ansaugt, über die Lungen mit Sauerstoff anreichert und wieder in den

Körperkreislauf abgibt. Nimm Kontakt auf zu dieser wunderbaren Pumpe, die schlägt und schlägt, dein Leben lang.

2. Atme in die Region deines Herzens, spür diesen Raum, weit und offen, und stell dir jetzt diesen Raum als die Heimat eines Pferdes vor. Siehst du das Pferd? Vielleicht musst du es zuerst finden. Lass dir Zeit und nimm dann langsam Kontakt zu deinem Pferd auf. Wie sieht es aus? Wo befindet es sich gerade? Wie geht es ihm?

Siehst du den Unterschied? Die Bilder einer funktionellen Blutpumpe unterscheiden sich von den Bildern eines Pferdes. Beide Sichtweisen sind wertvoll. Das Herz als Blutpumpe beschreibt die Funktion. Das Herz als Lebensraum eines Pferdes ergibt ein Bild: den Raum eines Lebewesens mit Emotionen, einem Charakter, Bedürfnissen, in einer Umgebung, die das Wohlergehen des Pferdes wesentlich beeinflusst.

Gerne gebe ich dir hier bereits ein Beispiel aus meiner Praxis, um dir aufzuzeigen, wie ich mit den Tieren und Beamten arbeite. Am Schluss jedes Kapitels findest du dann weitere Fallbeispiele zu den entsprechenden Organen/Beamten/Tieren.

Ich begleite seit einiger Zeit eine Patientin mit einer koronaren Herzkrankheit. Selbstverständlich ist sie in kardiologischer Behandlung und nimmt auch gewissenhaft ihre Medikamente ein. Diese konnte sie jedoch auf ein Minimum reduzieren, und sie benötigt auch keine weiteren Medikamente mehr zur Stressreduktion, weil sie bei mir in einer Entspannungstechnik lernte, den Kontakt zu ihrem Herzen über das Bild eines Pferdes aufzunehmen. Frau C ist eine liebenswürdige, fröhliche Frau, die immer für alle da ist, es allen recht machen will und schlecht Nein sagen kann. Sie liebt das Leben, sie lacht gerne und genießt die Schönheiten des Daseins. Musik, Tanz, Kultur, mit Freunden zusammen sein, Reisen, gute Feste feiern – *carpe diem*. Die Tage sind kurz, kürzer als alles, was es zu erleben gäbe. Nebst allem kümmert sich Frau C auch noch um ihre kranke Mutter. Oft bleibt ihr wenig Zeit für sich selbst, nicht selten vergisst sie sich selbst. Der Kontakt zu ihrem inneren Pferd hat ihr geholfen, sich ihrer eigenen Bedürfnisse klarer zu werden und zu realisieren, dass auch sie ab und zu Ruhe braucht. Immer wieder besucht sie deshalb ihr inneres Pferd. Sie fragt es, wie es ihm geht, ob es genug Raum hat, genug Rückzug und Ruhe. Sie kontrolliert den Stall, den Futtertrog, den Weidezaun. Sie striegelt ihr Herzenspferd, streicht ihm liebevoll über die Nüstern und verspricht ihm, sich gut um es zu kümmern.

Heute nennt sich Frau C humorvoll eine Pferdeflüsterin. Und weil sie ihr inneres Pferd so lieben gelernt hat, geht sie auch immer wieder zu einem realen Pferd. Sie schaut ihm zu, nimmt Kontakt zu ihm auf, striegelt und pflegt es. Die Begegnungen mit den zwei Pferden, dem äußeren und ihrem inneren, sind ihr inzwischen unentbehrlich geworden. Ihre Herzkrankheit möchte sie heute nicht mehr missen, da sie dadurch innerlich reicher geworden sei.

Meine Unterstützung sucht sie nur noch sporadisch, um ihre Energien in Fluss zu halten und das Herz-Qi zu stärken.

Dieses Buch soll, wie gesagt, eine Art Bildband sein. Eine Möglichkeit, unser Inneres, Organisches bildhaft und dadurch lebendig zu machen. Ich wünsche mir, dass du dieses Buch als ein Rätsel, ein Abenteuer, eine Herausforderung betrachtest, um dich selbst in der Thematik deiner Organe zu erkennen. Zu welchem Organ fühlst du eine besondere Verbindung? Welche Thematik klingt bei dir an? Welches Tier liegt dir besonders am Herzen? Welcher Beamte oder welche Beamtin steht dir am nächsten?

Der Körper als Staat

Im weltberühmten Kaiserpalast in Peking regierten und lebten die chinesischen Kaiser bis zur Revolution 1911. Die Revolution sollte China aus der Monarchie in eine demokratische Republik führen. Das geschah nicht. Nur wenige Monate nach dem Sturz des Kaisers schüttelten Bürgerkriege über Jahrzehnte hinweg das Land. 1949 übernahm die Kommunistische Partei unter Mao Zedong die Führung.

Wir sind Europäer, keine Chinesen. Die Symbolik der Kaiserstadt und die Bedeutung der Menschen darin lässt sich gut auf europäische Bilder übersetzen. Gerne bleibe ich deshalb bildlich in Europa. Kehren wir doch zurück nach Apulien, nach Santa Cesarea Terme, dem Ursprung meiner Inspiration zu diesem Buch. Eine kleine, sehr kleine Stadt mit einem Palazzo, der Residenz einer Regentin, die (in meiner Fantasie) gütig über ihr kleines Reich wacht. Stellen wir uns die Signora des Palazzo Sticchi vor als Kaiserin. Damit sie ihr Land gut regieren kann, muss sie gesund sein, sie braucht gute Berater, ein fruchtbares Land, und vor allem braucht sie ein starkes, gutes Herz. Ganz nah bei der Regentin ist ihre vertrauteste Zofe. Sie begleitet sie auf Schritt und Tritt und leistet ihr bedingungslosen Gehorsam. Mehr noch, sie würde ihr Leben für die Kaiserin geben, aus Liebe und Verehrung, nicht bloß aus Folgsamkeit. So ist sie eine Art Bodyguard, unentbehrlich, vertraut. Ganz wichtig für die Regentin ist auch ihr Privatsekretär. Er schirmt seine Herrin ab und hält ihr den Rücken frei, indem er Ordnung schafft, Wesentliches von Unwesentlichem trennt und schaut, dass auf dem kaiserlichen Schreibtisch gerade das Wichtigste aufliegt.

Die anderen Beamtinnen und Beamten der Kaiserin stehen etwas außerhalb, sind jedoch täglich zur Audienz vorgeladen. Hierzu gehören die Außenministerin, die Finanzministerin, der Minister für die Wasserversorgung, der Kornkammermeister, die Logistikbeamtin, der Abfallminister, der Minister des Heizungssystems, die Generalin und der Feldherr.

Die kleine Stadt besitzt eine doppelte Befestigung. Die innere Grenzmauer, die Mauer des Palazzo, schützt und wahrt die Privatsphäre der Signora. Die äußeren Grenzen wie das Meer, der Stacheldrahtzaun, Olivenbäume, Mauern und Straßenschilder machen deutlich, wo Santa Cesarea Terme aufhört. Das Volk lebt zum Teil innerhalb und zum Teil außerhalb der Stadt. Da gibt es die Stadt- und die Landbevölkerung. Alle Bürger haben ihre klaren Aufgaben.

Wir haben also eine kleine Stadt mit einem Palazzo, dann die Häuser der Beamtinnen und Beamten in Palastnähe, die Stadtbevölkerung, die Landbevölkerung und die Landesgrenzen. Über die Grenzen hinaus ist das kleine Reich verbunden mit benachbarten Ortschaften, die eine ähnliche Struktur aufweisen. Jedes Dorf, jede Stadt, jedes Land und jeder Staat ist in sich geschlossen, nach außen hin aber offen.

Die Metapher dieses Bildes:

Unser Körper ist ein in sich geschlossenes, nach außen hin aber offenes Netzwerk. Die Organe stehen für die Regentin, die Kaiserin mit ihren Beamtinnen und Beamten, die Körperzellen stehen für das Volk. Die benachbarten Städte und Dörfer repräsentieren unsere Mitmenschen. Das Wohlergehen des Reiches, also unseres Körpers, ist abhängig von verschiedenen Faktoren: den Beamtinnen und Beamten, dem Volk, der Beziehung zu den Nachbarn und dem Wetter bzw. den Umwelteinflüssen. Die Stadt, also unser Organismus, ist gesund, wenn die Beamtinnen, die Beamten und das Volk pflichtbewusst ihre Aufgaben erledigen, gut miteinander kommunizieren und gemeinschaftlich die Herausforderungen mit der Außenwelt meistern.

Das Bild der kleinen Stadt in Apulien lässt sich verkleinern und vergrößern. Auf kleinster Ebene haben wir die Körperzelle mit ihrem Kern, den Funktionseinheiten innerhalb der Zelle und der halbdurchlässigen Zellmembran, die den Austausch mit der Umgebung regelt. Der Zellkern entspräche in meinem Mikrobild der Stadt, welche durch eine innere Stadtmauer, die Kernmembran, vom Land getrennt und durch etliche Brücken und Tore verbunden ist. Die Bestandteile der Zelle (die Mitochondrien, Ribosomen, Lysosomen, das endoplasmatische Retikulum und der Golgi-Apparat) wären dann die Fabriken und Landwirtschaftsbetriebe außerhalb der Stadt. Diese regeln den Transport und den Austausch und sind für die Energieversorgung zuständig. Die Zellmembran schließlich entspräche den äußeren Grenzen des kleinen Staates. An den Toren, Wachtürmen und Brücken der äußeren Grenze findet der Austausch mit der Umwelt statt. Freunde und Feinde werden erkannt, Händler eingelassen, Staatsverbrecher aus der Stadt verbannt, Asylsuchende aufgenommen oder abgewiesen.

Ob Welt, Staat, Land, Stadt, Dorf, Mensch oder Zelle, die Grundregeln für die Gesundheit bleiben dieselben. Es geht immer um Ressourcen, Energie, Austausch, Planung, Logistik, Recht und Gesetz, Schutz und Verteidigung, Verkehr und Umwelt sowie um irgendeine Art von religiösem und spirituellem Zusammenhalt.

Welche Gefahren drohen nun einem Staat?

Innere Unruhen:

- Einer oder mehrere Beamte (im Körper wären das die Organe) erledigen ihre Aufgaben nicht oder schlecht
- Einzelne oder mehrere Bürger (im Körper wären das die Zellen) sind faul oder rebellisch
- Ein Putschversuch oder Intrigen erschüttern das Land
- Machtmissbrauch - das Regierungsoberhaupt wird herrschsüchtig, egoistisch oder auch faul, verantwortungslos

Äußere Unruhen:

- Ein Nachbarland bedroht oder intrigiert
- Klimatische Faktoren (Erdbeben, Überschwemmungen, Feuer, Wind, Hagel etc.)
- Seuchen, Krankheiten, Epidemien
- Unfälle, zum Beispiel durch Einsturz eines Gebäudes

Der Beginn, die Idee

Bevor ich ganz konkret und strukturiert zu den zwölf Organen, repräsentiert durch die Beamtin oder den Beamten mit dem entsprechenden Tier, komme, möchte ich in diesem Abschnitt noch ein paar Fragen aufwerfen.

Wie beginnt eigentlich das Leben? Was ist der Anfang?

„Im Anfang war das Wort und das Wort war bei Gott, und Gott war das Wort. Dasselbe war im Anfang bei Gott. Alle Dinge sind durch dasselbe gemacht, und ohne dasselbe ist nichts gemacht, was gemacht ist." So steht es im Neuen Testament, Joh.1, 1-3.

Und im Alten Testament, im ersten Buch Mose, der Genesis, heißt es: „Am Anfang schuf Gott Himmel und Erde. Und die Erde war wüst und leer, und es war finster auf der Tiefe; und der Geist Gottes schwebte auf dem Wasser. Und Gott sprach: Es werde Licht! Und es ward Licht."

Interessant wäre es, die verschiedenen „Anfänge" zu vergleichen. Wie sieht das im Buddhismus aus, im Islam, im Hinduismus, im Chinesischen Universalismus? Und wie sehen das die Philosophen und die Naturwissenschaftler, insbesondere die Quantenphysiker?

Was auch immer am Anfang war, Huhn oder Ei, die Entstehungsverläufe eines Organismus, eines Staatsgefüges oder eines Lebewesens gleichen sich, denke ich, in ihrem Entwicklungsprozess. Zuerst braucht es die Idee. Zur Umsetzung der Idee muss ein guter Plan her, und dann ist Mut und Kraft gefragt, diesen Plan umzusetzen. Bekommt die Idee Gestalt, dann ist die Zeit reif für Vernetzung. Kein Lebewesen und kein Staat schafft es zur Blüte, wenn er sich nicht durch Begegnung und Interaktion verbindet. Und wenn es, wie bei uns wirtschaftsverwöhnten Schweizerinnen und Schweizern, auch noch so verlockend ist, die Fülle für sich zu behalten. Es geht nicht. Isolation bedeutet Stillstand. In der Blütezeit, in der Hochzeit geschieht die Befruchtung nur durch Austausch und Offenheit. Als Produkt der Vereinigung entsteht eine Frucht der Gemeinsamkeit, die beschützt und genährt werden muss. Das Kind des Erfolges aber will ent-bunden sein. Dazu braucht es die Weisheit des Loslassens und das tiefe Vertrauen, dass sich neues Leben in ähnlicher, aber neuer Form entwickelt.

Wie entwickelt sich eigentlich das Leben? Gibt es in der Entwicklung eine Ordnung?

Wie entwickelt sich eine Pflanze? Wie kommt sie zur Reife? Wo ist der Anfang, wo das Ende? Gibt es überhaupt Anfang und Ende?

Zuerst fällt ein Same auf einen Boden, der ihn entweder fruchtbar aufnimmt oder vertrocknen lässt (das entspräche einer natürlichen Befruchtung). Oder er wird ganz gezielt und bewusst von uns Menschen gepflanzt (das entspräche einer künstlichen Befruchtung). Jetzt kommt als Erstes die Phase des Wachsens und Kämpfens (Wandlungsphase Holz). Wird der Same gefressen? Kann er sich durchsetzen? Kann er die Samenhülle durchbrechen? Schafft er es, sich in der Erde zu verwurzeln und den Stängel in Richtung Erdoberfläche zu treiben? Und bringt er dann genug Kraft auf, die Erdkruste zu durchdringen? Hat er es geschafft, hat er sich zu einem Spross entwickelt, dann streckt er sich mit Wonne der Sonne entgegen. Aus dem Samen wird eine Pflanze mit Ästen und Blättern; die ursprüngliche Idee reift zur Blüte. Die Blüte lockt, sie wird bewundert, begehrt, bestäubt, befruchtet (Wandlungsphase Feuer). Nach dem Zenit, der Hochzeit, der vollen Pracht, wird aus der befruchteten Blüte ein Fruchtknoten. Die Idee des kommenden Lebens ist im Fruchtknoten bereits gespeichert. Doch vor dem nächsten Lebenskampf kommt nun die Zeit der Reife (Wandlungsphase Erde). Die aus der ursprünglichen Idee entstandene Frucht ist zum Fallen bestimmt. Keine Frucht hängt immer und ewig am Ast. Die Frucht muss fallen, die Mutterpflanze muss loslassen (Wandlungsphase Metall). Zum Loslassen gehört eine große Portion Vertrauen, dass das Leben weitergeht. Kann die Frucht überleben? Schafft sie es, sich weiter fortzupflanzen und den ewigen Kreis des Lebens zu wiederholen (Wandlungsphase Wasser)?

Der Zyklus des Lebens ist immer derselbe: Zuerst steht die Idee und der Mut, den Plan umzusetzen (Holz). Dann folgt die Phase der Ausstrahlung, der Vereinigung und Befruchtung

(Feuer). Jetzt kommt die Zeit der Ernte und der Fürsorge (Erde). Und schon geht es ums Loslassen (Metall) und alsbald ums Sterben, um wieder neu geboren zu werden (Wasser).

Lass mich den Entstehungsprozess eines Menschen salopp einmal etwas anders formulieren:

Am Anfang war ein Ei und sehr viele Spermien. Ein Spermium war dem Ei sympathisch und es ließ es eintreten. Die zwei tauschten ihre Informationen (Chromosomen) aus, einigten sich darauf, das Eine zu behalten, das Andere zu verwerfen, und begannen sich einzurichten. Schnell gebaren die beiden Kinder: zuerst zwei, dann vier, dann acht (Zellen). Nun beschloss die Familie, sich ein großes Haus zu suchen (Gebärmutter) und sich dort einzunisten. Ein Teil der nun bereits auf 100 Mitglieder angewachsenen Familie übernahm den Garten. Sie pflanzten Gemüse an (Mutterkuchen) und bemühten sich um einen guten Kontakt mit der Nachbarin und Hausbesitzerin (Mutter). Die anderen kümmerten sich um die Inneneinrichtung. Auch sie teilten sich in drei Gruppen (drei Keimblätter) auf. Die erste Gruppe richtete das Zimmer für das Herz ein. Die zweite legte die elektrischen Leitungen und installierte den Computer (Gehirn und Nervensystem). Die dritte Gruppe schließlich übernahm Küche, Bad, WC, Lüftung, Abfallentsorgung, Alarmanlage und Logistik (Atmungs- und Verdauungstrakt). Priorität hatte das Zimmer des Herzens.

Das Herzkreislaufsystem ist das erste funktionsfähige System des Embryos. Bereits in der fünften Schwangerschaftswoche beginnt das Herz zu schlagen. Für Eltern ist es oft der erste wirklich ergreifende Augenblick, wenn sie das Herz ihres Kindes zum ersten Mal schlagen sehen. Ab jetzt ist sichtbar, dass sich aus der erfolgreichen Vereinigung von Eizelle und Spermium ein eigenes Lebewesen entwickelt. Das Herz berührt die Herzen der Eltern vom ersten Moment an. Der Embryo wird zu einem Wesen, das geliebt werden kann, auch wenn es als Mensch noch nicht erkennbar ist.

Interessant ist übrigens auch, wie die Entwicklungsphasen während der Schwangerschaft den fünf Wandlungsphasen zugeordnet und auch entsprechend mit Akupunktur in der Geburtsvorbereitung unterstützt werden können:

Kaum ist der Kontakt zwischen Ei und Spermium erfolgreich zustande gekommen, beginnt die

Holzphase. Diese dauert die ersten zwei Schwangerschaftsmonate, genauer von der zweiten bis zur zehnten Schwangerschaftswoche (SSW). In dieser Zeit entwickeln sich alle Organe inklusive Nervensystem. Das große Thema der Wandlungsphase Holz ist Wachstum. Dazu braucht es den Power, die Idee umzusetzen, gegen Hindernisse anzukämpfen und sich durchzusetzen.

Dann erfolgt in der elften bis zur siebzehnten SSW die Feuerphase. Jetzt wird aus dem Embryo ein Fötus, der sich bereits bewegen kann und ein Geschlecht bekommt. Das Thema der Wandlungsphase Feuer ist Inspiration und Entfaltung. Der Fötus ist bereits ein sichtbarer Mensch.

Von der achtzehnten bis zur fünfundzwanzigsten SSW bestimmt die Wandlungsphase Erde die Entwicklung des Fötus. Sein Gehirn wächst in dieser Zeit besonders rasch, die Sinne entwickeln sich, der Fötus kann bereits hell und dunkel unterscheiden und akustische Reize wahrnehmen. Das große Thema der Wandlungsphase Erde ist das Heranreifen zu einem Individuum.

Ab der sechsundzwanzigsten SSW reift die Lunge heran. Die Lunge gehört zur Wandlungsphase Metall. Die Metallphase dauert bis zur zweiunddreißigsten SSW. Loslassen heißt das große Thema der Wandlungsphase Metall. 85 Prozent der Frühchen überleben, die in der sechsundzwanzigsten SSW geboren werden. Das Herz schlägt schon lange, die Reife der Lungen entscheidet darüber, ob ein Mensch selbstständig leben kann.

Die letzte Phase, von der dreiunddreißigsten bis zur vierzigsten SSW, wird der Wandlungsphase Wasser zugeordnet. Jetzt speichert der Fötus Mineralstoffe und bereitet sich auf die Geburt vor. Er beginnt mit Unterwasseratemübungen und verschluckt sich da schon mal ab und zu. Die Wandlungsphase Wasser hat mit Geburt und Tod zu tun. Auch die Willenskraft gehört in diese Phase. Und Willenskraft braucht es enorm, von Seiten Mutter und Kind, um ein Kind zu gebären beziehungsweise auf die Welt zu kommen.

Dies hier als kleiner Exkurs. Kommen wir wieder zurück und stellen uns die Frage: Ab wann sprechen wir denn von Leben? Wie ist das mit der Seele, die das Leben ein- und wieder aushaucht? Ab wann ist ein Mensch ein Mensch?

Diese Frage beschäftigt uns immer wieder, insbesondere, wenn es um das Thema Abtreibung geht. Ist die Keimzelle bereits ein menschliches Lebewesen? Ist ein zwei Millimeter großer Embryo mit einem schlagenden Herzen ein Mensch? Oder ist ein Mensch erst im dritten Schwangerschaftsmonat ein Mensch? Dann, wenn wir Kopf und Rumpf, Arme, Beine, Hände und Füße erkennen können? Jede schwangere Frau hat in der Schweiz das Recht, bis zur zwölften Schwangerschaftswoche eine Abtreibung durchführen zu lassen. In der Schweiz nennen wir dieses Recht Fristenlösung (StGB Art. 119 Absatz 2). Ausschlaggebend für den Entscheid zu einem Schwangerschaftsabbruch ist einzig und allein der Wille und Wunsch der Frau.

Ab wann ist der Mensch ein Mensch? Sobald er eigenständig denken kann? Aber ab wann kann ein Mensch eigenständig denken? Ist das Gehirn das Organ, das den Menschen zum Menschen macht? Oder doch das Herz? „Wenn die Seele in den menschlichen Körper eintritt, ist es ein Mensch", hören wir auch oft. Das macht die Bestimmung des Zeitpunktes aber nochmals schwieriger. Und es wirft die große Frage nach dem Begriff der Seele auf.

Sokrates betrachtete die individuelle Seele als etwas Unzerstörbares, das den Körper bewohnt und belebt. Platon unterschied die Seele in drei Teilbereiche: die vernunftbetonte Seele mit Sitz im Gehirn, die Triebseele mit Sitz im Unterleib und die Mutseele mit Sitz in der Brust. Der Begriff „Seele" beschäftigt seit Menschengedenken die Philosophen der ganzen Welt. Was ist die Seele? Wo lebt sie? Wohin geht sie? Wie zeigt sie sich? Und was ist denn der Unterschied zwischen Geist und Seele?

Im Christentum wird im ersten Buch Mose die Seele als „Odem des Lebens" beschrieben. Sobald der Odem mit dem Körper in Berührung kommt, ist die Seele geboren. Der Odem selbst ist der Geist, der von Gott selbst kommt. *„Der Geist besitzt ein unmittelbares Bewusstsein von Gott, er erkennt die Stimme Gottes und kann mit Gott direkt Gemeinschaft haben."* [3]

3 aus http://www.gemeinde-zuerich.ch/glaube/trennung-von-seele-und-geist/

Die Dualität zwischen Körper und Seele ist im Christentum vermutlich aus einer ursprünglich polaren Vorstellung eines mit Gott verbundenen Odems hervorgegangen, der uns Menschen beseelt, sobald er mit unserer physischen Gestalt in Berührung kommt.

In den alten chinesischen Klassikern Nei Jing und Nan Jing begegnen wir dem Begriff *Shen*. *Shen* wird sowohl als Seele wie auch als Geist übersetzt. Die Seele *Shen* wird verstanden als der psychisch-spirituelle Teil von uns, der uns wie ein Licht umgibt und auch als Glanz in unseren Augen sichtbar ist.

Die Seele *Shen* gilt als Gesamtheit aller emotionalen, seelischen und geistigen Aspekte eines Menschen. Diese Aspekte werden in fünf Teile, *die fünf Shen*, aufgegliedert: *Shen, Yi, Po, Zhi* und *Hun*. Der Geist *Shen* hat seinen Sitz im Herzen; *Yi*, der denkende, intellektuelle Aspekt der Seele, lebt in der Milz; *Po*, die Körperseele, sitzt in der Lunge; *Zhi* steht für den Willensaspekt des Geistes mit Sitz in den Nieren, und *Hun*, oft Traumseele genannt, beschreibt den ätherischen Seelenaspekt, der in der Leber verwurzelt ist. Der Geist *Shen* mit Sitz im Herzen ist verantwortlich für unser Bewusstsein, unser Denken, unsere Einsicht. Ich werde die fünf *Shen*, also *Shen, Hun, Po, Yi* und *Zhi*, bei den entsprechenden Organen wieder aufnehmen.

Der Eintritt der Seele *Shen* in den Körper ist unbestimmt, denn *Shen* überdauert Zeit und Raum. Der Seelenaspekt von *Shen* ist wie der Wind oder die Freiheit: Kaum versucht man sie zu fassen, entgleiten sie uns; kaum sperrt man sie ein, sind sie auch schon wieder weg.

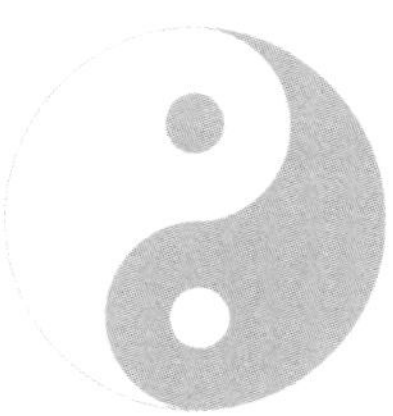

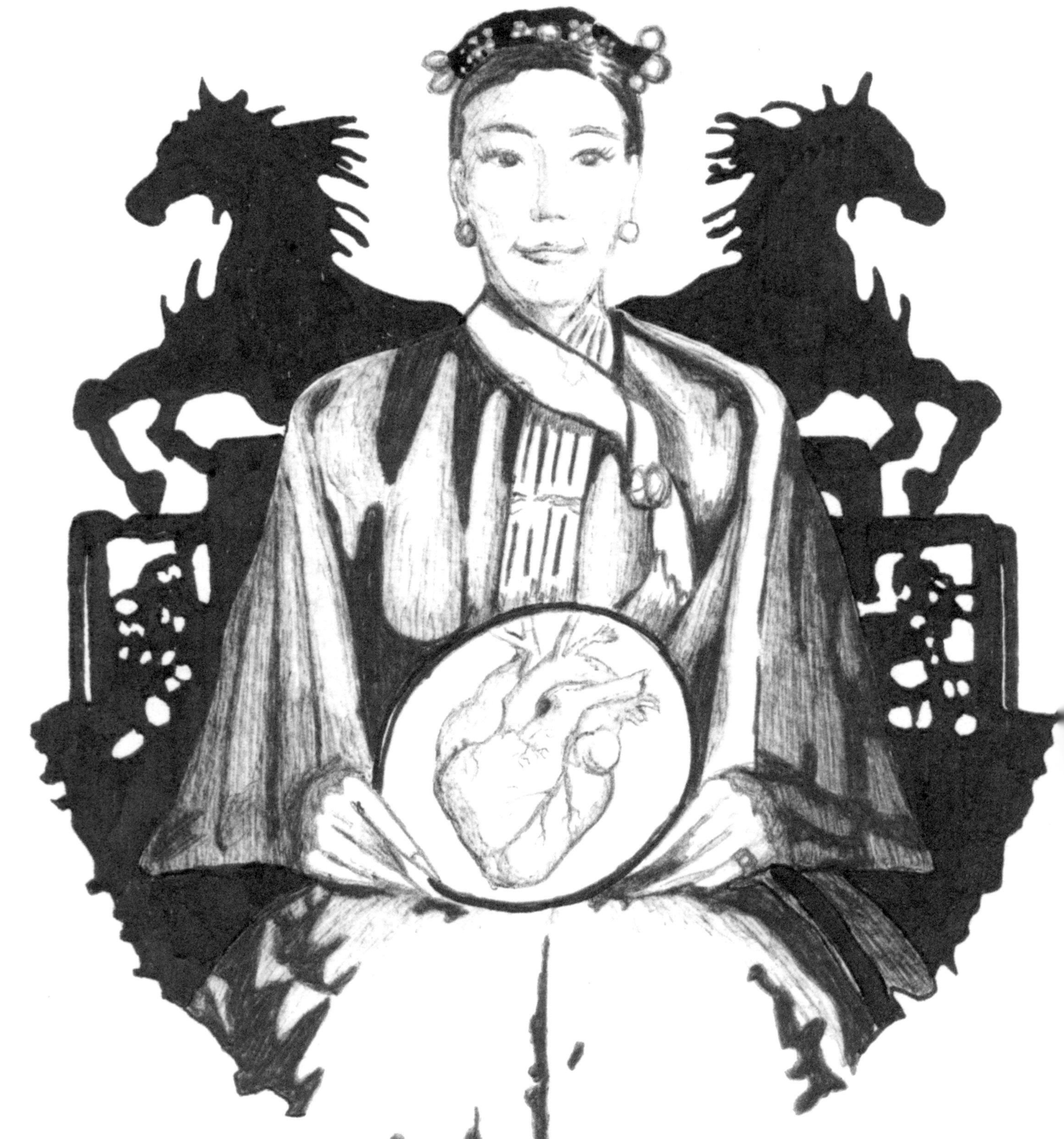

I Das Herz – die Kaiserin

1.1 Position im Kaiserstaat

Welches Körperorgan ist das wichtigste? Welches Staatsorgan ist das wichtigste?

Eine schwierige Frage! Herz, Gehirn, Lunge und alle anderen Organe müssen gut zusammenarbeiten, um den Körper gesund zu erhalten. Genauso braucht es eine einverständliche Kommunikation zwischen Exekutive, Legislative und Judikative für einen gesunden Staat. Wer ist also am wichtigsten?

Das Herz symbolisiert die Kaiserin im Körperstaat. Sie bildet die Exekutive, sie ist die Mutter des Staates. Von ihr hängt maßgebend das Wohlergehen des ganzen Reiches ab.

Eine gesunde Herz-Kaiserin hält das Zepter fest in der Hand. Sie regiert gütig und gerecht und sie vereint in sich die Tugenden aller Beamtinnen: die Güte der Leber, die Liebe des Perikards, die Empathie der Milz, den Glauben der Lunge und die Weisheit der Nieren.

Die Kaiserin kennt und koordiniert die Fähigkeiten all ihrer Beamtinnen und Beamten. Ihr größtes Anliegen ist, dass es jeder Bürgerin und jedem Bürger, im übertragenen Sinn also jeder einzelnen Körperzelle, gut geht. Sie trifft Entscheidungen und bleibt immer wachsam. Die Kaiserin schläft nie! Das ganze Leben lang schlägt sie den Takt des Lebens. Nachts schlägt sie ihn leiser und langsamer, in Krisensituationen trommelt sie schnell. Und gerade weil sie nie schläft, braucht sie genug Ruhe. Sie muss sich in ihr Privatgemach zurückziehen können. Sie braucht einen Ort, wo sie niemand stört. Einzig die Milz, die Transportministerin und vertraute Magd der Kaiserin, darf ihr da bei Bedarf etwas zu essen bringen.

Stellen wir uns die Herz-Kaiserin auf einem samtenen Thron sitzend vor. Einem roten Thron. Rot ist die Lieblingsfarbe der Kaiserin. Sie thront präsent und herzhaft. In ihrem Empfangszimmer

hält sie Audienz. Alle ihre Beamtinnen und Beamten empfängt sie mit Respekt und mit voller Aufmerksamkeit. Sie nimmt die Anliegen jedes einzelnen wahr und ernst. Denn von der Fähigkeit, der Zufriedenheit und der Loyalität aller Beamtinnen und Beamten hängt die Gesundheit sämtlicher Bürgerinnen und Bürger des Staates ab.

Ihre Beamtinnen und Beamten haben regelmäßig zu erscheinen. Alle sollen sie berichten, ihre Anliegen vorbringen und auch ihre Gefühle äußern. Doch niemand darf zu lange bleiben. Der Raum der Kaiserin muss immer wieder leer sein. Leer im Sinne von offen und weit.

Kommt zum Beispiel der Kornkammermeister Magen und sorgt sich, dass nicht genug Korn für alle da ist, dann bespricht die Kaiserin mit ihm die Lage und sucht nach Lösungen. Bei größeren Problemen beruft sie eine Sitzung ein, in Akutsituationen auch außerordentlich. Doch der Kornkammermeister muss nach einer gewissen Zeit den Herzraum mitsamt seinen Sorgen wieder verlassen und darauf vertrauen, dass die Kaiserin einen Weg findet, sein Problem zu lösen. Keine der fünf Emotionen (siehe Tabelle S. 22) soll sich im Herzen einnisten. Die Angst wird genauso ernst genommen wie die Wut, auch Traurigkeit und Trauer dürfen sich zeigen, doch alle müssen sie wieder gehen, damit der Herzraum frei bleibt. Frei für die Kaiserin, die mit Herz, Verstand und Intuition ihr Reich gesund erhält.

Die Herz-Kaiserin wird andauernd mit Staatsangelegenheiten konfrontiert. Manche sind dringend, andere weniger. Ihr Privatsekretär, Herr Dünndarm, hilft ihr, Ordnung auf dem Schreibtisch zu halten, und ihre Bodyguard, Frau Perikard, schirmt sie ab vor zu zudringlichen Bürgern.

Die Herz-Kaiserin liebt ihr Volk. Sie ist sich ihrer Macht und ihrer Verantwortung bewusst. Das Volk, also jede Zelle, liebt und verehrt Ihre Majestät. Jeder möchte, dass die Kaiserin möglichst lange gesund und glücklich lebt. Denn wenn sie einmal ihr Zepter abgibt und aufhört, den Takt des Lebens zu schlagen, dann bedeutet das den Niedergang für das ganze Reich. Zum Schutz der Kaiserin gibt es Tore, Wassergräben, Brücken, Mauern und Schutzwälle, die alle von zuverlässigen Wächtern besetzt sind. Die Landesgrenzen werden besonders gut bewacht. Und doch ist es unvermeidlich, dass sich hin und wieder Schädlinge einschleusen und den Staat bedrohen. Die kaiserliche Armee (unser

Immunsystem) ist im besten Fall gut gerüstet. Mit der Zeit erkennen speziell ausgebildete Späher auch schnell die Eindringlinge und senden Spezialeinheiten (Antikörper) aus. Sind die Abwehrtruppen stark gefordert, wird auch die Kaiserin nervös und schlägt den Lebenstakt schneller. Eine fitte Regentin bringt das nicht ins Schwitzen. Sie vertraut auf ihren starken Kreislauf, den sie regelmäßig mit Training auf Touren bringt.

Alle Staatsbürgerinnen und -bürger wissen, dass die Kaiserin nebst Fitnesstraining regelmäßig Ferien braucht, um stark und gesund zu bleiben. Sie muss sich dringend immer wieder erholen können. Auch in den Ferien trainiert sie ihren Kreislauf, schlägt den Takt und ist erreichbar. Doch Pause, Ruhe, Sonne tanken, mit lieben Menschen zusammen sein, das ist für ihre Gesundheit essenziell. Kulturelle Anlässe und immer mal wieder ein richtig schönes Fest tun der Regentin auch gut. Sie soll sich in ihre schönsten Roben werfen dürfen, soll tanzen, lachen und spüren, dass man sie gern hat.

Ist die Kaiserin richtig gut drauf, dann strahlt sie ein Licht aus, das den ganzen Staat erhellt. Nebst ihrem Charisma ist sie humorvoll und bringt Freude und Liebe rundum. Auch weit über ihre Grenzen hinaus wird sie deshalb geschätzt. Im besten Fall treffen sich dann mehrere Länder zum fröhlichen, respektvollen Austausch.

1.2 Aufgaben

Westmedizin

Das Herz ist ein etwa faustgroßer Muskel mit vier Kammern, zwei Vorhöfen und zwei Hauptkammern. Die Aufgabe des Herzes ist es, den ganzen Körper, also jede Zelle, über die Arterien mit sauerstoff- und nährstoffreichem Blut zu versorgen. Die Venen bringen das verbrauchte Blut zurück zum Herz. In den Lungen wird dann das Blut mit Sauerstoff angereichert und über den Herzmuskel wieder in den Kreislauf gepumpt.

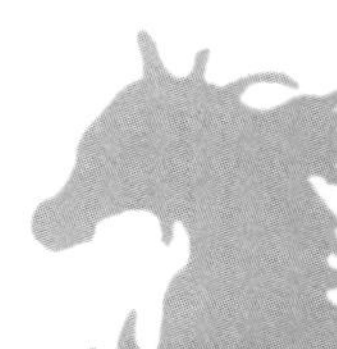

Ostmedizin[4]

- Das Herz regiert das Blut und kontrolliert die Blutgefäße
- Es manifestiert sich im Teint, es bestimmt Farbe und Beschaffenheit der Gesichtshaut
- Das Herz öffnet sich in die Zunge
- Das Herz beherbergt *Shen*
- Das Herz ist zuständig für die Bewusstheit, die Geistesgegenwart und das klare Denken

Wir sehen, dass die Verantwortlichkeit des Herzes in der Ostmedizin über die Funktion einer Blutpumpe hinausgeht.

Das Herz regiert das Blut und kontrolliert die Blutgefäße, heißt es in den Grundlagen der Chinesischen Medizin. Die Blutgefäße entsprechen den Straßen in einem Land. Da gibt es die Hauptstraßen und Autobahnen, die aus der Stadt hinausführen (Adern), und jene, die zur Stadt hinführen (Venen). Die großen Straßen verzweigen sich in Nebenstraßen, die sich wiederum verkleinern und als Wege und Pfade (Arteriolen und Venolen) jedes Haus und jeden noch so abgelegenen Hof erreichen. Das Herz bzw. die Kaiserin ist dafür verantwortlich, dass jedes Haus mit jedem einzelnen Bürger darin eine Zugangsstraße erhält.

Rote Bäckchen sind für uns ein Zeichen von Gesundheit. Wenn ein Mensch vorübergehend erbleicht, dann wissen wir, dass ihm der Schreck in die Glieder gefahren ist. Ein plötzliches Erröten deutet auf Verlegenheit. Bleibt ein aschfahler Teint oder auch eine verstärkte Rötung des Gesichts über längere Zeit, dann ist etwas gar nicht mehr gut. An der Farbe und der Beschaffenheit der Gesichtshaut können wir erkennen, ob das Herz gut arbeitet. Die Beziehung zwischen Herz und Gesichtsfarbe ist also naheliegend.

[4] Die Funktionen der Organe nach TCM entstammen Maciocia, Giovanni: *Die Grundlagen der Chinesischen Medizin*, Verlag für ganzheitliche Medizin Dr. Erich Wühr, Kötzting, 1994. Bei einigen Kapiteln sind zur Vereinfachung nicht alle Funktionen aufgeführt.

Die nächsten drei Punkte, der Bezug zwischen Herz und Zunge, das Herz als Sitz des Geistes *Shen* und das Herz als denkendes Organ, sind für uns Westler fremd.

Kommunikation ist das zentrale Thema der Herz-Kaiserin, nämlich verbale wie auch nonverbale Kommunikation. Eine gesunde Kaiserin kommuniziert klar, ehrlich, echt und authentisch. Sie sagt offen, was ihr auf dem Herzen liegt. Keine *bad feelings*, nicht lügen, betrügen, hintergehen. Ihre Worte kommen von Herzen und berühren die Herzen der Bewohnerinnen und Bewohner ihres Reiches. Ihre Liebe ist sichtbar am Strahlen ihrer Augen, hörbar im herzlichen Ton ihrer Stimme und spürbar als Gefühl von Herzenswärme, übergehend, verbindend, liebevoll.

Die Art und Weise, wie wir uns ausdrücken, hängt mit unserem Herzen zusammen. Wir kennen aus unserem Sprachgebrauch die Bedeutung von *Das Herz auf der Zunge tragen*. Damit beschreiben wir Menschen, die offenherzig sind. Menschen, die ihre Gefühle unverblümt aussprechen und sagen, was in ihnen vorgeht. Worte, die von Herzen kommen, berühren uns auf einer tiefen Ebene. Wir merken, ob uns jemand *sein Herz öffnet* oder *sein Herz verschließt*. Kommunikation, auch nonverbale, hat immer einen Bezug zum Herzen. So werden in der CM, der Chinesischen Medizin, auch Sprachschwierigkeiten wie zum Beispiel Stottern über Akupunkturpunkte auf dem Herzmeridian behandelt.

Das Herz-*Shen*, der Geist-Aspekt der Seele also, war bereits Thema im letzten Kapitel. Der Geist residiert im Herz. Seine Aufgabe ist, die verschiedenen Eindrücke und Emotionen der Organe entgegenzunehmen, zu ordnen, zu koordinieren und vor allem, diese zu fühlen. So ist der Geist *Shen* also die oberste Instanz für das Bewusstsein, für die Geistesgegenwart – die Gegenwart des Geistes. Zusammen mit dem Gehirn, einem «außerordentlichen» Organ, das ich im Kapitel 13 besprechen werde, brauchen wir das Herz zum Denken. Das Gehirn empfängt die Informationen aus der Umwelt, das Herz nimmt diese entgegen und fühlt sie. Darauf erteilt das Herz dem Gehirn den Auftrag, zu reagieren.

Du kannst dir den Geist *Shen* auch als unsichtbaren Vogel vorstellen, der tagsüber herumfliegt, mit anderen Vögeln kommuniziert und nachts zum Schlafen in sein Nest im Herz zurückkehrt. *Shen* entspräche in diesem Bild sowohl dem Vogel als auch dem leeren Raum im Nest. Denn *Shen* ist

leibgebunden und Gott verbunden, spürbar und hörbar, jedoch nicht sichtbar, nicht materiell. Deshalb ist eine Übersetzung in Worte so schwierig.

Der himmlische Aspekt von *Shen*, die *Shen*-Seele, ist unsterblich. Ihr Ausdruck hingegen ist sichtbar als Glanz in den Augen. Wir sehen in den Augen unserer Mitmenschen, ob *Shen* „zuhause" ist.

Ein Mensch unter starken Psychopharmaka oder den Geist beeinflussenden Drogen verliert das beseelte Glänzen in den Augen. Der Vogel ist ausgeflogen, hat das Weite gesucht. Aufgescheucht, verscheucht? Auf alle Fälle nicht abgeschossen, denn *Shen* kennt weder Tod noch Schmerz.

In unserem Zeitalter der KI, der künstlichen Intelligenz, sind wir mit der Frage konfrontiert, wie sich denn der Mensch von einer KI unterscheidet. Künstliche Intelligenz kann schon heute nicht nur Staub saugen, Rasen mähen, Auto fahren oder operieren. In der Kunstszene spricht man bereits von einem neuen Kunststil, der von KI kommt. Und damit stellt sich unweigerlich die Frage, der wir bereits dauernd am Computer begegnen: „Sind Sie ein Roboter oder ein Mensch?"

Bei einem Roboter, so menschenähnlich er auch programmiert ist, werden wir das Glänzen von *Shen* in den Augen nie finden. Da ist kein himmlischer Raum für einen transzendenten Vogel, denn *Shen* lässt sich weder einsperren noch übertölpeln. Der ist dann einfach mal weg. *Shen* ist das, was ein menschliches Wesen von anderen unterscheidet. *Shen* ist das, was ein menschliches Wesen von einer KI unterscheidet.

Wenn das Herz beseelt ist, wenn *Shen* zuhause ist, dann zeigt sich das in einem von Herzen kommenden Austausch, verbal und nonverbal, kreativ und einzigartig.

Um wieder auf die Kaiserin zurückzukommen: Eine gesunde Kaiserin spricht zu ihrem Volk mit klaren, geistesgegenwärtigen, authentischen Worten. In ihren Augen sehen wir das Strahlen von *Shen*. Ihre Worte kommen von Herzen. Sie inspiriert ihr Volk. Das Wohlergehen ihres Staates steht über ihr als Person. Sie ist wirklich mehr als eine Person.

1.3 Die Emotion Freude

Jedem Yin-Organ wird eine Emotion zugeordnet. Die fünf Emotionen werden beschrieben als Freude, Sorgen, Angst, Trauer und Ärger. Alle diese Empfindungen gehören zum Menschsein. Keine ist schlechter oder besser als die andere, auch wenn uns die Freude hier als die einzige positive Emotion erscheint. Auch hier kommt es wieder auf das richtige Maß an. Ein Übermaß an Ärger zum Beispiel kann zu einer wütenden Explosion führen. Ärger ist aber nicht per se negativ. Ein gesundes Maß an Ärger und Wut brauchen wir, um uns zu verteidigen, unsere Rechte einzufordern und für Gerechtigkeit einzustehen. Sorgen sind nur negativ, wenn sie als nicht lösungsorientierte Kreisgedanken unseren Kopf vernebeln. Ohne ein gewisses Maß an Angst würden wir uns innert kürzester Zeit in den Tod stürzen. Zum Prozess des Loslassens gehört zwingend das Trauern. Und die Freude, die ihren Sitz im Herzen hat? Ist zu viel Freude destruktiv? Ja! Zu viel Freude erhitzt laut CM den Geist und katapultiert uns in einen hysterischen Zustand, in dem wir nicht mehr klar denken und handeln können. Ein Mensch mit zu wenig Freude lässt traurig seinen Kopf hängen, verschließt sein Herz und versinkt in Einsamkeit. Der deutsche Ausdruck Freude ist durchwegs positiv geprägt und deshalb in Bezug auf die fünf Emotionen verwirrend. Manchmal haben wir in der deutschen Sprache einfach zu wenige Wörter. Das Chinesische unterscheidet zum Beispiel etwa zehn verschiedene Ausdrücke für das Wort Liebe. So wird in den alten chinesischen Texten zum Beispiel die „weltliche Freude“ von der „heiligen Freude“ unterschieden. Die chinesischen Schriftzeichen sind verschieden.

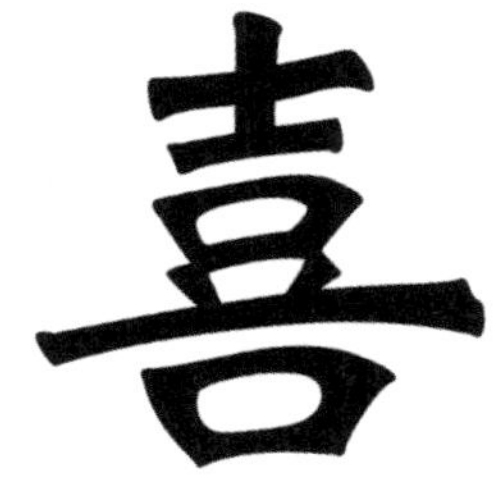

Das Zeichen für weltliche Freude zeigt im unteren Teil einen Mund und oben einen Trommler. Das Schriftzeichen symbolisiert damit die Freude, die wir erleben, wenn wir zusammen singen und musizieren. Stell dir folgendes Bild vor: Ein fröhliches Fest, die Menschen lachen, tanzen und singen an einem sonnigen, warmen Sommerabend.

樂

Im Schriftzeichen für die heilige Freude finden wir in der Mitte eine große rituelle Trommel mit einem Glockenspiel auf beiden Seiten. Die Trommel und die Glocken werden bei heiligen Ritualen gespielt. Sie bringen die Menschen in eine besinnliche, innere, spirituelle Freude.

Weltliche und heilige Freude entstehen, wenn die Herz-Kaiserin mit sich selbst und ihrem ganzen Staat zufrieden und glücklich ist. Oder anders gesagt: wenn die Kaiserin sich selbst und ihren ganzen Staat von Herzen liebt, denn auch die Liebe wohnt im Herzen. Die Liebe zwischen zwei Liebenden, die freundschaftliche Liebe, die Liebe zwischen Eltern und Kind, die Liebe zur Natur, zu sich selbst und zu Gott öffnet das Herz und lässt die Freude erstrahlen.

Der Gegenpol dazu ist die tiefe Traurigkeit, die entsteht, wenn sich ein Mensch alleine fühlt, verlassen, ungeliebt, abgeschnitten von sich selbst und unverbunden mit der Welt.

1.4 Was die Kaiserin krank macht

- Herrschsucht, Hysterie, übermäßige Hektik
- Einsamkeit
- Liebeskummer und Verliebtheit
- Schock, emotionale oder physische Traumata, Drogen
- Korruption, Intrigen, Rebellion, Revolution im eigenen Staat

Gefahr läuft die Kaiserin, wenn sie ihre Mitte verliert. Das kann auf verschiedene Arten geschehen:

Die Kaiserin wird eigenmächtig, herrschsüchtig, egozentrisch oder oberflächlich. Sie verprasst ihr Geld mit Festen, Partys, teuren Kleidern, Schmuck und vergnügt sich, ohne an das Wohl ihres Vol-

kes zu denken. Wenn sie von Party zu Party hetzt aus Angst, etwas zu verpassen, dann verliert sie sich ganz und wird im schlimmsten Fall hysterisch, brennt aus und erleidet einen Herzinfarkt.

Nicht tödlich, aber unangenehm für alle Freundinnen und Freunde der Kaiserin wird es, wenn die Kaiserin unkontrolliert drauflos plappert, unangemessen lacht, zu viel trinkt und sich in peinliche Situationen manövriert, die sie später bereut. Am meisten leidet die Kaiserin dann selbst unter ihrem unangebrachten Verhalten. Sie möchte im Boden versinken, wenn sie sich bewusst wird, wie peinlich sie sich verhielt. Wo die Kaiserin doch in ihrem Kern nichts anderes als glänzen und lieben möchte. Ihre Mitmenschen, die ganze Welt, sich selbst, das Leben. Meist ist die Ursache einer kaiserlichen Entgleisung das Gefühl, nicht genug geliebt und zu wenig beachtet zu werden.

Aus Einsamkeit kann sich die Kaiserin in ihre Kammer einschließen und niemanden mehr reinlassen. Isolation, das Gefühl, ungeliebt zu sein, nicht wichtig zu sein für die Menschen, kann die Kaiserin in tiefste Schwermut stürzen. In ihrer Enttäuschung vernachlässigt sie dann ihre Pflichten und stellt die eigene Enttäuschung über die Bedürfnisse ihres Volkes. Sie sieht dann nichts und niemanden mehr außer ihrem eigenen Kummer. Ihr Herz verkümmert, verkalkt, vereinsamt. In diesem Fall braucht es zwingend einen Pferdeflüsterer, der die Kaiserin in den Arm nimmt, ihr sagt, dass sie eine liebenswerte Person ist, und sie aus der dunklen Isolationskammer hinausträgt.

Verliebtheit und Liebeskummer sind zwei Ausnahmezustände, die unser Reich erschüttern. Die Kaiserin verliert dabei vorübergehend ihre Souveränität. Warst du schon einmal so sehr verliebt, dass du deine eigenen Grenzen nicht mehr wahrgenommen hast? Hattest du schon einmal einen so starken Liebeskummer, dass du in Schwermut versankst und keinerlei Lebenssinn mehr fandest? Verliebt, plötzlich nie mehr allein, verschmolzen, eins, welch beglückender Rausch. „Auf der rosaroten Wolke, im siebten Himmel, blind vor Liebe, im Liebestaumel“, dies sind alles Ausdrücke, welche die Entrücktheit beschreiben. Verliebtheit gleicht einem psychischen Ausnahmezustand, der die Kaiserin, sprich unser Herz, auf Dauer krank machen würde. Sie würde ihre Pflichten vernachlässigen, zu wenig schlafen, nicht mehr richtig essen, nicht mehr zur Ruhe kommen. Aus Überlebensgründen

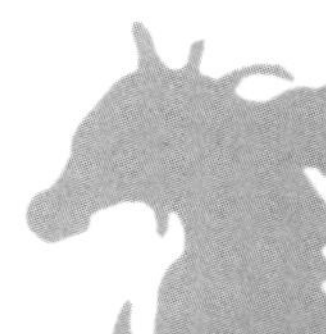

hat es die Natur so eingerichtet, dass der Zustand der Verliebtheit nach drei bis achtzehn Monaten vorbei ist. Und auch der fürchterliche Liebeskummer dauert nicht ewig. Auch wenn das für einen akut leidenden Menschen kein Trost ist.

Schlimmer noch als Verliebtheit und Liebeskummer ist die unfreiwillige Unterordnung der Kaiserin. Als *Possession* bezeichnete J. R. Worsley den Zustand, wenn jemand nach einem psychischen Schock, unter starken Drogen oder bei Experimenten mit Okkultismus seine Individualität verliert. Sinnbildlich wird das Privatgemach der Kaiserin dann besetzt von etwas oder jemandem, das oder der nicht in diesem Raum sein sollte. Im schlimmsten Fall wird am kaiserlichen Thron gerüttelt, bis die Regentin stürzt. Ein wackliger Thron bringt den ganzen Staat in Aufruhr. Ein Sturz bedeutet Chaos überall.

Emotionale oder auch körperliche Traumata können einen solchen Sturz verursachen. Zum Beispiel ein furchtbares Erlebnis wie ein Krieg, ein Erdbeben, eine Vergewaltigung oder der plötzliche Tod eines geliebten Menschen. Aber auch ein Autounfall, eine Narkose, Drogen oder ein Überfall können die Ordnung im Kaiserreich massiv stören. „Seit diesem Unfall leide ich unter Depressionen.“ – „Seit dieser Narkose habe ich Gleichgewichtsstörungen.“ – «Seit dem Tod meiner Schwester habe ich Kopfschmerzen.“ – „ Seit diesem Hash Brownie habe ich Alpträume.“ Das sind Äußerungen von Patientinnen und Patienten, die mich immer aufhorchen lassen. Bei Traumata, auch wenn sie gar nicht bewusst als solche erlebt wurden, mache ich dann immer zuerst die sogenannte «Drachenbehandlung» aus der Zeit des berühmten Arztes Sun Simiao (581-682). In dieser Behandlung werden die sieben mächtigen Drachen herbeigerufen, um die sieben Übel aus dem Körper zu geleiten. Mit dem ersten Punkt auf dem Herzmeridian wird die Kaiserin am Schluss der Behandlung wieder auf ihren Thron gesetzt. Exorzismus? Ja, in gewisser Hinsicht schon. Allerdings ohne Feuer und Schmerz, ohne religiösen Fanatismus und ohne Moral. Sieben Nadeln mindestens zwanzig Minuten wirken lassen und ein paar Tage darauf eine Nachbehandlung. Als Reaktion auf diese Behandlung höre ich oft: „Ich fühle mich wie befreit.“

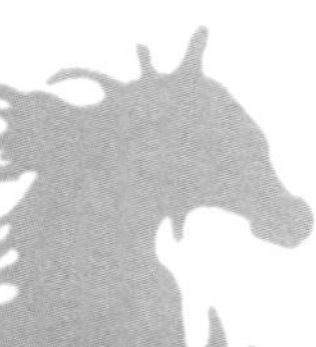

Schließlich kann es auch passieren, dass die Kaiserin von ihren Beamtinnen und Beamten nicht genug unterstützt oder dass ihre Autorität untergraben wird. Unruhen in ihrem eigenen Staat oder Krieg mit Nachbarstaaten können ihre Autorität gefährden. Ein Beispiel: Die Nieren haben den Status der Finanzministerin im Kaiserstaat. Der Umgang mit den Ressourcen gehört zu den Aufgaben der Finanzministerin. Hat sie die Staatskasse nicht im Griff, sprich, gibt sie über längere Zeit zu viel aus, dann verschuldet sich der Staat. Irgendwann muss die Finanzministerin der Kaiserin das finanzielle Desaster melden. Das kann dazu führen, dass die Kaiserin vor lauter Sorgen nicht mehr schlafen kann. Schlafstörungen, Nachtschweiß, Herzrasen, Hitze im Kopf und kalte Füße können körperliche Anzeichen dafür sein, dass die Nieren Unterstützung brauchen.

1.5 Wie die Kaiserin gesund bleibt

- Gute, treue Freunde
- Lachen, Humor
- Freude empfinden und teilen
- Rückzug, Pausen, Besinnung
- Sich selbst genauso wichtig nehmen wie andere
- Sich selbst lieben wie seine Nächsten

Eine gesunde Kaiserin ist geduldig, humorvoll, empathisch und besonnen. Ihr Lachen kommt von Herzen und berührt Herzen. Ihre Augen strahlen wie kleine Sonnen. Als charismatische, fröhliche, schöne Frau fällt die Herz-Kaiserin auf. Viele Menschen möchten in ihrer Nähe sein und manch einer hofft, vom kaiserlichen Glanz etwas abzubekommen. Unter den Verehrern gibt es aber leider auch Neiderinnen und Profiteure, die der Kaiserin nicht guttun. Umso wichtiger ist es, dass sie sich wirklich gute, treue Freunde sucht. Freunde, die mit ihr die Schönheiten des Lebens teilen, die mit ihr

lachen und die sie auch ein bisschen schützen. Denn die Kaiserin wirkt oft etwas kindlich naiv und kann leicht ausgenutzt werden. Das kommt daher, dass ihr Herz rein ist, rein und ehrlich wie das eines Kindes. Sie empfindet weder Argwohn noch Misstrauen und öffnet deshalb ihr Herz jedem ohne Furcht vor Verletzung.

Rückzug und Ruhe sind extrem wichtig für die Gesundheit der Kaiserin. Sie muss dringend immer wieder Türen und Fenster schließen und auch Handy und PC ausschalten, weil sie sonst non-stop belagert wird. Das fällt ihr oft nicht leicht, weil sie es allen recht machen will und befürchtet, dass man sie nicht mehr liebt, wenn sie sich nicht um alle kümmert. Deswegen müsste ihr Gebot lauten: Liebe dich selbst wie deinen Nächsten. Die besinnliche, innere Freude ist genauso wichtig wie die äußere, weltliche Freude. In der Ruhe erst kann sich die Herz-Kaiserin erholen. In der Einkehr erst kann sie sich auf sich besinnen und das innere Glück über ihren gesunden Staat dankbar spüren.

Positiv-Negativ-Achse

Um zu erkennen, ob sich ein Mensch oder ein Organ in Harmonie oder in Disharmonie befindet, benutze ich gerne die Struktur einer Positiv-Negativ-Achse, die dem Kernquadrat von Daniel Ofmann gleicht. Dadurch lässt sich leicht erkennen, ob ich mich auf der positiven oder auf der negativen Achse befinde. Gerne gebe ich dir hierzu ein Beispiel.

Fröhlichkeit ist eine positive Charaktereigenschaft, da sind wir uns sicher alle einig. Jeder mag fröhliche Menschen. Wenn jemand jedoch die Arme über den Kopf wirft und über einen eher mässigen Witz lauthals lacht und kreischt, dann wirkt das befremdend. Würde meine beste Freundin auf einer Party auf diese Weise reagieren, nähme ich sie beiseite, gäbe ihr ein Glas kühles Wasser und würde beruhigend zu ihr sagen: „Jetzt komm mal ein bisschen runter, kühl ein wenig ab!“ Eine angemessene Reaktion auf dieses in unserem Sprachgebrauch als „hysterisch“ bezeichnete Verhalten ist es also, einer oder einem Betroffenen zu raten: cool down. Stecke ich meine Freundin jetzt

aber so lange unter eine kalte Dusche, bis sie vor Kälte zittert, dann wird sie mit Sicherheit der Gesellschaft eine Weile fern bleiben. Verlasse ich sie in diesem Zustand auch noch, dann wird sie irgendwo ganz alleine, isoliert und traurig in der Ecke kauern, während draußen die Gäste weiter lachen und feiern. Zu viel Abkühlung führt zu trauriger Einsamkeit.

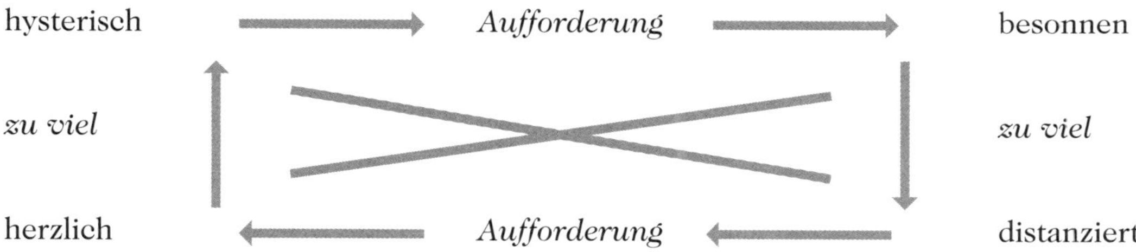

Mit Hilfe dieser Quadratur kann ich jede Eigenschaft überprüfen, ob negativ oder positiv.

Die Kaiserin sollte ihren Staat liebevoll regieren und weise leiten. Regiert sie zu harsch, dann wird sie zur Diktatorin mit einem Herzen aus Stein. Ist sie zu sanft und will es allen recht machen, dann nimmt man sie nicht ernst und sie verliert ihre Autorität. Ihre Herausforderung liegt darin, bestimmt und gütig zu regieren. Die positive Achse wäre demnach eine Kaiserin, die herzlich und besonnen regiert. Die negative Achse entspräche einer hysterischen Diktatorin oder einer introvertierten, distanzierten Herrscherin.

Und jetzt denk doch grad mal an all die Diktatoren, Kaiser, Regentinnen und Regenten unserer Welt. Gütig? Bestimmt? Herzlich, humorvoll? Fröhlich, besonnen? Auf das Wohl des eigenen Staates und die gute Beziehung zu anderen Staaten bedacht?

1.6 *Maah*, das Pferd der Kaiserin

Das Lieblingstier der Herz-Kaiserin ist das Pferd *Maah*. Mit ihrem Pferd kann sie ganz eins sein, ganz verschmelzen. Das kaiserliche Pferd spürt jede kleinste Regung der Regentin. Geht es der Kaiserin gut, dann trabt auch *Maah* fröhlich und zufrieden auf der Weide, springt vor Freude, schüttelt fröhlich seine Mähne, tänzelt und wiehert. Ist die Herz-Kaiserin betrübt, dann lässt auch ihr Pferd den Kopf hängen. Es zieht sich in den Stall zurück und schließt die Läden, wenn die Trübsal überhandnimmt. Zu große Aufregung kann *Maah* zu einer Panikreaktion verleiten. Das Pferd geht durch, panisch, kräftig bäumt es sich auf, sieht und hört nichts, will einfach nur fliehen, verletzt sich vielleicht selbst, weil es durch einen Stacheldraht prescht. Da braucht es wieder einen Pferdeflüsterer, eine Pferdeflüsterin.

Das Pferd wird in der chinesischen Astrologie mit Abenteuer, Temperament, Charisma, Lebensfreude und Kommunikation verbunden. Der Legende nach stutzten die Unsterblichen *Maah* die Flügel, um seine manchmal überbordende Leidenschaft zu zügeln. Denn das Pferd *Maah* ist der Inbegriff des beflügelten Geistes: wild, kreativ, leidenschaftlich, natürlich, frei und ungebunden. Unterschieden wird, wie bei allen Tierkreiszeichen, in Holz-, Feuer-, Erde-, Metall- und Wasserpferd. Die Charaktereigenschaften jedes der fünf Elemente bestimmen dann zusätzlich das Wesen des Pferdes.

Wenn du deinen ganz persönlichen Herz-Raum besuchst, dann wirst du sehen, um welches Pferd es sich bei dir handelt. Und wenn du etwas auf dem Herzen hast, sei das physisch oder psychisch, dann geh doch mal dein inneres Pferd besuchen. Nimm Kontakt zu Maah auf. Frag Maah, was es braucht. Streiche ihm beruhigend über die Nüstern oder führ es ermutigend an die frische Luft, falls es sich im Stall versteckt. Sei dein eigener Pferdeflüsterer, deine eigene Pferdeflüsterin.

Das Pferd zähmen versus Betablocker und Beruhigungspillen? Wäre das was?

1.7 Herztransplantation, Kunstherz, Herzinfarkt

Kennst du das Buch „Ein gutes Herz“ von Leon de Winter? Winter erzählt auf seine ironische, spannende Art, wie sich ein Krimineller durch das Spenderherz eines Priesters verändert. Oder hast du „Herzensfremd“ von Claire Sylvia gelesen und dich gefragt, ob das denn wirklich sein kann, dass Claire, Ex-Tänzerin, nach der Transplantation plötzlich Lust auf Fastfood und Bier hatte? Etwas, das sie vor der OP geradezu in die Flucht geschlagen hätte.

Ist es möglich, dass ein Spenderorgan die Persönlichkeit des Empfängers verändert? Es gibt zu dieser Frage Studien, aber keine naturwissenschaftlichen Beweise.

Da das Herz der Sitz der Emotionen, insbesondere der Freude und der Liebe ist, wäre es dann nicht eher seltsam, wenn sich ein „fremdes“ Herz nicht bemerkbar machen würde? Die Thronfolge in einer Monarchie ist streng geregelt. Die Staatsaufgaben bleiben dieselben, doch die Persönlichkeit des Herrschers oder der Regentin beeinflusst immer das ganze Reich. Wird die Kaiserin in unserem Körperstaat ersetzt, dann muss sich das auf die eine oder andere Art auswirken. Vielleicht nicht dramatisch. Immerhin wird ja eine passende und gut vorbereitete Nachfolge gesucht. Der Staat/Körper hat aber die Möglichkeit, eine neue Kaiserin abzulehnen. Transplantatabstoßung nennt sich das in der Medizin. Der Körper kann ein fremdes Organ augenblicklich, also hyperakut, oder über Jahre hinweg ablehnen. Nur bei der akuten Abstoßung können Immunsuppressiva die Abstoßung verhindern. Auf das Bild unseres Staates übersetzt, werden dabei Agenten eingeschleust, die rebellische Bürger sofort identifizieren und einsperren. So wird verhindert, dass es zu einer Revolte kommt.

Kunstherz

Wird es bald Muskeln aus der Spraydose geben? Ein Kunstherz mit keinerlei Abstoßungsreaktionen? Die „Pumpe aus dem Labor“? Im Projekt „Zurich Heart“ arbeiten Forscher in Zürich daran, Herzmuskelzellen mittels eines speziellen Sprühverfahrens dreidimensional herzustellen. Das Kunstherz

soll in Zukunft dann mit menschlichen Zellen verkleidet werden. Es bekommt eine Art Tarnkappe, die verhindern soll, dass das körpereigene Gewebe den „Betrug“ erkennt. Geht das auf? Wird das Kunstherz dann doch als „Fake-Kaiserin“ entlarvt? Was, wenn die Bürgerinnen und Bürger den Betrug realisieren?

Herzinfarkt

Herz-Kreislauf-Erkrankungen stehen mit über 30 Prozent noch immer an erster Stelle der Todesursache bei uns Schweizerinnen und Schweizern. Dicht gefolgt von Krebs.

„An irgendetwas müssen wir ja mal sterben“, sagte kürzlich meine 86-jährige Mutter. Sie ist für ihr Alter topfit, geistig wie körperlich. Ihre Eltern starben beide an einem akuten Herzversagen. Ihre Mutter im Schlaf, zu früh. Ihr Vater mit 82 Jahren, friedlich. Meine Schwiegermutter hätte, als sie über 90 Jahre alt war, gerne sterben wollen. Sie war geradezu böse auf die Stents und den Bypass, die einen natürlichen Tod durch Herzversagen verhinderten. Nach langem Überdenken entschied sie sich schließlich für den Freitod mit Exit.

Wie stellst du dir den schönsten Tod vor? Einfach einschlafen und nicht mehr erwachen? Hinüberdämmern? Ein schönes Bild: Der Vogel *Shen* kehrt nicht in sein Nest zurück. Fröhlich beschwingt fliegt er zum Himmel, um irgendwann irgendwo einem neuen Leben die Seele einzuhauchen. Wobei das «Irgendwann» eine menschliche Vorstellung ist. *Shen* ist nämlich zeitlos.

1.8 Ein Beispiel aus meiner Praxis

Ein Fallbeispiel zum Thema Herz/Kaiserin/Pferd habe ich bereits in der Einleitung gebracht. Da die Kaiserin ja doch einen Sonderstatus einnimmt, erzähle ich dir noch die Geschichte von Florin.

Florin ist dreieinhalb Jahre alt. Sein älterer Bruder, Dominik, geht bereits in den Kindergarten. Florin ist voll Fan von Dominik. Er macht ihm alles nach, kopiert ihn, wo immer es geht. Was allerdings noch nicht geht, ist das Sprechen. Florin stottert. Seine Mutter suchte mich auf, weil sie gelesen hatte, dass man mit der japanischen Kinderheilkunde Shonishin Kinder mit Sprachschwierigkeiten unterstützen kann.

Florins Mutter macht alles richtig. Weder korrigiert sie ihren jüngsten Sohn dauernd, noch tadelt sie ihn oder lobt ihn übermäßig, wenn ihm ein Wort gelingt. Bei unserem ersten Treffen spricht Florin kaum ein Wort. Ich frage die Mutter nach ihrer Schwangerschaft, insbesondere der Phase von der elften bis zur siebzehnten Schwangerschaftswoche[5], der Geburt, dem sozialen Umfeld, Florins Charakter, seinen Ess-, Trink- und Schlafgewohnheiten und behandle ihn anschließend mit Shonishin. Ich arbeite sehr gerne mit Kindern. Shonishin ist für mich dabei die ideale Methode, weil meine kleinen Patienten die Behandlung als sehr angenehm und spannend erleben. Die Shonishin-Werkzeuge bestehen aus einem silbernen Stab, einem kleinen goldenen Rechen, einem hölzernen Hämmerchen und anderen Instrumenten, die den Kindern gefallen und die sie auch anfassen dürfen. Am Schluss der Behandlung klebe ich den Kindern goldene Kügelchen auf Akupunkturpunkte, die in der Regel bei Geschwistern und Freunden bewundernde Aufmerksamkeit erzeugen.

Florin ist zu klein, um mit den Bildern der Herzkaiserin, dem Herzen und dem Pferd aktiv zu arbeiten. Ich erzähle der Mutter, wie das Sprechen mit dem Herzen zusammenhängt. Ich gebe ihr noch einige Ratschläge, zeige ihr, wie sie Florin selbst behandeln kann, und bitte sie, in einer Woche wieder zu kommen. Und es ist wie ein Wunder: Florin plappert praktisch ohne zu stottern. «Es ist, als ob ein Hebel umgelegt worden wäre. Florin spricht plötzlich fast normal. Nur wenn er müde ist, stottert er wieder ein bisschen. Ich singe jetzt mehr mit ihm und schaue, dass er nicht überreizt wird, so wie Sie mir geraten haben», erzählt mir die Mutter.

5 Vergleiche Einleitung, Der Beginn, die Idee, Entwicklungsphasen in der Schwangerschaft

Wie konnte dieses kleine Wunder geschehen? Ich denke, dass die Voraussetzungen für Florin ideal waren. Eine sichere Bindung, eine liebevolle Mutter, eine intakte Familie und die Bereitschaft der Mama, die Shonishin-Grundbehandlung täglich selbst anzuwenden. Dann sicher auch das Behandeln der richtigen Zonen und Punkte – und noch etwas: Ich habe mir angewöhnt, meine Patientinnen und Patienten wirklich als komplexes, einmaliges Staatsgefüge zu betrachten. Wenn ich heute den Puls taste und den Bauch untersuche, dann spreche ich innerlich die Beamtinnen und Beamten mit ihren Tieren direkt an: «Wie geht es dir, Herzkaiserin? Sitzt du auch präsent und froh auf deinem Thron? Hast du genug Ruhe? Und du, Pferdchen? Hast du genug Auslauf und auch einen sicheren Stall?» Bei Florin sah ich vor meinem geistigen Auge ein Fohlen, das überflutet von tausend Eindrücken wild auf der Wiese herum galoppiert, Haken schlägt wie ein Hase, dem etwas größeren Pferdchen nebenan nachrennt und vor lauter Aufregung kein Wort herausbringt. Meine Idee, den Kinderwagensitz für eine Weile wieder umzudrehen, so dass Florin seine Mama und nicht die Welt vor sich sehen konnte, entsprach bildlich einer etwas dichteren Koppel, die das kleine Fohlen schützt.

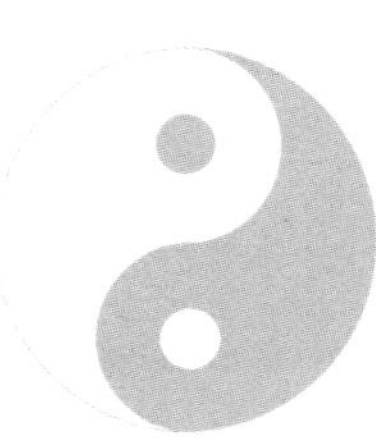

2 Der Dünndarm – der Privatsekretär

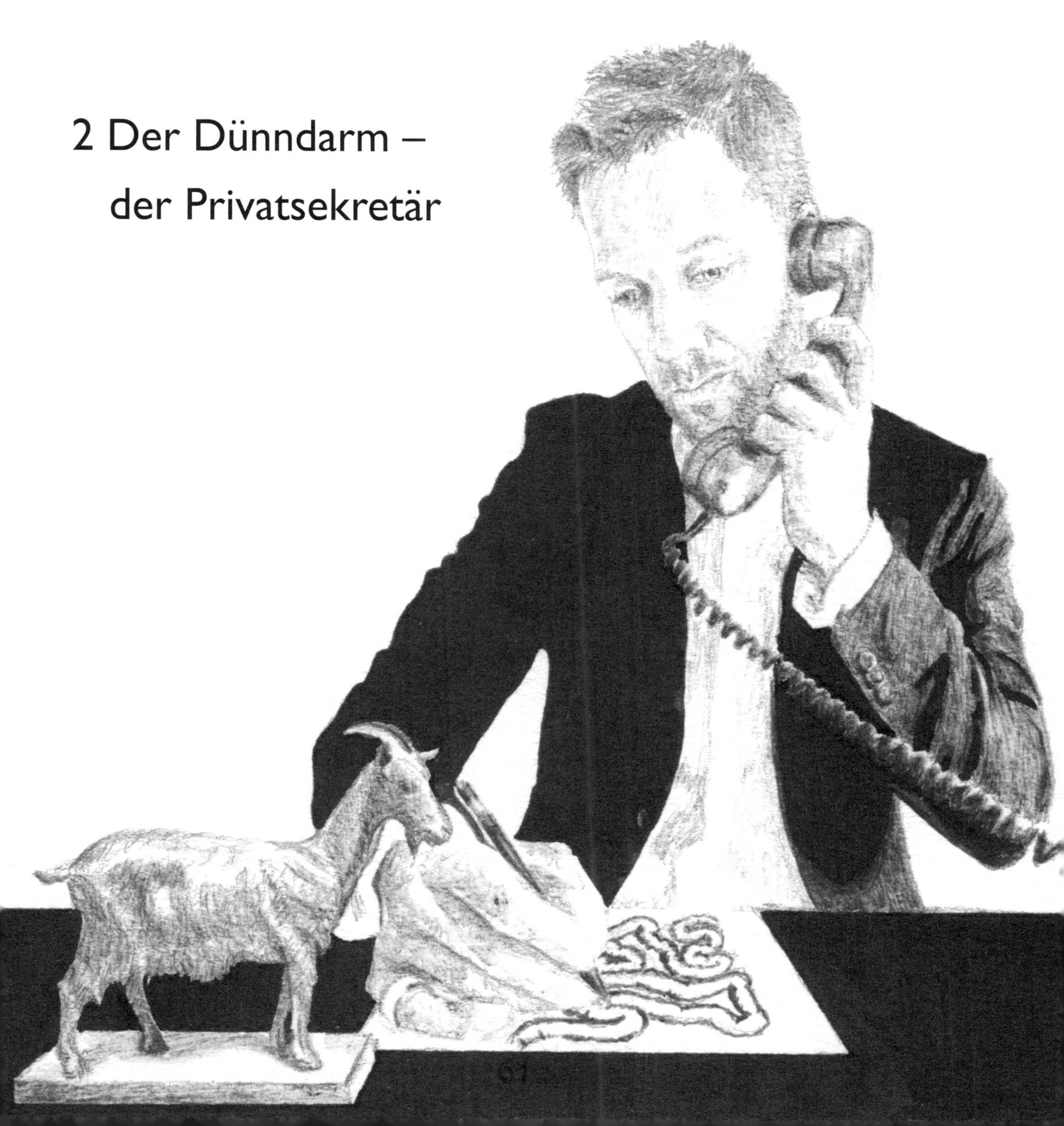

2.1 Position im Kaiserstaat

Die Herz-Kaiserin braucht einen wirklich guten Privatsekretär, der ihr den Rücken freihält, indem er Ordnung schafft. Diese Aufgabe übernimmt der Dünndarm.

Ich bin als selbstständig Erwerbende immer wieder an der Grenze zur Überforderung mit allem, was da zu erledigen ist. Ohne die Praxismanagerinnen bei functiomed, unserer Zürcher Praxis, und ohne meinen Treuhänder könnte ich mich nie so mit Herz und Seele meiner Arbeit widmen, wie ich das tue. Meine «Privatsekretäre» schaffen Ordnung, sie priorisieren, managen meine Agenda, sie nehmen mir Telefonate ab, legen mir Wesentliches auf den Tisch, ordnen meine Papiere und ermahnen mich, wichtige Termine einzuhalten.

Ohne Alain Poussot, den Illustrator dieses Buches, würdest du dich in meinen Kapiteln niemals so zurechtfinden wie jetzt. Alain half mir mit seinen Zeichnungen, das Wesentliche klar auszudrücken. Er brachte durch seine konstruktive Kritik und seine Fragen eine Ordnung in meine Worte. Umso schöner, dass er sich als Privatsekretär hier auch selbst portraitiert hat.

In einem Staat braucht es zwingend den Privatsekretär. Ohne ihn würde die Kaiserin in administrativen Aufgaben ersticken. Sie könnte ihre Kernqualitäten als gütige, verständnisvolle und fröhliche Regentin, die dem Volk Gehör und Aufmerksamkeit schenkt, nicht zum Tragen bringen. Da braucht es den Sekretär im Hintergrund, der alles regelt. Keine schillernde Aufgabe, aber eine überaus wichtige. Jeder Sekretärin und jedem Sekretär gehört ein ganz großes Dankeschön. Ohne ihre Arbeit könnte kein Chef erfolgreich auf der Bühne stehen. Es gäbe keine pünktlichen Meetings, keine gebuchten Reisen mit Hotelzimmer, keine vorbereiteten Präsentationen. Diese ganze Arbeit im *Backoffice* ermöglicht erst den Auftritt der Chefin.

Auch der Status des Dünndarms wird von uns oft unterschätzt. Was macht der denn schon? Liegt da irgendwo im Bauchraum, macht ab und zu unangenehme Geräusche. „Gekröse" ist auch nicht gerade ein ehrenwerter Titel. Wusstest du, dass der Dünndarm mit Abstand das größte mensch-

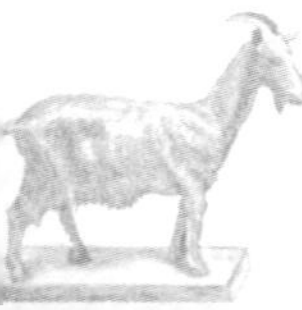

liche Organ ist? Würde man ihn aufschneiden und die ganzen Falten (sechs bis sieben Millionen Darmzotten!) glattstreichen, dann ergäbe das die Fläche eines Standardhotelzimmers. Würde man auch noch die ganzen Stäbchen (Mikrovilli) platt machen, so wäre ein mittlerer Dünndarm größer als die Leinwand beim Open-Air-Kino am See in Zürich.

2.2 Aufgaben

Westmedizin

Der Dünndarm schlängelt sich als drei bis sechs Meter langer Schlauch durch unseren Bauch. Alles, was wir in Form von Nahrung oder Getränken zu uns nehmen, wird zuerst im Magen geknetet, mit Magensäure vermischt, vorverdaut und dann portionenweise dem Dünndarm übergeben. Der Dünndarm besteht aus drei Teilen: dem zwölf Finger breiten Zwölffingerdarm, dem Leerdarm und dem Krummdarm. Die große Aufgabe des Dünndarms besteht darin, die Nahrung in ihre kleinsten Bestandteile aufzuspalten, damit diese über die Blutbahnen zu den Körperzellen gelangen können.

Ostmedizin

- Der Dünndarm trennt die Flüssigkeiten in reine und unreine Substanzen
- Er kontrolliert das Empfangen und Umwandeln

Empfangen, trennen und umwandeln. Auf der körperlichen Ebene entscheidet der Dünndarm, welche Stoffe als „reine Produkte“ zu den Zellen gelangen und welche „unreinen Stoffe“ dem Dickdarm weitergereicht und ausgeschieden werden. Entgegennehmen, ordnen, aussortieren nach Dringlichkeit, das ist die Aufgabe des Privatsekretärs. Der Sekretär muss priorisieren können, er muss klare Entscheidungen fällen, Wesentliches von Unwesentlichem trennen, Ordnung auf dem Schreibtisch halten und auch den Mut haben, den Ramsch in den Abfall zu werfen.

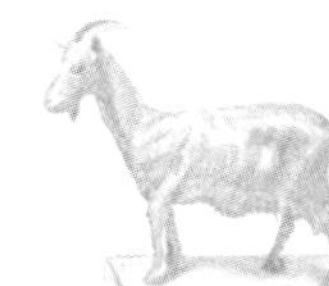

Nahrung ist weit mehr als nur Essen und Trinken, Mineralstoffe und Vitamine etc. Was nährt uns? Was gibt uns Kraft, Energie, Freude? Der Privatsekretär der Kaiserin muss aus dem ganzen Angebot von möglicher Nahrung das Beste auswählen. Das ist in unserer Zeit eines Überangebotes nicht einfach. Dauernd stehen wir vor der Qual der Wahl. Wohin soll mein Urlaub gehen? Was soll ich essen, wie mich kleiden? Es gab seit Menschengedenken noch nie so viele Wahlmöglichkeiten in den Bereichen Nahrung, Mode, Kultur, Ferien, Freizeit, Berufswahl und auch in der Partnerwahl. Und was kriegen wir täglich für eine Flut von Angeboten über alle Medien frei Haus geliefert. Eine Mordsaufgabe für unseren Privatsekretär. Was tut mir wirklich gut? Was nährt mich? Was gibt mir Kraft? Was mag ich aufnehmen und was sollte ich lieber verwerfen?

Wie wirkt sich dieser psychosoziale Stress auf unseren Dünndarm aus? Inwiefern trägt die Qual der Wahl bei zu Krankheiten wie Allergien, Unverträglichkeiten und Intoleranzen? Ist diese Fehlregulation unseres Immunsystems eine Reaktion auf das Überangebot in unserer Konsumwelt? Eine Überforderung des Privatsekretärs, der buchstäblich heiß läuft, weil er die Berge an Möglichkeiten nicht mehr ordnen kann?

Wie geht es denn dir, wenn du vor einem Regal mit 25 verschiedenen Shampoos stehst? Wie entscheidest du dich? Erfahrung? Empfehlung? Werbung? Und was machst du mit der ganzen Werbung, die dich im Briefkasten, auf digitalem Weg oder auf der Straße bestürmt: „Nimm mich, du brauchst mich, ich bin das Beste, ohne mich kannst du nicht leben, ohne mich mag dich keiner, nur ich verheiße dir Glück."

Kann man da einem Privatsekretär etwas vorwerfen, wenn er den ganzen Kram einfach mal fortschmeißt, weil er „Schiss kriegt", dass er das alles nicht bewältigen kann? Tabula rasa, alles ausscheiden, leer, wieder aufnahmebereit, ein unbeschriebenes weißes Blatt.

Offenbar sind wir Menschen am zufriedensten, wenn wir zwischen wenigen Produkten wählen können. Bei 10 Optionen ist die Kundenzufriedenheit größer als bei 15, geschweige denn bei mehr. Denn je größer die Auswahl, umso stärker der Verdacht, dass es noch etwas Besseres hätte geben können.

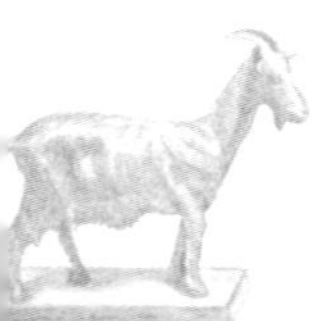

Der Dünndarm gehört zur Wandlungsphase Feuer. Hauptthema dieser Phase ist die Beziehung zum DU, die Vereinigung, die Liebe, das Gefühl des Eins-Seins im Austausch. Auch unsere Liebespartner können wir wählen. Auf all den Partnerschaftsbörsen – Parship, Elite, C-date, Tinder und so weiter – warten Millionen von Menschen, die alle eines gemeinsam haben: die Qual der Wahl und das nagende Gefühl, es könnte ja noch etwas Besseres kommen.

Der Dünndarm muss trennen, aufspalten, Wesentliches behalten und Unwesentliches wegwerfen. Verliert er diese Fähigkeit, dann wird er krank.

2.3 Was den Privatsekretär krank macht

- Zu viele Pendenzen
- Zu wenig klare Instruktionen
- Überforderung

Der Privatsekretär ist blitzgescheit. Dank seiner mentalen Fähigkeiten hat er diesen angesehenen Job im Kaiserstaat auch erhalten. Weil er als Einziger Einblick in sämtliche Papiere hat, muss er wirklich absolut loyal sein. Sauber muss er sein! Sauber wie das Organ Dünndarm. Unser Dünndarm ist nämlich absolut rein, sauber und geruchlos.

Kriegt der Privatsekretär zu viele Dossiers auf den Tisch geknallt und werden ihm die Pausen gestrichen, dann verliert er den Überblick. Das führt dazu, dass sein Unterscheidungsvermögen leidet. Vor lauter Pendenzen weiß er dann nicht mehr, was erstrangig und was zweitrangig ist. Vielleicht wird er hektisch, liest nichts mehr genau durch, beginnt zu stottern und winkt alles durch. Wenn der Privatsekretär aber zu wenig prüft und zu vertrauensselig wird, dann kann er seiner Aufgabe, die Kaiserin abzuschirmen, nicht mehr gerecht werden. Bildlich gesprochen stürmen dann alle möglichen Leute mit ihren Anliegen ins private Büro der Kaiserin. Im Chaos und Lärm kann die

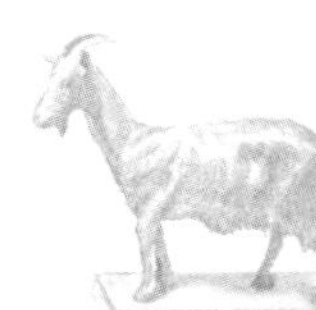

Kaiserin natürlich nicht mehr besonnen, überlegt und weise regieren. Wenn sie sich nicht überschwemmen und unterdrücken lassen will, muss sie jetzt ein klares Machtwort sprechen und gerade alle aus dem Büro weisen. Jetzt wird sie vermutlich ihr Büro abschließen, und ihr Privatsekretär braucht eine gute Weile, um wieder Ordnung und Überblick zu gewinnen.

Ein überforderter Privatsekretär kann aus Panik aber auch alles und jeden abweisen. Ungelesene Dossiers landen so im Abfall, Meetings werden vertagt oder abgesagt, Wichtiges wird dadurch verpasst. Von seiner Chefin zur Rede gestellt, reagiert dieser Dünndarmtyp mit kalter Wichtigtuerei und arrogantem Gehabe. Vielleicht bläht er sich auf, verdreht die Tatsachen und vertuscht mit intellektuellen Argumenten seine Unfähigkeit, den Überblick zu behalten.

Eine andere Reaktion auf zu viel Druck auf den Privatsekretär kann sein, dass er sich traurig und ängstlich zurückzieht und seine Aufgaben gar nicht mehr wahrnimmt.

In beiden Fällen braucht es da eine Sitzung mit der Herz-Kaiserin, die ihrerseits zuerst in sich gehen sollte und ihren Führungsstil überdenken muss. Hat sie zu viel delegiert, zu wenig geleitet, nicht genug begleitet? Hat sie ihre eigene Hektik nach unten weitergegeben? Was kann sie selbst tun, um wieder eine besonnene, liebevolle, wohlwollende und auch bestimmte Kaiserin zu werden?

Auf körperlicher Ebene zeigen sich Dünndarmprobleme in Form von Durchfall (alles abweisen) oder toxischer Überschwemmung (z. B. Wurmbefall) meist begleitet von starken Schmerzen im Bauchraum, die bis in den Rücken ausstrahlen können.

2.4 Wie der Privatsekretär gesund bleibt

- Interessante und auch witzige Gesprächsrunden
- Abenteuer, die den Horizont erweitern
- Rückzug, Pausen zum „Wiederkäuen“

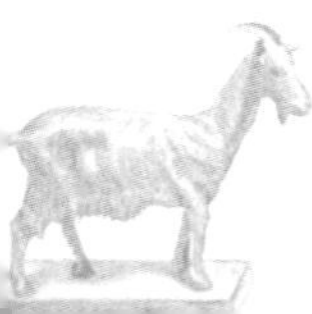

- Intellektuelle Herausforderungen
- Vertrauen in sich selbst wie auch entgegengebrachtes Vertrauen von anderen

Ein gesunder Privatsekretär ist intelligent, witzig, loyal und in jeder Hinsicht sauber. Er hat und hält Ordnung auf seinem Schreibtisch. Weder die Flut von E-Mails noch die ganzen *to do's* bringen ihn aus dem Konzept. Souverän und gut gelaunt schmeißt er Unwichtiges weg, erledigt Dringendes zuerst und ordnet Wichtiges und weniger Wichtiges in Stapeln.

Er weiß, dass er eine ganze Open-Air-Kino-Leinwand Raum hat für die Erledigung seiner Aufgaben. Wozu also stressen? Lieber eine Mittagspause machen mit interessanten Menschen, sich eine Schlaufe lang ausruhen, um dann voll präsent wieder die Aufgaben zu erledigen, die anstehen.

Hat sich der Privatsekretär genug ausgeruht, dann ist er wieder bereit für Herausforderungen. Er liebt das Zusammensein mit Menschen, die seinen Witz, seine Schlagfertigkeit und seinen manchmal sarkastischen Humor schätzen.

Ganz wichtig ist dem Privatsekretär die Beziehung zur Kaiserin. Wenn er ihr Vertrauen spürt, erbringt er hervorragende Leistungen. Dass er sich des Vertrauens würdig erweisen muss, weiß der Privatsekretär genau. Ehrlichkeit hat sich immer bewährt, von beiden Seiten. Die Kaiserin durchschaut jede noch so charmant dargebotene Show ihres Sekretärs. Er seinerseits schnallt sofort, ob es der Kaiserin gut geht oder nicht. Am besten, sie sagen sich die Wahrheit und unterstützen sich gegenseitig.

2.5 *Yaang*, die Ziege des Privatsekretärs

Der Privatsekretär hält sich eine Ziege. Welche Eigenschaften verbindest du mit einer Ziege?

Ich habe als junge Frau einen Sommer lang auf einer Alp im Tessin Ziegen gehütet. Da habe ich sie kennengelernt, die frechen, lustigen, eigenwilligen Paarhufer.

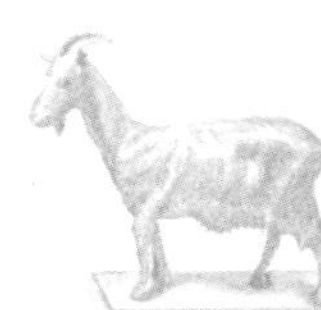

In der Schweiz kennt jedes Kind die Geschichte vom Schellen-Ursli. Im Herbst 2015 brachte Xavier Koller diese berührende Geschichte erstmals auf Großleinwand. Die Autorin des Schellen-Ursli ist Selina Chönz. Illustriert wurde die Geschichte von Alois Carigiet. Carigiet ist auch der Autor von „Zottel, Zick und Zwerg", den drei Geißen des jungen Maurus. Nach den Erfolgen von Heidi und Schellen-Ursli vielleicht bald auch die Verfilmung von Zottel, Zick und Zwerg? Ich möchte anhand dieser drei Geißen die Charaktereigenschaften von *Yaang*, der Ziege, beschreiben:

Die schneeweiße Zottel symbolisiert die Sanftmut von *Yaang*. Dieser Teil *Yaangs* wird auch als Schaf dargestellt. Das fügsame Schaf stellt den opferbereiten Teil des Privatsekretärs dar. Der Begriff «Opfer» wird von uns heute oft mit Unterwürfigkeit, mit Schwäche, Selbstaufgabe, gar mit Heuchelei assoziiert. Wir müssen Opfer im Leben erbringen. Im Sprachgebrauch meines neunzehnjährigen Sohnes taucht „Opfer" als Schimpfwort auf, verächtlich, abwertend, durchaus negativ gemeint. Der opferbereite Teil *Yaangs* hingegen ist eine freiwillige, von Herzen kommende Gabe an die Kaiserin. Mit Liebe und Achtung stellt sich der Privatsekretär vertrauensvoll unter die Autorität der Kaiserin. So wie ein gesunder Dünndarm das Beste aus der Nahrung aufnimmt und die wertvollen Elemente über den Blut- und Lymphkreislauf dem Herzen übergibt. Der Dünndarm ist absolut sauber, er behält nichts für sich, kennt keinen Egoismus, keine Gier. Sein Vertrauen in die Herz-Kaiserin bleibt unangefochten, wenn er sieht, dass die Nahrung gerecht verteilt wird. Wenn jede Zelle, also jeder Staatsbürger, das bekommt, was ihm zusteht.

Die rübenrote Zick ist wirklich etwas zickig.
Und der kleine Zwerg steht für *Yaangs* Neugierde.
In der Geschichte von Zottel, Zick und Zwerg hauen die drei Geißen ab. Maurus, der Geißhirt, muss sie suchen. Er verstaucht sich beim Sprung über einen Wildbach den Fuß. Schließlich bringt er die drei wagemutigen Geißen zurück zur Herde und heim in den sicheren Stall.

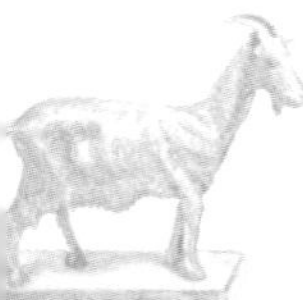

Den neugierigen Aspekt von *Yaang* sehen wir beim Privatsekretär gespiegelt in seiner Abenteuerlust, seiner Eloquenz und seiner Intelligenz. Ist der Privatsekretär in seinem Element, besticht er durch Witz und Humor. Er kann mit intelligenten Beiträgen eine ganze Gruppe unterhalten und mit seinen witzigen Pointen die Stimmung auflockern. Zudem besitzt er die sympathische Fähigkeit, über sich selbst lachen zu können. Das Zickige schließlich ist ein weniger sympathischer Zug eines Privatsekretärs, der zu wählerisch zu vieles abweist. Meist als eine Reaktion auf zu wenig Beachtung.

Yaang mit den zwei Hörnern weist auf die verschiedenen Sichtweisen und die Schwierigkeit, verschiedene Anschauungen miteinander zu verbinden. Ist *Yaang* im Gleichgewicht, besticht es durch ein scharfes Unterscheidungsvermögen, eine klare Sprache und außergewöhnliche mentale Fähigkeiten.

Yaang mag nicht zu lange im Stall bleiben. Es braucht frische Luft, es will springen, sich mit anderen vergnügen, auf Felsen kraxeln. Abenteuerlustig ist *Yaang*, auch wagemutig und zuweilen leichtsinnig. Sehr wichtig ist, dass es sich immer wieder Ruhe zum Wiederkäuen gönnt.

2.6 Ein Beispiel aus meiner Praxis

Andi sieht super gut aus, er ist intelligent, witzig, attraktiv auf allen Ebenen. Ein erfolgreicher Geschäftsmann – wenn nur diese Hölle im Darm nicht wäre.

Andi sieht einen Zusammenhang zwischen seinen beruflichen und privaten Stressoren und den körperlichen Beschwerden, die sich bei ihm vor allem in Form von Durchfall und Müdigkeit äußern. Am schlimmsten ist es, wenn er im Geschäft überfordert ist und auch noch Knatsch mit seinem Lebenspartner hat.

Andis Krankheit heißt Morbus Crohn. Medikamente helfen bis zu einem gewissen Grad. Ist der Stress zu hoch, dann nützt gar nichts mehr. «Das schleckt kei Geiss weg!», sagte mir Andi bei unserer zweiten Sitzung. Da könne man nichts machen, aber sein Freund bestehe darauf, dass er einmal zu

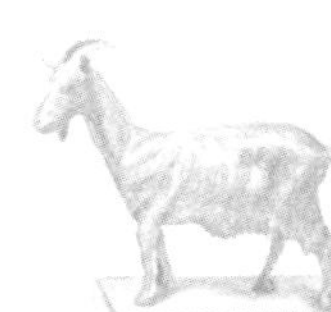

mir komme. Dieser Ausdruck, «Das schleckt kei Geiss weg», brachte mich auf die Idee. Weshalb nicht die Ziege bitten, die Entzündung im Darm wegzuschlecken? Klingt komisch, ich weiß, aber bei Andi, der über sich selbst lachen kann und eine große Fantasie hat, war es einen Versuch wert. Und es klappt tatsächlich!

Andi schafft sich heute in Stresssituationen sofort ein Zeitfenster für eine gedankliche Darminspektion. Das geht so: Andi räumt alles weg, was ihn ablenken könnte, er legt sich hin, geht gedanklich in seinen Dünndarm und lässt den Privatsekretär mit seiner Ziege am Strick eine Inspektion der Darmwand durchführen. Die Ziege, die Geiß, schleckt dann die Risse in der Tapete weg, der Privatsekretär schmiert ein bisschen Heilerde drauf und fertig. Andis Partner weiß von diesem Heilritual. Er unterstützt ihn voll und ganz.

Was hilft Andi nun wirklich? Ich denke, es ist die Kombination zwischen den vom Arzt verschriebenen Medikamenten, der Heilerde, den Akupunkturbehandlungen und Andis Selbstheilungsübung. Andi behauptet, es sei vor allem die Geiß und sein immer besseres Verständnis für seine konstitutionelle Dünndarmthematik. Das Bild des Privatsekretärs begleite ihn auf verschiedenen Ebenen. In seinem Job achte er vermehrt darauf, dass er wirklich Prioritäten setze und Ordnung halte. Im privaten Rahmen wolle er den witzigen, schlagfertigen, abenteuerlustigen Aspekt des Privatsekretärs leben. Wenn die Hölle im Darm dann wieder aufflamme, ziehe er sich zurück und gehe in sich. Früher habe er Probleme überspielt und weggedrückt, sich oft auch darüber lächerlich gemacht.

Heute sehe er hin und überlege sich, wie sein innerer Privatsekretär seine Arbeit verrichte. «Ich spreche mit meinem Privatsekretär in meinem Dünndarm wie mit einem echten Menschen. Manchmal sind wir uns nicht einig, ich schnauze ihn auch ab und zu an und sage ihm, er solle gefälligst Ordnung halten und mich nicht so reizen. Und wenn es dann eben mal wieder gar nicht gut ist, dann gibt's die Inspektion mit der Geiß.»

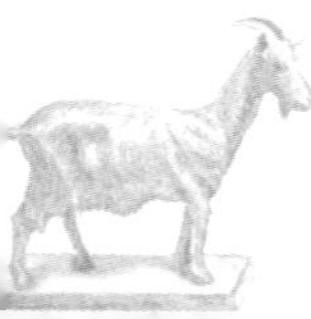

Gerade bei Menschen mit Feuer-CF funktioniert die Kommunikation mit den inneren Beamten oft wirklich gut, weil sie so viel Fantasie haben und gerne spielen.

Die Therapiestunden mit Andi sind immer auch lustig. Oft frage ich ihn gleich zu Beginn, wie es seinem Privatsekretär und seiner Geiß gehe. Andi kann seinen physischen und psychischen Zustand mit den Bildern des Beamten und seines Tieres besser beschreiben, als wenn ich ihn frage, wie es seinem Dünndarm gehe. «Was macht dein Morbus Crohn?» findet Andi die dümmste Frage, die man ihm stellen könne. Er wolle sich nicht mit dieser Krankheit identifizieren. Den Namen Morbus Crohn habe er aus seinem Wortschatz gestrichen. Die entzündeten Stellen in seinem Darmtrakt seien für ihn einfach Risse in der Darmwandtapete. «Und die schleckt mini Geiss weg», lacht Andi.

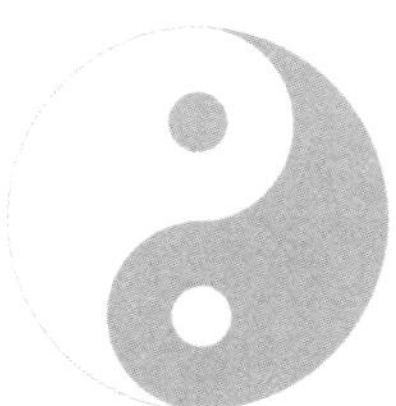

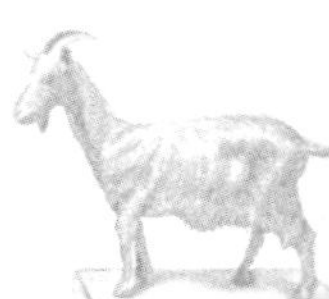

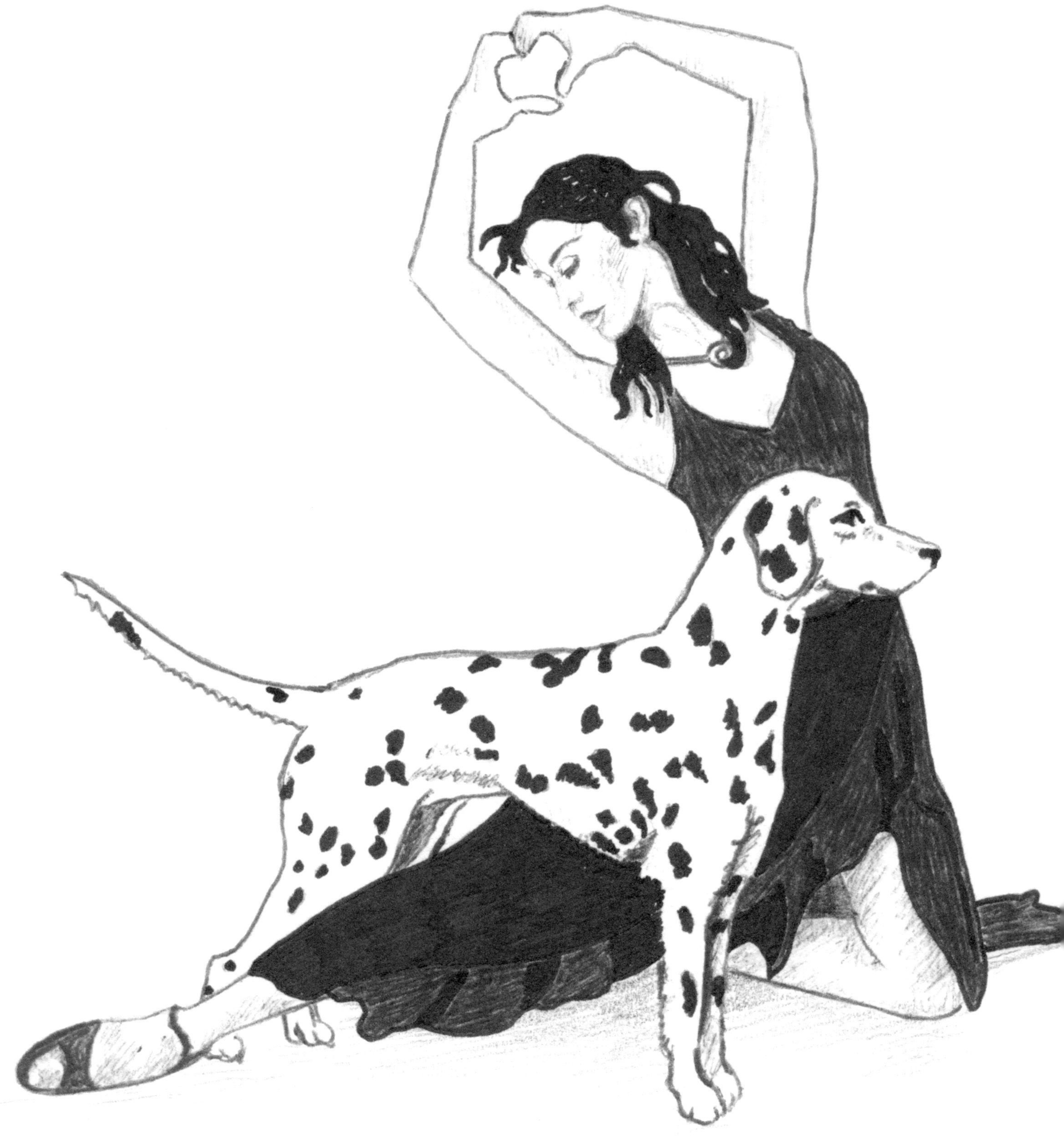

3 Das Perikard – die Bodyguard

3.1 Position im Kaiserstaat

Wenn ich bei Google den Begriff Bodyguard eingebe, dann erscheinen zuerst Kevin Costner und Whitney Houston mit ihrem gleichnamigen Film „Bodyguard“ (1992). Der Song „I will always love you“ ist einer der größten Hits aller Zeiten.

Bodyguard, Leibwache, Personenschutz. Abgebildet werden jetzt fast ausschließlich Männer; stark, muskulös, bewaffnet oder diskret im Hintergrund, höchst präsent, allzeit bereit, das Leben für ihren Boss oder ihre Chefin zu opfern.

Als Yin-Organ ist die Bodyguard aber eine Sie. Die Bodyguard steht einerseits als Beamtin der Kaiserin so nahe wie niemand sonst, andererseits symbolisiert sie die Aufgabe der „verbotenen Stadt“, welche die Kaiserin schützt. Die Architektur und Symbolik dieses Unesco-Weltkulturerbes ist absolut einzigartig und faszinierend.

Aber bleiben wir wieder in Europa beim Bild einer mittelalterlichen Königsstadt mit Burg, Wassergraben, Toren, Zugbrücken, Grenzmauern und Wachtürmen. Die Bodyguard ist der Königin am nächsten. Sie folgt ihr auf Schritt und Tritt, ganz nah, aber immer in gebührendem Abstand. Die Königin muss atmen können, sonst wird es ihr zu eng. Eine schwierige Aufgabe für die Bodyguard. Wie kann sie schützen, ohne zu erdrücken?

Die Bodyguard steht nicht auf der Bühne. Sie stellt sich in den Hintergrund, nah genug, dass sie die Kaiserin abschirmen kann. Sie entscheidet, wer zur Kaiserin vordringen darf und wer draußen bleiben muss. Oft wehrt sie unliebsame Besucher ab, ohne dass die Kaiserin überhaupt etwas davon mitkriegt. Die Bodyguard ist wirklich mehr als eine Beamtin. Sie ist auch eine vertraute Freundin, der die Kaiserin alles anvertrauen kann. Eine absolut loyale Freundin, die es zudem schafft, ein Ambiente von Freude und Heiterkeit zu verbreiten.

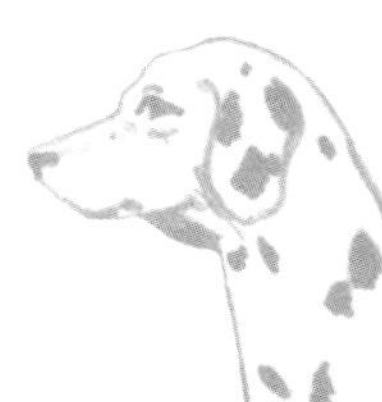

Kevin Costner lacht im Film nie. Er schaut immer sehr ernst und besorgt, er nimmt seine Aufgabe brutal ernst, ohne Humor. Nicht so die Bodyguard der Herz-Kaiserin. Ist gerade nichts Dringendes im Kaiserstaat los, dann spielt sie mit Freude und Talent auch gern die Hofnärrin. Mit Witz, Humor und zuweilen auch mit Sarkasmus erheitert sie dann ihre Freundin. Und manchmal, wenn die ganze Last der Verantwortung die Kaiserin drückt, dann ermahnt sie sie zu Recht: „Sei nicht immer so ernst. Nimm das Leben mit Humor. Lach mal über dich selbst. Genieß den Augenblick. Sei unbeschwert und leicht. Nicht Trübsal blasen. Lass uns das Leben genießen. Komm, die Sonne scheint, gehen wir raus und lassen uns wärmen.“

3.2 Aufgaben

Westmedizin

Das Perikard, auch Herzbeutel genannt, umhüllt als reißfeste Bindegewebsschicht das Herz. Vergleichbar mit einer etwas dickeren und kompakten Plastiktüte schützt und hält das Perikard das Herz. Zwischen Herz und Herzbeutel sorgt eine klare Flüssigkeit dafür, dass das Herz in seiner unermüdlichen Schlagkraft nicht heiß läuft. So dient das Perikard nicht nur als Herzschutz, sondern auch als Gleitlager.

Ostmedizin

Der Herzschutz ist auch in der Chinesischen Medizin die wichtigste Aufgabe des Perikards.

Man kann sich das Perikard auch als eine Türe mit gut geölten Scharnieren denken, die nach Bedarf geschmeidig auf- und zugeht.

Die Funktionen des Perikards sind vergleichbar mit denen des Herzes. Auch das Perikard herrscht über das Blut und beherbergt *Shen*.

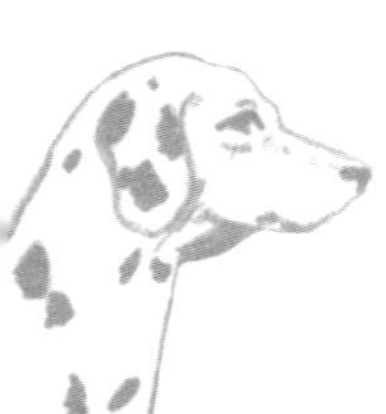

Während das Herz für das klare Denken und die Geistesgegenwart verantwortlich ist, drückt das Perikard vor allem aus, wie wir in Beziehung mit anderen treten.

3.3 Die Emotion Freude

Im Kapitel 3 habe ich bereits die zwei verschiedenen Charaktere der Emotion Freude besprochen. „Heilige Freude“ und „weltliche Freude“ entstehen durch Austausch. Die Musik sucht eine Resonanz, sie muss anklingen, gehört werden. Resonanz heißt ja auch Widerhallen, Schwingen.

Die wärmende Freude des Perikards entsteht in der Begegnung. Wenn sich Menschen aufeinander einlassen, einander zuhören und sich füreinander interessieren, dann können sie eine gemeinsame Schwingung finden. Voraussetzung für die Herzensverbundenheit ist die Bereitschaft, die Türe zum eigenen inneren Palast zu öffnen. Dazu braucht es Offenheit und Vertrauen.

Menschen, die auf der Herzensebene verletzt wurden, verlieren das Vertrauen. Im schlimmsten Fall kriegen sie es mit der Angst zu tun und verschließen ihr Herz ganz. Nicht wieder verletzt werden, nicht nochmals diese Schmerzen, Türe zu, Herz verschließen. Verständlich! Eine Wunde im intimsten, innersten Bereich unseres Wesens heilt nur langsam. Doch bleibt die Türe zu, dann fehlt auf Dauer die Freude. Kein Lachen mehr, keine Musik, das freudvolle Leben dringt nicht mehr durch. Drinnen bleibt jedoch die Erinnerung und die Ahnung, dass etwas fehlt. Das macht verbittert und einsam und führt zu den quälenden, selbstzerstörerischen Sätzen wie: «Niemand liebt mich. Ich bin ganz alleine. Ich bin nicht liebenswert. Ich habe es gar nicht verdient, geliebt zu werden.»

Liebe muss man sich nicht verdienen. Liebe ist ein Grundbedürfnis von uns Menschen. Ohne Liebe verkümmern wir. Niemand sollte um Liebe betteln müssen. Was es allerdings braucht, das ist eine gewisse Offenheit. Kein Schmetterling setzt sich auf eine verschlossene Blüte.

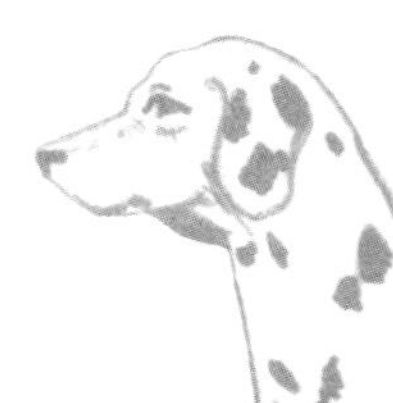

3.4 Was die Bodyguard krank macht

- Zu große Offenheit
- Beziehungsdrama
- Liebeskummer
- Jemanden besitzen, bevormunden wollen
- Eifersucht
- Begierde
- Zu viele Partys, aufputschende Drogen

Die Bodyguard stellt sich ganz in den Dienst der Kaiserin. Bescheiden, überzeugt und voller Liebe. Achtsam schaut sie, dass nicht jedermann zur Herz-Kaiserin vordringt. Ist die Bodyguard zu wenig wachsam, lässt sie die Türe zum Herzen dauernd sperrangelweit offen, dann können unliebsame Besucher die Kaiserin stören oder gar bedrohen. Den Rausschmiss muss dann wieder die Bodyguard besorgen, und das kostet alle Energie und Nerven. Vielleicht will die Kaiserin nun bis auf Weiteres von nichts und niemandem mehr gestört werden. Sie macht die Türe zu, schließt sie ab und verpasst damit eventuell eine wichtige Begegnung mit einem Menschen, der ihr nur guttun würde.

Alle Probleme, die auf irgendeine Art die Beziehung zu einem wichtigen Menschen trüben, belasten die Bodyguard. Dreht sich alles nur noch um ihre Beziehung, ist die Bodyguard besessen von der eigenen Dramatik, dann kann sie sich nicht mehr auf die große, umfassende Liebe konzentrieren und verliert den Kontakt zur Herzkaiserin.

Liebeskummer macht die Bodyguard sterbenselend krank. Da geht gar nichts mehr. Oft lösen sich dann Weinkrämpfe und Wutausbrüche ab. Sie mag gar nichts mehr essen oder stopft aus Kummer alles Mögliche in sich rein. Freundschaften werden auf die Probe gestellt. Zuhören, Trösten, Tränen abwischen, Mut und Hoffnung geben, Verständnis aufbringen, sich selbst zurücknehmen –

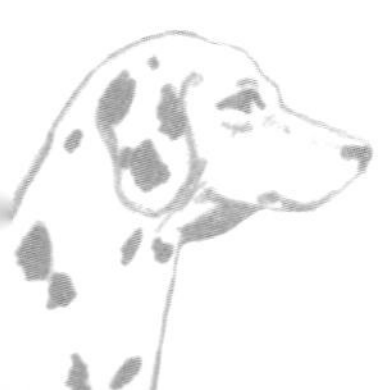

das kann auch die besten Freunde an Grenzen bringen. Wenn Beziehungsdramen über längere Zeit den vollen Raum einnehmen, dann verliert die Bodyguard die Liebe zum großen Ganzen.

Nur eine kranke Bodyguard will ihre Partner besitzen und bevormunden. Im schlimmsten Fall wird aus Liebe dann Sucht und Eifersucht. Eifersucht macht die Bodyguard definitiv krank. Verfällt sie diesem Laster, dann kann sie die Herzkaiserin nicht mehr schützen. Eifersucht ist eine Eigenschaft, die mit Eifer sucht, was Leiden schafft! Die Liebe kennt weder Misstrauen noch Besitzanspruch.

Begierde hat mehr mit Gier als mit Liebe zu tun. Wenn die Bodyguard Opfer der Begierde wird, dann hat sie sich ganz verloren und kann ihre Aufgaben als Wächterin des Herzens nicht mehr wahrnehmen.

Ihr leuchtendes, charismatisches Strahlen büßt die Bodyguard auch ein, wenn sie von Party zu Party hetzt, sich mit MDMA aufputscht und sich zu wenig Ruhe gönnt. Ein lichterloh brennendes Feuer wird zu heiß und zu gefährlich. Vielleicht werden die Flammen bewundert, eventuell entsteht dabei ein Feuerwerk. Doch nach dem Funkenregen rieselt es Asche, und zurück bleibt der Rauch, die Dunkelheit und die Kälte der Nacht.

3.5 Wie die Bodyguard gesund bleibt

- Gute, treue Freunde
- Lachen, singen, tanzen, gemeinsam feiern und genießen
- Sonnenbaden
- Geborgenheit, Zärtlichkeit, Intimität, Erotik
- Liebesbeziehungen
- Das Feuer erhalten

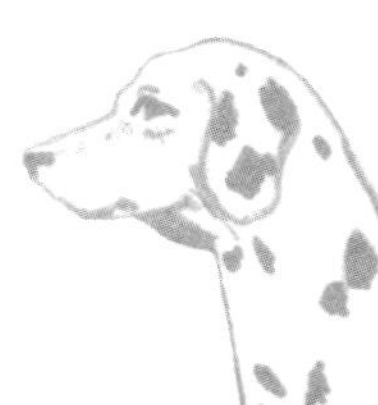

Die Bodyguard ist einerseits Wächterin und andererseits beste Freundin der Kaiserin. Im besten Fall umgeben sich die zwei mit Menschen, die ihnen nur guttun. Im Idealfall schafft die Bodyguard einen Raum für Kultur, Genuss, Sinnenfreude, intellektuellen und herzbetonten Austausch in einem liebevollen Ambiente. Die Türen offen für Wohlgesinnte, geschlossen für Intrigantinnen, Neider und Profiteure.

Die Bodyguard selbst hat ein Faible für alles Schöne und Genussvolle im Leben. *Carpe diem* ist ihr Lebensmotto. Wenn die Sonne scheint, dann verlässt sie ihren Arbeitsplatz möglichst früh, um sich mit Freunden zu treffen. Sie liebt die Sonne auf der nackten Haut, sie mag genießen, feiern, festen, im Hier und Jetzt mit lieben Menschen den Tag leben, als wäre es der letzte. Weshalb aufschieben? Weshalb verzichten? Lieber heute den edlen Wein in guter Gesellschaft genießen, als ihn jahrelang mit dem Risiko lagern, dass er dann Zapfen hat.

Und die Liebe, ja, die Liebe, die mag die Bodyguard genüsslich und dankbar leben und auskosten. Jeder Tag ist ein Geschenk, jede herzliche Begegnung eine Wohltat. Weshalb sich auf einen Menschen fixieren, wenn man mehrere Menschen lieben kann? Zärtlichkeit wärmt das Herz, und Sex ist gesund.

Ist die Bodyguard in ihrem Element, dann besticht sie durch ihr Charisma. Sie versteht es, sich attraktiv zu kleiden. Sie betört durch ihren Sex-Appeal, durch ihr Lachen und genießt ihre magnetische Wirkung auf andere.

Hat die Bodyguard einmal ihren Herzenspartner gefunden, dann lässt sie sich voll und ganz, liebevoll und treu auf ihn ein. Manchmal vergisst sie dann ihre eigenen Bedürfnisse. Sie muss aufpassen, dass sie ihr Herz nicht verschenkt, dass sie nicht zu viel für ein bisschen Liebe und Zuwendung macht. Bekommt sie zu wenig Zärtlichkeit und Geborgenheit, dann wird sie traurig. Wird es ihr zu langweilig, fehlt ihr die erotische Spannung, dann wird sie ungeduldig und unzufrieden.

Das Feuer zu erhalten, ist eine Herausforderung für die Bodyguard. Sie mag es, wenn es prickelt und brennt. Das bescheidene, immer gleich bleibende Kerzenflämmchen ist ihr zu langweilig. Deshalb steht sie immer vor der Frage: Wie kann mein Feuer knistern und funkeln, ohne andere zu

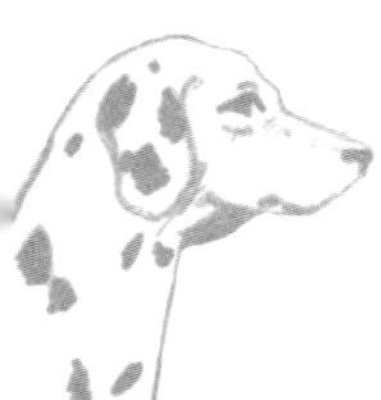

verbrennen und ohne abzufackeln? Zu viel Feuer – zu wenig Feuer? Überhitzt – unterkühlt? Manie – Depression? Höhepunkt – Tiefpunkt? Vergnügen – Langeweile? Keine andere Beamtin und kein anderer Beamter kennt die Dynamik des Feuers so gut wie die Bodyguard. Deshalb sollte sie sich ab und zu zurückziehen und zur Ruhe kommen. Alleine auf sich gestellt steht sie dann vor der Frage: Wie sehr liebe ich mich selbst? Wie sehr bin ich abhängig vom Applaus und von der Bewunderung meiner Mitmenschen?

3.6 *Goh*, der Hund der Bodyguard

Der Hund ist das älteste Haustier des Menschen. Vielleicht wird er deshalb als „der beste Freund des Menschen“ bezeichnet. Wir nehmen an, dass der Wolf schon immer die Nähe der Menschen suchte, wenn er in Not geriet, und umgekehrt genauso.

Mogli, Romulus und Remus, die Geschichten von „Wolfskindern“ faszinieren uns bis heute. Wie wird aus einem wilden Tier ein treuer Freund? Wer hat die Annäherung, das Sich-vertraut-Machen schöner beschrieben als Antoine de Saint-Exupéry in der Begegnung zwischen dem kleinen Prinzen und dem Fuchs? Lies das Buch wieder einmal. So viel Weisheit in einem so dünnen Büchlein! [6]

Der kleine Prinz hat es eilig. Er muss viele Dinge kennenlernen und hat eine sehr anspruchsvolle Rose auf seinem Planeten, die alles von ihm abverlangt. Doch der kleine Prinz ist neugierig, er möchte verstehen, er will lernen. Zudem sucht er Freunde. Deshalb nimmt er sich die Zeit, die es braucht, um sich mit dem Fuchs vertraut zu machen. Denn zähmen heiße, sich mit etwas vertraut zu machen. Der Fuchs erklärt dem kleinen Prinzen: „ ... wenn du mich zähmst, werden wir einander brauchen. Du wirst für mich einzig sein in der Welt. Ich werde für dich einzig sein in der Welt ...“ Und er bittet den Prinzen, geduldig zu sein, sich langsam und vorsichtig Stück für Stück näher zu

6 De Saint-Exupéry, Antoine: *Der kleine Prinz*, Arche Verlag AG, Zürich, 1950, Textauszüge aus S. 66-72

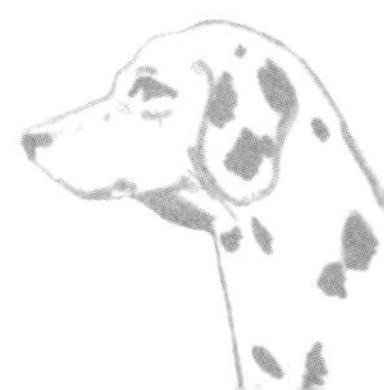

ihm zu setzen. Wortlos zuerst, nur schauen, beobachten, mit offenem Herzen und Respekt. Denn „die Sprache ist die Quelle der Missverständnisse“, weiß der Fuchs. Ohne Worte, nur mit dem Herzen sprechend, kommen sich Mensch und Fuchs so näher und näher.

Beim Abschied gibt der Fuchs seinem neuen Freund ein Geheimnis mit: „Man sieht nur mit dem Herzen gut, das Wesentliche ist für die Augen unsichtbar.“ Und er erinnert ihn an die Verantwortung, die er mit der Verbundenheit auf sich nimmt. „Du bist für das verantwortlich, was du dir vertraut gemacht hast.“

Der Hund symbolisiert die Treue, die Empfindsamkeit, die Verbundenheit des Perikards mit dem Herzen. Wie ein weicher, warmer Mantel umhüllt es das Herz. Nicht die kleinste Regung entgeht ihm, es schützt und beschützt und lässt dem Herzen doch genug Raum, sich frei zu bewegen.

Goh verkörpert die vertrauteste Intimität zwischen Menschen, die sich auf der Herzensebene begegnen. Eine Begegnung, die mit großer Verantwortung verbunden ist.

Goh ermahnt uns zudem, einander immer ein bisschen freien Raum zu lassen. Wärmen, lieben, nicht erdrücken. Verantwortung tragen, sich vertraut machen und doch frei lassen, nicht bevormunden. Nicht von hinten anschleichen und erschrecken, sich ehrlich offenbaren, das Herz öffnen. Denn „man sieht nur mit dem Herzen gut, das Wesentliche ist für die Augen unsichtbar.“

3.7 Ein Beispiel aus meiner Praxis

Alice, eine junge Frau Mitte dreißig, suchte mich wegen Schlafstörungen auf. Sie könne seit Jahren nicht gut einschlafen. Ihr Herz schlage so stark gegen den Brustkorb, dass sie einfach nicht zur Ruhe komme.

Schon in der Erstanamnese kamen wir auf eines ihrer Kernthemen: Eifersucht. Alice lachte, als sie mir von ihrer Eifersucht erzählte. Ihr Mann gebe ihr eigentlich keinen Grund dazu. Aber sie

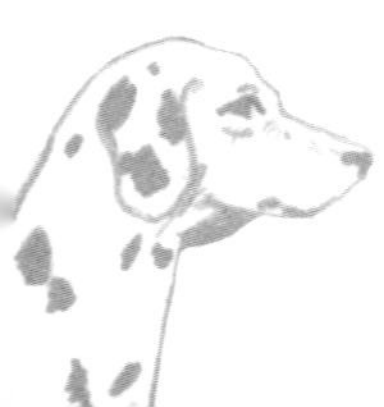

könne einfach nicht anders. Heimlich kontrolliere sie sein Handy, wenn er auf dem Klo sitze oder in der Badewanne liege. Sie kenne seinen Code, sie lese auch die Mails ihres Mannes, und an Schlaf sei nicht zu denken, wenn er auf Geschäftsreise sei. Kürzlich hätten sie einen fürchterlichen Streit gehabt, als sie ihn bat, seinen jeweiligen Standort mit ihr zu teilen. Er fand, das gehe nun doch zu weit. Aber ihr würde es so viel Sicherheit geben, wenn sie immer wüsste, wo er sich gerade befinde. Außerdem kenne sie andere Paare, die es lustig fänden, wenn sie sehen, wo der andere im Moment gerade ist. «Ich verstehe nicht, weshalb er mir diesen Wunsch nicht erfüllt. Das ist doch witzig, hat nichts mit Kontrolle zu tun, ist einfach ein Spiel. Und wenn er es nicht macht, dann heißt das doch, dass er etwas zu verheimlichen hat, findest du nicht?»

Alice empfand ihre Eifersucht zu Beginn unserer gemeinsamen Arbeit nicht als krankhaft. Erst mit der Zeit realisierte sie, dass ihre Ehe durch ihren Kontrollwahn litt. Nachdem wir ein Vertrauensverhältnis zwischen uns aufgebaut hatten, erzählte mir Alice ihre Lebensgeschichte. Sie beschrieb die kleine Alice als fröhlich, übermütig, voller Ideen, beliebt in der Schule, immer zu Späßen aufgelegt. Zuhause dann ein ganz anderes Mädchen: ruhig, traurig, verschlossen, die Mutter schwer depressiv, der Vater praktisch nie zuhause. Sie habe immer ganz viel Aufwand betrieben, um ihrer Mutter ein Lächeln abzugewinnen. Oft habe sie daheim auch den Clown gespielt. Manchmal nützte es, dann wieder gar nicht. Sie sei als Mädchen überzeugt davon gewesen, dass sie alleine die Schuld an der Krankheit ihrer Mutter trug. Alices Vater habe die Familie verlassen, als sie selbst acht Jahre alt war. Der Kontakt zu ihm sei heute nicht schlecht, aber sie habe furchtbar darunter gelitten, als sie Papas Liebe mit den Kindern seiner neuen Frau habe teilen müssen. Bitter enttäuscht habe sie sich daraufhin zurückgezogen.

«Schon mit siebzehn ließ ich einen Mann nach dem anderen durch. Ich glaube heute, dass ich mich an meinem Vater rächen wollte, indem ich alle Männer verführte, sie sexuell von mir abhängig machte und sie genau dann verstieß, wenn sie sich in mich verknallten», erzählte mir Alice. Ihr

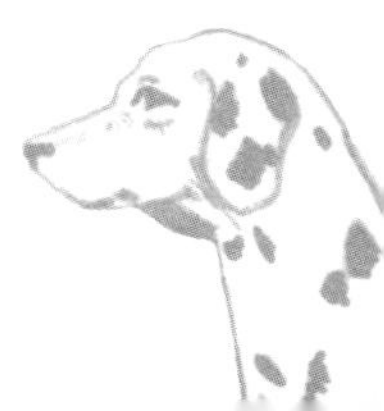

heutiger Mann sei das Beste, das ihr je im Leben passiert sei. «Deshalb habe ich ja auch so Angst, dass er mich verlassen könnte, und kontrolliere sein Handy!»

Ich habe lange mit Alice gearbeitet. Schritt für Schritt lernte Alice sich selbst lieben. Das war sehr, sehr schwierig, weil hinter ihrer Stirn fett gedruckt stand: «Ich bin nicht liebenswert!»

Wenn ich sie heute humorvoll frage: «Skala 1–10, wie sehr liebst du dich heute?», dann lacht sie und sagt: «8, aber die Bodyguard hat 9 und Flippi sowieso immer 10.»

Geholfen haben Alice in dem ganzen Prozess nebst unseren Gesprächen und den Akupunkturbehandlungen das Bild der Bodyguard, ihr Hund Flippi und das Kleben von Goldkügelchen auf Akupunkturpunkte, deren Namen und Bedeutung sie inzwischen kannte. Wenn ihr Mann heute auf Geschäftsreise geht, stellt sie gedanklich Flippi als Wachhund an die Tür und summt sich mit Whitney Houstons Lied «I will always love you» in den Schlaf, ohne dabei weinen zu müssen. Wenn sie realisiert, dass in ihrem emotionalen Raum zu viel Verwirrung herrscht, dann nimmt sie Kontakt zu ihrer Bodyguard auf, die dann Ordnung macht und alle rauswirft, die nicht in ihrem Raum sein sollten. Durch diese inneren Zwiegespräche lernte Alice, ihren eigenen Raum zu vergrößern und damit auch ihrem Mann mehr Raum zu lassen.

Kürzlich kaufte Alices Mann ein neues Handy mit Gesichtserkennung. Und oh Wunder, Alice geriet nicht in Panik, weil sie nun seine Mails und Nachrichten nicht mehr kontrollieren konnte. Im Gegenteil! Heute ist sie froh, dass diese Versuchung, der sie früher nie ganz widerstehen konnte, definitiv ausgeschaltet ist.

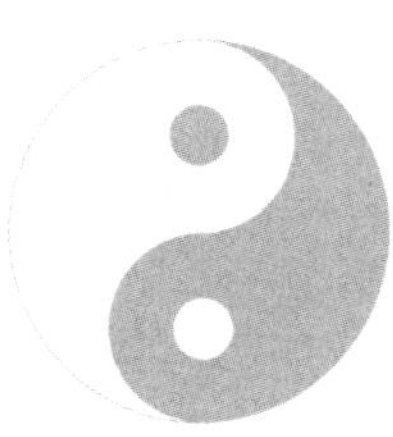

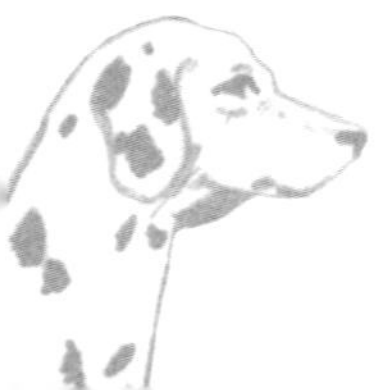

4 Der Dreifach-Erwärmer – der Beamte des Heizungssystems

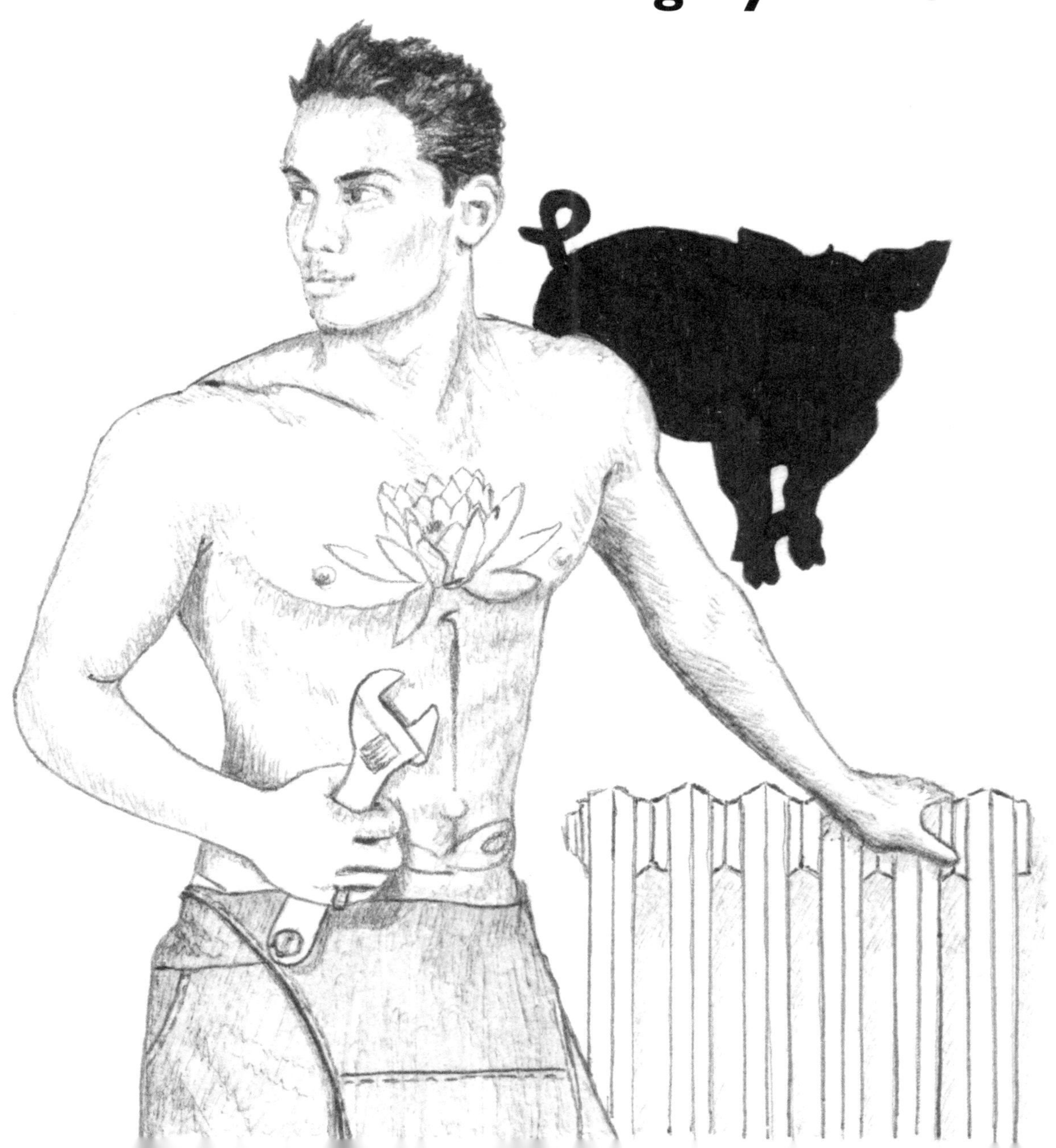

4.1 Position im Kaiserstaat

Der Dreifach-Erwärmer, *San Jiao*, ist kein Organ und hat auch keine anatomische Position im Körperstaat. Die Aufgaben des Dreifach-Erwärmers sind rein funktioneller Art. Es handelt sich hier um drei Ebenen, drei Transformationsräume, in denen, einem alchemistischen Prozess gleich, Umwandlungen stattfinden. Der Dreifach-Erwärmer ist also eine Art Alchemist, zuständig für das Zusammenspiel der Elemente, insbesondere der entgegengesetzten Elemente Feuer und Wasser.

Im Bild des Kaiserstaates können wir uns den Dreifach-Erwärmer als Verantwortlichen für ein Heizungssystem vorstellen, dessen große Fähigkeit darin besteht, aus den verschiedensten Rohstoffen Wärme herzustellen, die dann über ein ausgeklügeltes Verteilungssystem in sämtliche Haushalte des Staates geleitet wird. Der Dreifach-Erwärmer hat aber nicht nur die Aufgabe, die Wärme zu verteilen, er muss sie auch, einem Thermostaten gleich, regulieren und ausgleichen.

Ohne Wärme gibt es kein Leben. Ohne Wasser gibt es kein Leben.

Der Heizungsbeamte kennt das Geheimnis, die Wärme im Wasser zu speichern und sie zu verteilen. Insofern ist er ein Vermittler zwischen der Sonne, dem Wasser und der Erde. Ein Transformator, ein Alchemist, der Offizier der Wasserwege und auch eine Art Magier.

Die „Feuer-Guard“ der Herz-Kaiserin sieht also so aus:

Die Kaiserin wird beschützt von der Bodyguard, die sie auf Schritt und Tritt begleitet, sie abschirmt und ihr dennoch genug Raum lässt.

Der Privatsekretär der Kaiserin bringt Ordnung in ihre täglichen Pflichten, indem er ordnet, trennt und priorisiert.

Der Beamte des Heizungssystems schließlich schaut, dass die Kaiserin in einem behaglich warmen Raum ihre Aufgaben zum Wohl des ganzen Staates erledigen kann. Dank ihm braucht sie keine Angst zu haben, dass ein Gebäude abbrennt, die Bewohner eines anderen Hauses erfrieren, ein Damm bricht, ein Fluss verschlammt oder ein Hochwasser zu einem Stromausfall führt.

4.2 Aufgaben

Westmedizin

Wie schon erwähnt, entspricht der Dreifach-Erwärmer keinem physiologischen Körperorgan, das der westlichen Medizin entspricht.

Ostmedizin

Der Dreifach-Erwärmer reguliert über drei Räume die Wärme des Körpers. Der untere Erwärmer reicht vom Schambein bis zum Bauchnabel. Er wird auch als Sumpf mit trüben, fruchtbaren Säften beschrieben. Der mittlere Erwärmer regiert die Assimilation und Transformation zwischen Nabel und Brust. Die Flüssigkeiten hier gleichen der Konsistenz von Schaum. Im oberen Erwärmer schließlich, im Raum von der Brust bis zum Hals, wird die Energie als Dunst erwärmt und verteilt.

Stell dir eine Lotusblume vor: Sie wurzelt im fruchtbaren, schlammigen Boden, der ihr Halt und Nährstoff liefert. Ihr Stängel steigt im klaren, sauerstoffreichen Wasser wie eine schwebende Achse auf und verbindet sich mit der Blüte. Nachts schlummert der Lotus mit geschlossenen Blüten knapp unterhalb der Wasseroberfläche, im Morgengrauen steigt er langsam wie die Sonne auf. Tagsüber entfaltet er sich zu seiner vollen Kraft und Herrlichkeit. Weit ragen um die Mittagszeit die prächtigen Blüten über die Wasseroberfläche. Und langsam, wie die Sonne, senkt sich auch der Lotus am Nachmittag. Er faltet bescheiden seine Blütenblätter zusammen und zieht sich in der Abenddämmerung wieder unter die Wasseroberfläche zurück. Die Lotuspflanze gilt im Buddhismus deshalb als Symbol für Transformation, Liebe, spirituelle Erleuchtung und Reinheit. Das absolut Reine, die makellose Schönheit entwickelt sich aus dem Sumpf und gleicht einem Prozess. Sumpf, Stängel und Blüte sind dabei absolut gleichwertig. Die Schönheit der Blüte existiert nur durch das Zusammenwirken aller drei Ebenen.

Die drei Räume stehen auch stellvertretend für die drei Formen der Liebe: Die physische Sinnlichkeit und Sexualität im unteren, die mitmenschliche Liebe in gesellschaftlichen Beziehungen im mittleren und die spirituelle Verbundenheit zu Gott im oberen Bereich.

4.3 Was den Heizungsbeamten krank macht

- Unterkühlung oder Überhitzung, körperlich, mental und seelisch
- Zu viele äußere Stimulantien wie Alkohol und Drogen
- Exzessiver Sex

Der Heizungsbeamte mag es behaglich, nicht zu heiß und nicht zu kalt. Stimmt die Temperatur nicht, dann ist ihm unwohl. Das merken wiederum die Beamtinnen und Beamten der drei Ebenen.

Zu viel Alkohol, Drogen, zu exzessiver Sex und zu wenig Ruhe können den Heizungsbeamten in eine hitzige Euphorie bringen, die zwar ekstatisch, aber nicht nachhaltig wärmend wirkt. Im bildlichen Sinn beginnt dann der Sumpf zu brodeln, der Saft schäumt auf, knistert und blubbert eine Weile dionysisch, schlägt heiße Wellen – und verdunstet bald darauf wieder. Zurück bleibt oft die Sehnsucht nach Wärme und nachhaltiger Liebe.

Alle Feuerbeamtinnen und Feuerbeamten sind mit der Dynamik des Feuers vertraut. Für alle vier gilt die Herausforderung, das Feuer so zu erhalten, dass es anziehend wirkt, dass es lebendig und spannend bleibt, dass es knistert und erotisiert, aber nicht verbrennt, zerstört oder erkaltet.

4.4 Wie der Heizungsbeamte gesund bleibt

- Ein gutes soziales Beziehungsnetz mit menschlicher Wärme und Anteilnahme
- Körperliche, sinnliche Liebe

- Spirituelle Verbundenheit, die Liebe zu Gott
- Vertrauen in die unendliche universelle Wärme der Sonne

Ein gesunder, zufriedener Heizungsbeamter genießt und unterscheidet alle drei Phasen der Liebe: die körperlich sinnliche, die mitmenschlich herzliche und die spirituell göttliche Liebe.

Er hält ein gesundes Maß an Wärme auf allen drei Ebenen. Weder überhitzt er noch erkaltet er. Körper, Geist und Seele werden von ihm liebevoll warmgehalten. So, dass aus dem fruchtbaren Sumpf, aus dem leichten Schaum und aus dem feinen Dunst das Elixier der Liebe und des Lebens extrahiert und auf das ganze Land verteilt werden kann.

Der Heizungsbeamte vertraut auf die universelle Wärme der Sonne und versteht es wie niemand sonst, diese Wärme in Liebe zu transformieren. Ihm ist zu verdanken, dass sich die Bürgerinnen und Bürger des ganzen Staates behaglich und warm fühlen, sinnlich und freudig die Schönheit des Lebens aufnehmen und liebevoll miteinander teilen können.

4.5 *Joo*, das Schwein des Heizungsbeamten

Da ist immer eine Art schockierte Enttäuschung, wenn mich jemand fragt, was für ein Tier seinem Geburtsjahr denn entspräche, und ich sage: „Du bist in einem Schweinejahr geboren." Wer mag schon ein Schwein sein? Wenn schon, dann gerne mal „Schwein haben", doch fast alles andere, das mit diesem Tier zu tun hat, ist unangenehm: schmutzig wie ein Schwein, was für eine Schweinerei, du armes Schwein, es ist schweinekalt, stinken wie eine Sau, kein Schwein war da, was für ein Schweinefraß, bluten wie eine Sau – das arme Schwein! Weshalb hat das Schwein bei uns einen so schlechten Ruf?

Das Schwein ist doch äußerst clever. In puncto Intelligenz kommt dieses schlaue Tier gleich nach Delfin, Elefant und Menschenaffen, noch vor Hund und Katze. Schweine können sich zum

Beispiel selbst im Spiegel erkennen und schaffen es sogar, die Heizung im Stall zu regulieren, wenn ihnen zu kalt oder zu heiß ist.

Der Film „Ein Schweinchen namens Babe" hat 1995 für etwas mehr Sympathie zu den (kleinen, sauberen, süßen) Schweinchen geführt und vorübergehend für ihren Aufstieg vom Nutztier zum Haustier gesorgt, doch die abschätzigen Redewendungen sind geblieben.

Als Tier im chinesischen Tierkreis wird das Schwein als ein zurückhaltendes, bescheidenes, gelassenes und ehrliches Tier beschrieben, das das Leben im Hier und Jetzt genießt. Insofern verdiente es im heutigen Achtsamkeitsboom einen Platz in der ersten Reihe. Doch auch da erscheint es nirgends. Sprießende Pflänzchen, Federchen und Steine, Schmetterlinge auf Blumen und Buddhas in Meditationshaltung kommen auch hier vor dem armen Schwein.

Als Tier des Beamten des Heizungssystems kennt auch das Schwein die drei Ebenen Sumpf, Schaum und Dunst. Sicherlich ist es eine Herausforderung für *Joo*, sich nicht zu lange im gemütlich warmen Moorbad zu suhlen. Raus aus der Badewanne, rein in die Gesellschaft. Mit einem koketten Häubchen Schaum auf dem Kopf ist *Joo* nämlich ein beliebter und gern gesehener Gast. *Joo* kann gut zuhören, scharf nachdenken und als gemütlicher Philosoph immer wieder auf den Wert des Hier und Jetzt aufmerksam machen. So umgibt *Joo* ein Dunst von Weisheit, die nicht auf Studium, sondern auf Lebenserfahrung beruht. Und diese Erfahrung hat *Joo* gelehrt, dass das Richtige schon zur richtigen Zeit kommt; nämlich dann, wenn man dafür bereit ist. Weshalb also hetzen und stressen? Lieber mit einem Lächeln auf dem Gesicht die täglichen kleinen Freuden genießen und darauf vertrauen, dass es das Leben gut mit uns meint, wenn wir selbst gut und beherzt im Leben stehen.

4.6 Ein Beispiel aus meiner Praxis

In diesem Beispiel ist es die Lotusblume, die meiner Patientin hilft.

Amila möchte ein Baby. Amila hat aber keinen Mann. Wobei, das stimmt nicht ganz: Amila hat zurzeit vier Männer. Die sind aber alle nicht als zukünftige Daddys geeignet. Der eine ist verheiratet, der andere ist arbeitslos, der dritte hat schon zwei Kinder, und der vierte ist ihr zu unstet. Amila ist 39 Jahre alt. Seit einem Jahr hört sie die biologische Uhr immer lauter ticken. Deshalb entscheidet sie sich für eine IVF (In-vitro-Fertilisation) mit Spendersamen. Der Termin im Ausland ist bereits gebucht. Zu mir kommt Amila, weil sie gehört hat, dass man mit Akupunktur Fruchtbarkeit und Schwangerschaft unterstützen kann.

Bei der Untersuchung stelle ich ein Ungleichgewicht in den drei Erwärmern fest. Ich erzähle Amila von den drei Bereichen, die auch den verschiedenen Ebenen der Liebe entsprechen: der sexuellen Liebe im unteren, der Liebe zu nahen Menschen im mittleren und der spirituellen Liebe im oberen Erwärmer. Ich zeichne ihr das Bild der Lotusblume mit ihren Wurzeln im fruchtbaren Sumpf, dem Stängel im Wasser und der Blüte, die sich öffnet und schließt.

Amila schluchzt: «Mein Unterbauch ist sicher so kalt, weil ich ein schlechter Mensch bin. Mich kann man gar nicht gernhaben und ich bezweifle, dass in diesem kalten Sumpf überhaupt ein Baby wachsen will.» Dann erzählt mir Amila ihre Lebensgeschichte. Amila kam mit ihrer Familie schon vor dem Bosnienkrieg nach Zürich. Ihr Vater holte seine Frau und die vier Kinder nach, sobald er eine Wohnung gefunden hatte und mit seiner Arbeit genug Geld verdiente. Amila war damals 17 Jahre alt, ihre drei Brüder 19, 15 und 7. Zürich war für das junge Mädchen ein Schock und eine Befreiung zugleich. Gerne hätte sie sich so gekleidet und verhalten wie ihre Kolleginnen. Sie setzte sich auch in gewisser Weise durch, trotzte den elterlichen Vorstellungen und holte sich deswegen immer wieder auch Schläge von Vater, Mutter und älterem Bruder. Dass Amila alle ihre Brüder bedienen musste, machte sie wütend und verzweifelt. Mit 18 verliebte sie sich in einen 22-jährigen

Schweizer. Diese erste junge Liebe dauerte kurz und fand im Geheimen statt. Amila verlor ihre Unschuld und wurde prompt schwanger. Eine Katastrophe! Das Baby durfte nicht sein, die Beziehung ging auseinander, Amila zerbrach. Gerne hätte sie ihr Baby behalten. Außer mir weiß niemand von dieser Abtreibung.

Tatsache ist, dass Amila seither jeden Mann verlässt, der ihr emotional zu nahe kommt. Dies geschieht nicht oft, da sie sich sowieso meistens Männer sucht, die schon besetzt sind. Ihre Sehnsucht nach Liebe ist immens. Wenn sie ein Kind hätte, dann wäre alles gut. Sie könnte ihre ganze Liebe dem Kind geben. Alles, alles würde sie ihrem Kind geben.

Ich sehe meine Aufgabe als Therapeutin darin, meinen Patientinnen und Patienten einen Raum zu geben, in dem sie sich selbst begegnen können. Ich versuche weder zu urteilen noch zu werten. Ich erzähle nur einfach die Geschichten der Organe mit ihren Tieren, Beamtinnen und Beamten. Ich sage, was mir Puls, Zunge und Körper offenbaren, und gebe meinen Patientinnen und Patienten die Namen der Akupunkturpunkte bekannt, die ich wähle. Amila hilft die Lotusblume. Sie ist für sie ein Symbol für das Öffnen und Schließen ihres Herzens geworden. Aus dem kalten Sumpf wird langsam ein warmer, fruchtbarer Boden. Die IVF steht bald an. Amila möchte sich weiter von mir behandeln lassen. Natürlich hoffe ich, dass sich meine Patientin der Liebe öffnen und einem guten Mann begegnen wird – so Gott will, noch bevor sie ein Kind gebären wird.

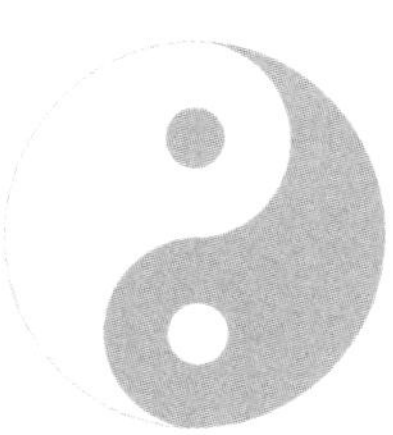

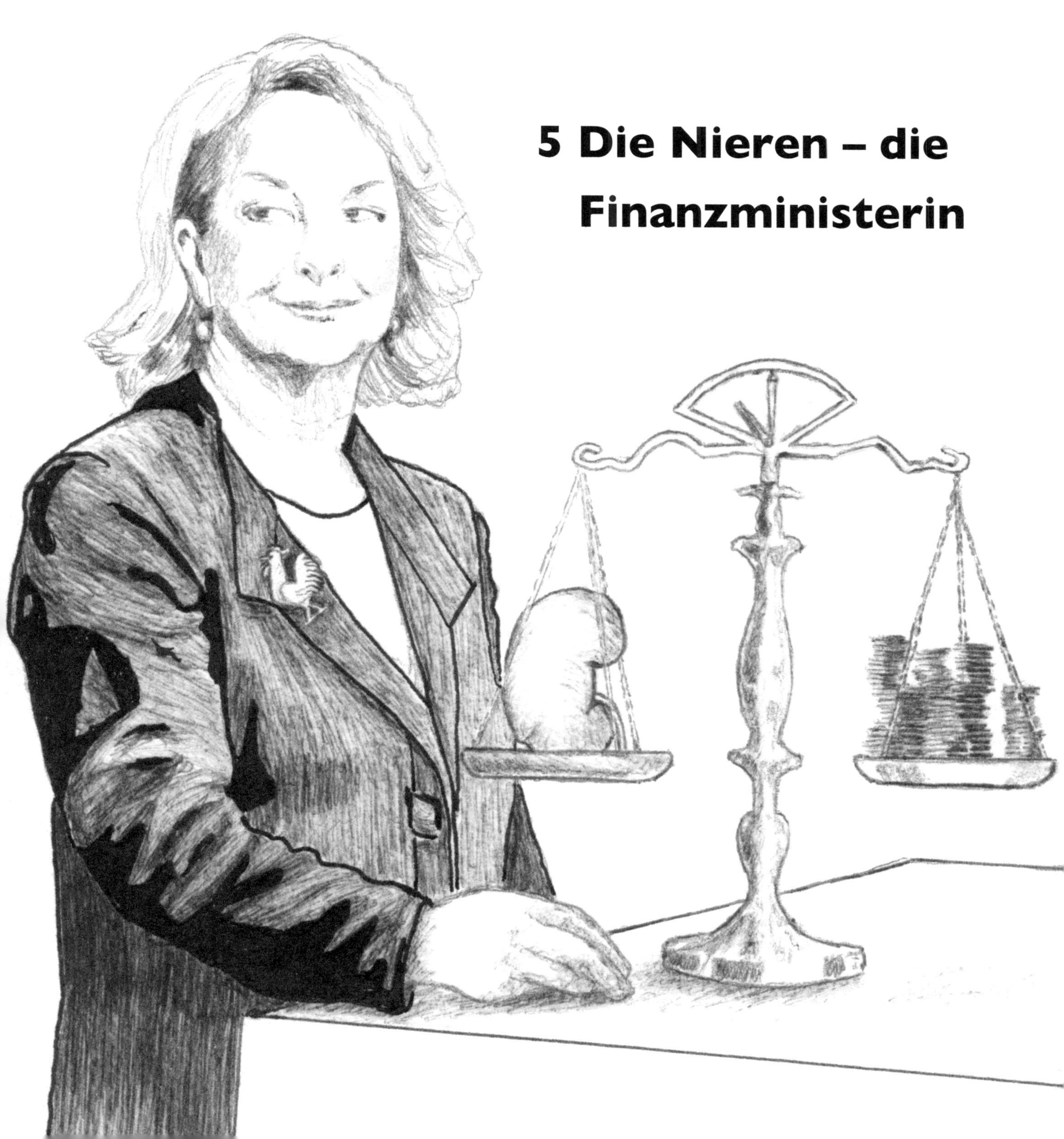

5 Die Nieren – die Finanzministerin

5.1 Position im Kaiserstaat

Was braucht die Kaiserin, um ihren Staat gesund zu erhalten?
Was braucht ein Mensch, um sich gesund zu fühlen?
Viel, viel, sehr viel Kooperation zwischen allen Organen. Die Kaiserin muss sich absolut verlassen können auf die Fähigkeiten und die Loyalität ihrer Beamtinnen und Beamten.

Ein menschlicher Körper bleibt dann gesund, wenn alle Organe ihre Aufgaben verrichten, gut miteinander kommunizieren und einander helfen. Erst das Zusammenwirken der Organe ermöglicht Schutz, Abgrenzung und Selbstregulation im inneren Körperstaat. Und dann braucht es die Fähigkeit, mit der Außenwelt zu kommunizieren, sich je nach Situation abzugrenzen oder zu verbinden. Erst über die Verbindung werden wir Teil eines Ganzen, ein einzigartiger und wesentlicher Teil eines fluktuierenden Netzwerkes.

Die Nieren übernehmen die Aufgabe der Finanzministerin im Staat. Interessant ist, dass es sich hier um zwei Körper handelt, die gemeinsam eine Aufgabe verrichten. Stell dir die Finanzministerin als eine Persönlichkeit vor, die Yin und Yang, also die Polarität des Lebens, wie kaum eine andere versteht.

Die Finanzministerin kennt alle Zahlen. Sie überwacht Einnahmen und Ausgaben, sie zieht dauernd Bilanz, sie kennt das Budget, sie weiß haargenau, wie es um die Staatskasse bestellt ist. Sie muss intelligent sein, erfahren und vor allem unbestechlich. Dauernd wird sie um Geld, Kredite und Anleihen angefragt. Wem soll sie einen Kredit gewähren? Wie groß sind die Chancen, dass sie die Schuldzinsen zurückbekommt? Wem vertrauen, wem nicht?

In unserem Bild eines gesunden Staates ist die Finanzministerin darauf bedacht, genug Reserven für den Notfall einzulagern und Geld in Form von Energie freizustellen für produktive Unternehmungen, die wieder etwas einbringen. Das ist ein Job, der viel Erfahrung, die Fähigkeit vorauszusehen und eine gewisse Risikobereitschaft verlangt. Gewinn und Verlust abzuwägen mit dem großen Ziel, stets genug Reserven zu haben – das ist die große Aufgabe der Finanzministerin.

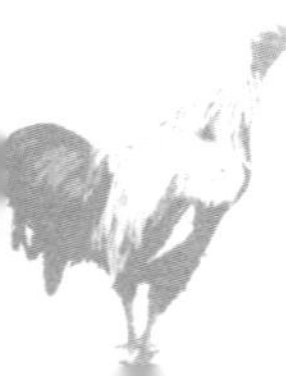

Im Körper geht es nicht wie im Leben um Macht und Gier. Die Finanzministerin Niere häuft keine Milliarden an. Und doch, über den ganzen Körper verteiltes Übergewicht kann verstanden werden als ein Bedürfnis, Reserven anzuhäufen aus Angst vor schlimmen Zeiten.

Die Finanzministerin hat, wie bereits erwähnt, die einzigartige Fähigkeit, Yin und Yang zu vereinen. Keine andere Beamtin kann das. Weder die Generalin Leber, die Logistikerin Milz noch die Premierministerin Lunge. Und auch die Herren Beamten Kornkammermeister Magen, Feldherr Gallenblase und der Minister der Wasserwege kennen das Geheimnis der Harmonie zwischen Yin und Yang nie in der Tiefe wie die Finanzministerin. Deshalb wird sie geschätzt und verehrt als die Weise im Staat.

Vielleicht kennst du den Film Kung Fu Panda. Im Film symbolisiert der Großmeister Oogway in Gestalt einer Schildkröte die Weisheit. Oogway kennt als spiritueller Führer und ehemaliger Krieger den Pfad zur Erleuchtung. Er ist alt, lebenserfahren und weise. Seine Schüler (Schlange, Tiger, Kranich, Gottesanbeterin und Affe) verehren ihren Lehrer. Eigentlich müsste Oogway aber eine Frauen-Schildkröte sein.

Die Schildkröte steht für die Niere und symbolisiert die Weisheit. Ihr «yangiger» Panzer und ihr «yinig» sensibles Fleisch machen die Gegensätze von Yin und Yang deutlich. Und auch die Finanzministerin braucht diese Eigenschaften: hart und konsequent, weise und voraussehend.

Die Finanzministerin hat keine einfache Stellung im Kaiserstaat. Geld locker machen, Reserven bewahren. Da wird ihr mal wieder vorgeworfen, zu geizig und gleich darauf dann wieder zu locker und freigebig zu sein. Ihre wichtige Aufgabe ist es, genug Reserven zu halten, angemessen auszugeben, gewinnend einzunehmen und das lebenserhaltende Feuer immer zu bewahren.

Weise und voraussehend ausgeben in richtigem Maß.

Insofern gleicht die Finanzministerin bzw. die Niere einer Kreditkarte. Wie viel gebe ich aus? Wie viel kann ich mir leisten? Wie viel kommt wieder rein? Welchen Schuldzins muss ich leisten, wenn ich die Limite überziehe?

Ein Knochenjob! Wer könnte den besser machen als eine Persönlichkeit, die erfahren und weise voraussieht? Das müsste eine Finanzministerin sein, die loyal, unbestechlich und klug erkennt, wie sie als Verantwortliche die Ressourcen ihres Staates gewinnbringend einsetzen kann. Gewinn ohne Verlust, weder monetär noch sozial. Denn als Verständige von Yin und Yang weiß sie, dass Profit nicht nur materiell, sondern auch sozial zu verstehen ist.

5.2 Aufgaben

Westmedizin

Die beiden Nieren sind je etwa 11 cm lang und 6 cm breit. Von den Rippen gut geschützt liegen die bohnenförmigen ca. 150 g schweren Organe rechts und links dicht unter dem Zwerchfell. Die Nieren bestehen aus Millionen kleinster Kanälchen, die aneinandergereiht eine Länge von fast 100 km ergäben. Durch diese Kanälchen strömen täglich ca. 1 500 Liter Blut. 1 500 Liter! Stell dir das einmal vor. Wir tragen mit den Nieren eine ganze Kläranlage mit. Da wird gefiltert, gewaschen, recycelt und nur 1 % als unbrauchbarer Müll weggeworfen beziehungsweise über die Blase ausgeschwemmt.

Ostmedizin

- Speichert *Jing*, die Essenz
- Regiert das *Ming Men*
- Regiert das Wasser
- Regiert die Willenskraft, *Zhi*
- Manifestiert sich im Kopfhaar
- Öffnet sich in die Ohren
- Produziert das Mark und füllt die Knochen und das Gehirn

Die Nieren speichern die Essenz, *Jing*. Die Funktionen der Nieren sind in der chinesischen Medizin essenziell. Die Herz-Nieren-Achse bestimmt maßgeblich unsere Gesundheit. Das sehen wir auch in unserem deutschen Sprachgebrauch. Wir prüfen jemanden auf Herz und Nieren, wenn wir ganz sichergehen wollen. Und wenn es uns an die Nieren geht, dann ist es wirklich ernst. Dann geht's ans Eingemachte, an die Substanz. *Jing*, die Essenz, steht in der CM (der Chinesischen Medizin) für diese Substanz. (*Mehr zu Jing im Kapitel über das Gehirn.*)

Stell dir *Jing* als die Substanz, also das Wachs einer Kerze vor. Bei der Geburt wird die Kerze angezündet, im Tod erlischt sie. Jeder Mensch hat seine eigene Kerze. Die eine ist dick und kurz, die andere dünn und schlank. Welche Kerze wir bei der Geburt mitbringen, ist von unseren Genen bestimmt. *Jing* ist unser Startkapital, unser Erbe und Vermächtnis. Dieses Kapital kann nicht vermehrt werden, es kann auch nicht gleich bleiben. Sobald die Kerze brennt, läuft der Lebensprozess in Phasen ab. Bei Frauen in 7-Jahres-Zyklen, bei Männern in 8-Jahres-Zyklen.

Es ist der natürliche Verlauf, dass das Wachs einer Kerze niederbrennt und die Flamme irgendwann verglimmen wird. Das Erlöschen können wir nicht verhindern. Beeinflussen können wir jedoch den Umgang mit unserer Kerze. Verbrauchen wir zu viel Kapital, dann brennt die Kerze schneller herunter; stellen wir sie in die Zugluft, dann flackert die Flamme wild und unkontrolliert; stellen wir die Kerze aus Angst unter eine Glocke, so wird die Flamme ruhig und klein, erlöscht allerdings, wenn sie gar keinen Sauerstoff mehr bekommt. Auch ein gewaltsames Erlöschen der Kerzenflamme ist möglich. Vielleicht bläst sie uns jemand aus oder sie wird verschüttet, ertrinkt.

Unser Einfluss auf die Dauer des Lebenslichts ist also beschränkt möglich durch unseren Umgang mit den Ressourcen. Eine weise Finanzministerin geht optimal mit den Ressourcen um. Unausweichlich bleibt jedoch das Erlöschen. Irgendwann, auch bei noch so guter Lebensführung und fettem Startkapital, ist das Wachs aufgebraucht. Der Tod ist und bleibt die einzige Sicherheit im Leben.

Die Nieren regieren das Tor der Bestimmung. In der CM ist die Rede vom *Ming Men*, dem

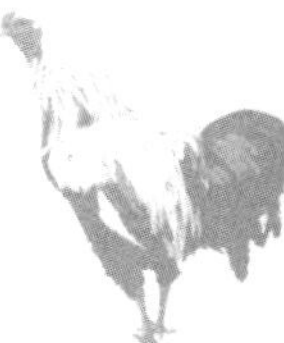

Lebensfeuer, das von der Geburt bis zum Tod brennt. Einmal wird der Sitz dieses Feuers in der rechten Niere, dann wieder in der Mitte zwischen beiden Nieren angesiedelt. Wichtig ist meines Erachtens die Bedeutung dieses Feuers, dieses Lebensfeuers. *Ming* wird übersetzt mit Schicksal, Bestimmung; *Men* heißt Tor. Das Tor zum Leben, das Tor des Schicksals. Das Leben beginnt auf alle Fälle mit einem zündenden Funken.

Die Nieren filtern täglich 1 500 Liter Blut. Stell dir nur vor, wie das die ganze Zeit in uns rauscht und sprudelt, strömt und blubbert.

Die Nieren regieren die Willenskraft, *Zhi*. Es braucht Willenskraft zum Überleben in dieser Welt. Menschen mit einer geschwächten Nierenenergie zeigen sich als zaghaft und schwach oder als ruhelos und hyperaktiv. Sie bringen entweder die Kraft erst gar nicht auf oder sie verausgaben ihre Energie mit ziellosem Aktivismus. Wille kommt von Wollen. Wenn ich weiß, was ich will, und mit robuster Entschlossenheit meine Kraft weise einsetze, dann erreiche ich mein Ziel – und sterbe trotzdem.

Die Nierenkraft erkennt man im Kopfhaar und an der Form der Ohren. Frühzeitiges Ergrauen und starker Haarausfall sind Zeichen für eine Nierenschwäche. Vielleicht hast du auch schon Geschichten gehört von Menschen, die nach einem Schock über Nacht ergraut sind. Bei einem schweren körperlichen oder emotionalen Schock wird die ganze Energie abgezogen. Der Reservetank wird auf einen Schlag geleert, und es dauert eine gute Weile, bis er wieder voll ist. Alle zehrenden Krankheiten verbrauchen viel Energie, und in harten Zeiten geht es uns buchstäblich an die Nieren.

Die Ohren gleichen den Nieren nicht nur in ihrer Form. Sie werden in der Gesichts-Morphologie auch mit Nierenthemen wie Willenskraft, Angst und Weisheit gleichgesetzt. So bedeuten zum Beispiel große Ohren, dass jemand gut mit Ängsten umgehen kann. Kleine Ohren deuten auf ängstliche Menschen, zu große wiederum auf waghalsige Adrenalinjunkies. Auch die Willenskraft, die Fruchtbarkeit und die Weisheit sind an den Ohren abzulesen. Buddhas überlange Ohrläppchen werden als Zeichen für seine Weisheit und seine Sympathie zu allen Lebewesen gedeutet.

Apropos Knochenjob: Die Nieren produzieren aus dem *Jing* das Mark, das dem Knochenmark im westlichen Sinne entspricht. Das Mark füllt das Gehirn und die Knochen auf, lesen wir in den chinesischen Medizinbüchern. Starke Knochen und auch gesunde, starke Zähne sind demnach auf ein starkes Nieren-*Jing* zurückzuführen. Ebenso hat das Gehirn eine physiologische Beziehung zu den Nieren. Das Gedächtnis und die Konzentration hängen vom *Jing* ab.

5.3 Die Emotion Angst

Wo sitzt die Angst? Wir haben bezeichnende Redewendungen dazu: Die Angst fährt uns in die Knochen. Sie packt uns von hinten oder sie sitzt uns im Nacken.

Medizinisch gesehen sitzt die Angst jedoch im Gehirn. Genauer gesagt im Mandelkern, der sogenannten Amygdala. Die Amygdala ist Teil des limbischen Systems im Gehirn, welches sich bereits in der Frühschwangerschaft (5.-7. SSW) entwickelt und in der Kindheit dann ausreift. In der Amygdala erkennen und verarbeiten wir gefährliche Situationen. Hier werden unsere Reaktionen auf erlebte Gefahren trainiert. Verkalkt die Amygdala zum Beispiel oder wird sie durch einen Tumor oder einen Unfall beschädigt, dann verlieren wir unser natürliches Gefühl für Gefahren. Ohne Amygdala würden wir nie Angst empfinden und uns dadurch auch zu wenig schützen können. An einem Kongress in Solothurn 2015 berichtete der Soziologe und Politikwissenschaftler Prof. Dr. Roland Benedikter von Versuchen bei US-Soldaten während des Golfkriegs. In einer Probandengruppe wurde untersucht, wie sich Soldaten, deren Amygdala vorübergehend lahmgelegt wurde, im Kampf verhielten. Du kannst es dir vermutlich vorstellen: Kampfmaschinen ohne Angst, unvorsichtig, todesmutig – „Kanonenfutter".

Das Leben endet immer und ohne Ausnahme mit dem Tod. Dank unserer Amygdala haben wir die Möglichkeit, unsere Lebensspanne etwas auszudehnen, Gefahren zu erkennen, Hindernisse zu umschiffen und damit das frühzeitige Ableben durch Vorsicht und Voraussicht mit etwas Glück zu

vermeiden. Ohne Amygdala würden wir uns ohne Angst in gefährliche Situationen begeben, wieder und immer wieder, bis wir unweigerlich nichts ahnend in den Tod stürzen würden.

Wenn ich in meiner Praxis nun aber meine Patientinnen und Patienten frage, wo sie die Angst spüren, dann zeigen sie oft auf die Herzregion oder auf den Bauch und eher selten auf den Kopf. Praktisch immer beschreiben sie die Angst als eine Emotion, die sich bewegt. «Sie schleicht sich von hinten an, wie ein gefährliches Tier». – «Sie ist wie ein kalter, bedrohlicher Schatten im Rücken, immer da, auf Schritt und Tritt, ich kann sie nicht abschütteln». – «Plötzlich, aus dem Nichts, lässt sie sich wie ein nasskaltes Tuch von hinten oben auf mich fallen. Ich bin dann wie gefangen und kann nicht mehr atmen.»

Die Angst kommt oft überraschend wie eine große Welle, die mitreißen, unterpflügen, ersticken will. Es sträuben sich uns die Haare, das Herz beginnt zu rasen, es schnürt uns die Luft ab, wir kriegen Hühnerhaut, kalte, schweißnasse Hände und Füße, und wir machen uns vielleicht gar in die Hose. Menschen mit Angstattacken beschreiben Gefühle, die dem Ertrinken, Ersticken, Abklemmen oder Erstarren gleichen. Gelähmt vor Angst, unbeweglich, starr vor Schreck, handlungsunfähig, ausgeliefert, lebendig begraben – Todesangst.

Die Emotion Angst hat nach chinesischer Sicht mit den Nieren zu tun. Die Nieren beherbergen die Willenskraft und den positiven Aspekt der Angst, die nötig ist zum Überleben. Eine Gefahr erkennen, eine Handlungsstrategie zum Überleben durchspielen, Handeln – das ist die natürliche Abfolge, die uns als *„fight or flight“* bekannt ist. Kämpfen, wenn wir eine Chance haben, zu gewinnen; fliehen, wenn es aussichtslos ist. Als erweiterte Reaktionskaskade wird das *„freeze, flight, fight or fright“* beschrieben. Dabei ist die erste Reaktion auf eine Gefahr ein kurzzeitiges Erstarren, *freeze*, ein Innehalten, ein blitzartiges Überlegen, was zu tun ist, und ein Hoffen, dass die Gefahr vorbeizieht, ohne einen zu bemerken.

Als langjährige Karate-Sportlerin kenne ich die Kampfphilosophie „Der beste Kampf ist der, der gar nicht geführt wird“. Das bedeutet alles andere als mit Schiss in den Hosen abzuhauen. Nein, es

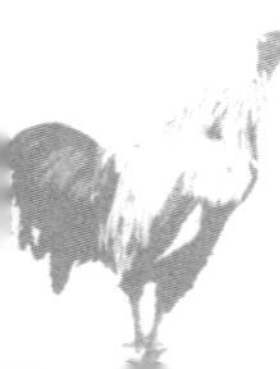

bedeutet, dass eine Deeskalation einem Kampf vorgezogen wird. Schon Laotse lehrte, dass es besser sei, einen Schritt zurückzuweichen, als sich provozieren zu lassen. Kämpfen ist erst angesagt, wenn das eigene Leben oder das Leben von Schwächeren angegriffen wird. Geht es ums Überleben, lässt ein guter Kämpfer den Aggressor angreifen und ins Leere laufen. Dazu gehört klares Denken, weise Voraussicht, Erfahrung und die Fähigkeit, den Gegner zu „lesen“. Qualitäten, die den Nieren zugeschrieben werden.

Wenn uns die Gefahr nun aber dunkel und bedrohlich im Nacken sitzt oder unsichtbar in der Luft hängt, dann können wir nicht gegen sie kämpfen. Die unsichtbare, nicht fassbare Bedrohung löst in uns die allergrößte Angst aus. Angst, die in Panik ausarten kann. Panik ist Angst ohne Plan, Angst ohne Denken. In Panik verhalten wir Menschen uns irrational. Dann schlagen wir wild und unkontrolliert um uns und treffen dabei Unschuldige, oder wir fliehen blind und verlieren dabei unsere ganze Kraft. Weg ist sie! Ganz klein, isoliert, zitternd und schutzlos kauern wir dann in einer Ecke, die Hände vor dem Gesicht. Nichts mehr sehen, nichts mehr hören, nichts mehr fühlen!

Ich muss mich der Angst zuwenden, wenn ich sie sehen will. Sie muss ein Gesicht bekommen. Ich muss mich der Gefahr stellen, sie anschauen. Erst dann kann ich sie abschätzen und mich entscheiden, ob ich kämpfen oder fliehen sollte. Das Dümmste, was man einem Menschen in einem Angstzustand sagen kann, ist: «Du musst keine Angst haben!» Viel besser, den Ängstlichen an den Mut zu erinnern, der immer als Gegenpol zur Angst da ist. Mut machen, sich der Angst zuzuwenden, und dann entweder fliehen oder kämpfen. Oder die Angst als zahnlosen Tiger entlarven und sich liebevoll um ihn kümmern.

Fright ist eher Furcht als Angst. Ja, was ist denn der Unterschied zwischen Furcht und Angst? Mit einfachsten Worten: Angst kommt von innen, Furcht kommt von außen. Furcht ist konkret. Eine offensichtliche Gefahr: Ein wildes Tier, ein Erdbeben, eine Lawine, ein Mörder etc. bedroht unser Leben. Wir müssen fliehen, uns verstecken, untertauchen und im Extremfall um unser Leben kämpfen. Angst ist oft diffus. Keine offensichtliche Gefahr: Dunkelheit, Spinnen, Stichverletzungen, Un-

fälle, Viren, Krankheiten etc. könnten unser Leben bedrohen. Könnten! Die Gefahr ist nicht unmittelbar lebensbedrohend oder noch gar nicht akut. Wir können uns schützen, vorsichtig sein, die konkrete Bedrohung vermeiden.

Am schlimmsten ist wohl die Angst vor der Angst. „Ich habe Angst, dass ich Angst habe, dass etwas Schlimmes geschehen könnte", höre ich manchmal von Patienten. Die Furcht vor der Angst!

Um wieder auf die Nieren als Beamtin in einem Kaiserstaat zurückzukommen: Die Finanzministerin ist mutig, stark und weise. Sie sieht voraus, sie wägt ab, sie schätzt Situationen klar ein, um dann entsprechend reagieren zu können. Lohnt sich die Investition? Reichen die Ersparnisse? Wie groß ist das Risiko? Wie hoch ist der Schuldzins? Ist Zurückhaltung angemessener? Kann ich es wagen?

5.4 Was die Finanzministerin krank macht

- Zu wenig Pausen
- Unfälle, schwere Krankheiten, Schock
- Zu viel Sport
- Zu viel Sex
- Schulden
- Habgier
- Bedrohungen von außen oder von innen
- Übermäßige Angst oder Unsicherheit

Vorsicht, Voraussicht, etwas im Voraus ahnen – das ist die Fähigkeit der Finanzministerin. Auf diese überlebenswichtigen Gaben kann die Ministerin der Finanzen vertrauen, wenn sie den Überblick bewahrt. Dazu braucht sie zwingend immer wieder Pausen. Pausen, abtauchen in die Stille, einen

Schritt beiseitetreten, um ausgeruht, gestärkt, erholt und mit wachem Blick die ganze Situation neu zu überblicken. „Schlaf mal drüber" ist immer wieder ein guter Rat. Den Überblick verlieren wir dann, wenn wir zu lange mitten im Geschehen bleiben. In einer Zeit, wo das Rad immer schneller dreht und wir auch die vielen kleinen Pausen mit allem Möglichen füllen, steigt die Gefahr, in atemlose Hektik zu verfallen.

Sei ehrlich: Wann hast du das letzte Mal im Zug nie auf dein Handy geschaut? Wie nutzt du deine Pausen? Wann bist du ganz still tagsüber? Und wie hältst du die Stille aus? Heute brauchen wir Achtsamkeitskurse. Stressbewältigung durch Achtsamkeit: MBSR, «Mindfulness-Based Stress Reduction». Gut, dass es das gibt. Bedenklich, dass wir verlernt haben, uns achtsam der Gegenwart zuzuwenden.

Die Finanzministerin braucht dringend und zwingend Pausen, um den Überblick bewahren zu können. Zu viel Arbeit über längere Zeit geht definitiv und buchstäblich an die Nieren.

In Zeiten der Not ziehen wir Energien aus der Reserve. Schwere Krankheiten, Unfälle, Operationen und auch emotional harte Situationen brauchen viel Energie. Im besten Fall hat die Finanzministerin vorgesorgt. Jeder Spitzensportler weiß, wie wichtig es ist, die Reserven sorgfältig aufzubauen, damit er im Wettkampf aus dem Vollen schöpfen kann. Jeder Sportler weiß auch um die Notwendigkeit von Trainingspausen. Zu viel Sport, zu viel körperliche Anstrengung ohne Regeneration erschöpft die Nierenkraft.

Spitzensportlern wird vor dem Wettkampf zudem auch sexuelle Abstinenz empfohlen.

Zu viel Sex ist laut CM insbesondere für Männer ungesund, denn zu viele Orgasmen schwächen das Nieren-*Jing*. Ja, was heißt denn zu viel, fragst du dich jetzt sicherlich. Richtlinie laut CM: Das Alter des Mannes geteilt durch 5 ergibt ein gesundes Intervall (in Tagen) zwischen sexuellen Aktivitäten mit einem Orgasmus. Einem 50-Jährigen zum Beispiel wird also geraten, nicht mehr als alle 10 Tage einen Samenerguss zu haben.

Einnahmen – Ausgaben, die Buchhaltung muss stimmen, sonst zahlen wir Schuldzinsen, die uns das Genick brechen können. Doch nicht nur Schulden, auch Habgier schadet der Finanzministerin. Wenn sie nur ans Anhäufen von Geld denkt, dann schadet sie der Entwicklung des ganzen Staates. Ohne Investition kein Wachstum!

Bedrohungen von innen und außen gleichen sich insofern, als die Finanzministerin dabei massiv unter Druck steht. Soll sie einen Kredit gewähren? Wie groß ist das Risiko? Muss sie den ganzen Staat auf Sparflamme halten, um genug Reserve für den Notfall aufbringen zu können? Wie erklärt sie das der Kaiserin, wie loyal sind die anderen Beamten?

Sehr ungünstig wirken sich übermäßige Angst oder Unsicherheit auf die Finanzministerin aus. Sollte dies der Fall sein, muss sie sich dringend und umgehend mit den Fragen auseinandersetzen: Was macht mir Angst? Wann und weshalb fühle ich mich unsicher? Die überragende Fähigkeit der Finanzministerin ist ja gerade, dass sie den Überblick hat, dass sie Gefahren erkennen und einschätzen kann.

5.5 Wie die Finanzministerin gesund bleibt

- Regeneration durch erholsame Pausen und ausreichend Schlaf
- Genug, aber auch nicht zu viel Wasser zu sich nehmen
- Wärme im Nierenbereich
- Großzügigkeit
- Vertrauen
- Sicherheit
- Weise Voraussicht

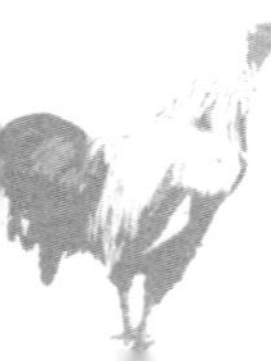

Niemand braucht so dringend regelmäßige Pausen wie die Finanzministerin. Ihr legendärer Wille und ihre Ausdauer können ihr nämlich zur Krux werden, wenn sie sich nicht genug ausruht. Vor lauter Ziehen und Wollen dreht sich das Rad immer schneller, sie rennt und schwitzt immer mehr, überzieht ihre Reserven und landet unweigerlich im Burnout, wenn sie nicht lernt, mit ihrer Kraft sorgfältig zu haushalten. Deshalb muss die Finanzministerin ihre Pausen konsequent einplanen und einhalten. Sie sollte alle zwei Stunden ein paar Minuten lang einfach nur atmen, in Ruhe essen ohne Handy oder Zeitung daneben, abends ab und zu ein warmes Bad nehmen, genug schlafen, regelmäßig Ferien einplanen und genug, aber auch nicht zu viel trinken. Und auch in ihren Ferien sollte sie auf ein gutes Maß zwischen Ruhe und Aktivität achten.

Insbesondere sollte sie darauf achten, dass ihre Nieren warmgehalten werden. Bauchfreie oder zu kurze T-Shirts sind Gift für die Nieren.

Die gesunde Finanzministerin ist großzügig, aber nicht verschwenderisch. Sie behält weise eine gewisse Reserve für Notzeiten, scheffelt aber auch keine Berge von Geld aus lauter Angst, die Notzeiten würden ewig dauern. Vertrauensvoll gibt sie aus und nimmt sie ein, wissend, dass das Geld im Umlauf sein muss, wenn es zu keiner Finanzkrise kommen soll. Ihr Gespür für Gefahr und ihr Wissen um den ewigen Wandel geben ihr ein Gefühl von Sicherheit und Vertrauen. Vertrauen, dass sie schon früh genug merkt, wenn etwas schiefläuft, und mit klarem Kopf und ruhigem Bauch handlungsfähig sein wird. Ihre weise Voraussicht hat schon oft den ganzen Staat gerettet.

Und um zu erkennen, ob sich die Finanzministerin auf der positiven oder auf der negativen Achse befindet, gebe ich hier ein weiteres Beispiel wie im Kapitel zur Herz-Kaiserin.

Thema Willensstärke:

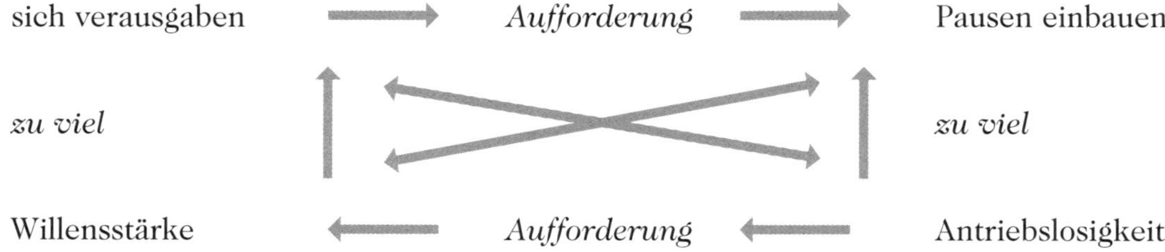

5.6 *Jee*, der Hahn der Finanzministerin

Was oder wen assoziierst du mit einem Hahn?

Vermutlich ist dein erster Gedanke nicht „Oh wie süß!", wenn du an einen Hahn denkst. Denn das bunte Federvieh ist weder kuschelig weich noch bewundernswert stark. Ich kenne bis jetzt niemanden, der den Hahn als sein Lieblingstier bezeichnet. Eher wird der Hahn verbunden mit Stolz und Überheblichkeit. Als einfältiger Gockel, der über seinen Hochmut stolpert, erscheint er in Märchen. Die Bezeichnung Chef-Gockel für einen Vorgesetzten ist auch nicht eben schmeichelhaft. Doch die Chefposition beansprucht jeder Hahn. Hat er sie einmal inne, dann schwingt er sich auf die höchste Stange und bestimmt die Hackordnung. Als Erster kräht er frühmorgens bei Sonnenaufgang unüberhörbar seine Position in die Welt. Weit herum soll man ihn hören. Alle sollen sie wissen, dass er hier das Sagen hat, und auch, dass er sein Revier zu verteidigen bereit ist. Übrigens krähen alle Hähne, allerdings erst nach dem Chef-Gockel. Die Hennen sind froh, dass ihr Gockel den Überblick hat. Ohne ihn gäbe es ein wildes, unkontrolliertes Geflatter im Stall. Ordnung muss sein.

Die Hahnenkämpfe sind in weiten Teilen der Welt legendär. Kaum ein Tier lässt sich so reizen wie dieses Tier. Streitlustig stürzt sich ein angestachelter Hahn auf seinen Gegner. Er plustert sich

auf, sein Kamm schwillt eindrücklich an, er schwellt seine muskulöse Brust und hackt mit Schnabel und Sporen seinen Rivalen erbarmungslos nieder.

An wen dachtest du jetzt die ganze Zeit? An einen Hahn oder an einen Menschen?

Der Hahn kennt keine Arglist, er ist weder berechnend noch stolz. Hähne verteidigen ihr Revier, sie halten ihre Stellung, sie übernehmen Verantwortung für die ganze Hennenschar und machen dem stärkeren, jüngeren Hahn Platz, wenn dessen Zeit gekommen ist. Die „Amtszeit" eines Hahns ist beschränkt.

Jee wird den Nieren zugeordnet aufgrund seiner Fähigkeit, eine Situation zu überblicken, Gefahren zu erkennen und verantwortungsvoll das Leben in einem überschaubaren Gebiet (Stall, Staat, Körper etc.) zu verteidigen. Als Erster sieht er Gefahren kommen, als Erster warnt er seine Mitbewohner. Selbsterhaltung, Verantwortung und Ehrfurcht vor den natürlichen Gesetzmäßigkeiten werden *Jee* zugeschrieben.

Gewarnt wird er vor Überheblichkeit und Stolz. Denn wenn er sich aufplustert und mit geschlossenen Augen sein Kikeriki schreit in der Annahme, er habe eine schöne Stimme, dann macht er sich lächerlich. Mit geschlossenen Augen verliert er zudem den Überblick. Da nützen ihm dann weder sein buntes Gefieder noch sein geschwollener Kamm.

Deshalb die Aufforderung an *Jee*: Sei verantwortungsbewusst, behalte deinen überschaubaren Raum im Auge, erkenne Gefahren früh, schließe nicht die Augen und werde nicht paranoid aus Angst, dass du deine Position verlieren könntest.

5.7 Nierentransplantation oder das Leben mit nur einer Niere

Wenn eine Niere versagt, kann ihr Zwillingsorgan über eine bestimmte Zeit doppelte Arbeit leisten. Die 1 500 Liter Blut müssen aber auf jeden Fall gewaschen werden. Schafft das eine Niere alleine nicht mehr, dann muss ein Patient zur Dialyse. Das Dialyseverfahren, auch «Blutwäsche» genannt,

ist für die Patienten sehr aufwändig. Drei Mal pro Woche für ca. fünf Stunden an einen Apparat angeschlossen sein? Kannst du dir das vorstellen? Kein Wunder, warten immer mehr Menschen auf eine Nierentransplantation, die andere Möglichkeit, bei einem irreparablen Nierenversagen am Leben zu bleiben.

Nebenwirkungen durch und nach Organtransplantationen sind weitgehend bekannt und gut dokumentiert. Patienten können sowohl physische wie auch psychische unangenehme Nebenwirkungen erleiden, die auf Medikamente zurückzuführen sind. Noch sehr zögerlich werden in der Medizin seelische Veränderungen nach Organtransplantationen erörtert. Am besten dokumentiert sind bisher seelische Veränderungen von Patienten nach Herztransplantationen.[7]

Die Nieren sind ein lebenswichtiges Organ. Die Nieren entsprechen dem Finanzdepartement eines Staates. Kein Staat kann ohne Finanzwesen überleben. Deshalb möchte ich an dieser Stelle nochmals die Idee einer seelischen Veränderung nach einer Organtransplantation aufgreifen.

Dem Herz und den Nieren wird in den traditionellen und kulturellen Werten Chinas eine besondere Bedeutung beigemessen. *Shen*, die Herzensausstrahlung, und *Jing*, die Lebenskraft, ermöglichen erst den Ausdruck von *Qi*, der Lebensenergie. *Shen*, *Jing* und *Qi* werden deshalb auch als «die drei Schätze» bezeichnet. Ich habe das Bild der Kerze als Symbol für unser menschliches Sein während einer begrenzten Zeit gebraucht. Das Wachs der Kerze, das *Jing*, bringen wir als genetisches Potenzial in diese Welt mit. Bei unserer Geburt wird die Kerze angezündet und *Shen* beginnt zu strahlen. *Qi* entspräche in diesem Bild dem Docht der Kerze, der unweigerlich das Wachs niederbrennt. *Shen*, *Jing* und *Qi* bilden eine Trinität. Ähnlich wie Gott, Sohn und der Heilige Geist; unfassbar, fassbar und verbindend.

Nieren und Herz sollten unversehrt mit dem Leichnam bestattet werden, damit der ewige Kreislauf des Werdens und Vergehens weitergehen kann. In asiatischen Ländern wie China, Japan und

7 Im Kapitel 3, Abschnitt 8, habe ich zu diesem Thema kurz Fragen aufgeworfen und auf das Buch von Claire Sylvia verwiesen

Korea herrscht nach wie vor diese Meinung vor. Was allerdings gerade in China in Sachen Organhandel – beziehungsweise Organentnahme an «Gewissensgefangenen» – geschieht, ist ein Skandal, der zu einem internationalen Aufschrei führen müsste.

Aber zurück zur Frage: Wie könnte sich denn ein Mensch mit einer fremden Niere verändern?

Die Nieren bestimmen die Willenskraft *Zhi*. Durchhaltevermögen, weise Voraussicht und die Fähigkeit, Gefahren zu sehen und einzuschätzen, gehören ebenso in dieses Kapitel. Könnte demzufolge die Niere eines willensstarken Spenders die Willenskraft eines willensschwachen Empfängers positiv beeinflussen? Oder umgekehrt? Könnte ein Mensch mit den Fähigkeiten einer starken Finanzministerin durch das Transplantat der Niere eines ängstlichen, zaghaften Spenders furchtsamer werden?

Es wäre interessant, die seelischen Auswirkungen von Transplantationen diesbezüglich genauer zu untersuchen.

5.8 Ein Beispiel aus meiner Praxis

Marc kam zu mir auf Empfehlung eines Arbeitskollegen. Wenn Marc jetzt nicht sofort etwas unternehme, dann laufe er direkt in die gleiche Falle wie sein Kollege damals. «Mach jetzt was, jetzt sofort, sonst ist es zu spät!», warnte der Kollege Marc.

Marc war offensichtlich erschöpft, als ich ihn das erste Mal sah. Die dunklen Ringe unter den Augen und dieser nervöse, glanzlose Blick verrieten mir, dass es wirklich nicht gut um den Banker stand. Dass er jetzt nach der Arbeit noch einen zusätzlichen Termin bei mir hatte, schien Marc ziemlich zu stressen. Ich beschloss, nur gerade seine persönlichen Daten aufzunehmen und sogleich mit der Behandlung zu beginnen. Nach einer gründlichen Puls-, Zungen- und Bauchdiagnose fragte ich meinen neuen Patienten ganz direkt, wie oft er Kokain schnupfte. Marc zuckte zusammen, schien jedoch fast erleichtert, dass die Katze so schnell aus dem Sack war. In letzter Zeit öfter, er halte ohne

nicht mehr durch, ob ich ihm das denn ansähe? «Ja, ich sehe es an deinen Augen, an deinem Blick. Ich merke an deinem Puls, dass deine Energiereserven aufgebraucht sind, und ich habe schon andere Menschen in einer ähnlichen Situation erlebt», antwortete ich.

Das Eis war gebrochen. Marc schien richtig dankbar dafür zu sein, dass er seine Fassade bei mir nicht aufrechterhalten musste. Ein Glück! Manchmal dauert es lange, bis sich jemand wirklich zeigt.

Was ihm denn nebst Kokain Energie gebe, wie er sich wieder aufbaue, fragte ich Marc. Da begann Marc zu erzählen, wie unendlich frei und gelöst er sich mit seinem Gleitschirm in der Luft fühle. Ich fragte nach, wollte wissen: «Erzähl mir, ich war noch nie Gleitschirmfliegen. Wie kommst du in diese Höhe? Was ist das für ein Gefühl da oben?» Und Marc beschrieb mir, wie er sich in einem Luftkanal hochschraubt, am richtigen Punkt aus- und in den nächsten Kanal wieder einsteigt. Völlig losgelöst von der Erde, schwebend, wellenförmig, Wind im Gesicht, das Knattern des Schirms im Ohr, unbeschreiblich frei gleite er durch die Luft und fühle sich einfach restlos glücklich. «Und was passiert, wenn du den Ausstieg aus dem Kanal verpasst?», fragte ich Marc. «Ja, das ist gar nicht gut, dann steigst du höher und immer höher und kommst an einen Punkt ganz oben, wo du dann festsitzt.» – «Weshalb ist das nicht gut? Ist es nicht schön da oben?» – «Nein, ganz oben ist Stillstand, du verlierst die Bewegung, kommst nicht mehr weg!» – Merkst du etwas? Marc fiel es wie Schuppen von den Augen: «Scheiße, ich bin da oben und komme nicht mehr weg!»

Ich erzähle Geschichten, höre Geschichten, greife Bilder auf, stelle Fragen und suche mit meinen Patientinnen und Patienten Lösungen. Das Bild des Gleitschirms, der oben festhängt, war für Marc die Wende. Ihm wurde sternenklar, dass er sich zugrunde richtete, hoch oben ausbrannte, wenn er so weitermachte. In den nächsten Sitzungen brachte ich meinem Patienten das Bild der Finanzministerin Nieren, die in seinem Fall falsch kalkuliert, sich verspekuliert hatte. Das Kokain war Falschgeld, seine körperlichen und psychischen Erschöpfungssymptome der Schuldzins für das anhaltende Überziehen seiner Reserven. Die Sprache des Geldes war Marc sehr wohl bekannt. Er mochte den Vergleich mit der Finanzministerin und lachte auch über den Hahn: «Ja, wie ein Gockel gebärde ich

mich. Stolziere in meinem schicken Anzug umher, krähe laut und hacke meine Rivalen runter.»

Marc änderte sein Verhalten im Laufe der nächsten Jahre. Seiner Gesundheit zuliebe verzichtete er – zum großen Unverständnis seiner Kollegen – auf die letzten Sprossen seiner Karriereleiter. Er blieb noch ein paar Jahre in der Bank, sein Kokainkonsum ging drastisch zurück. In unseren Therapiestunden überprüfte ich seine Kraftreserven, entstörte Blockaden und stellte wie immer viele Fragen. Fragen zur Ernährung, zu seiner *Work-Life-Balance*, zu seinem Hobby. Die Bilder der Finanzministerin und des Hahns halfen Marc, seine Energiebilanz zu überprüfen. Allerdings fungierte der arme Hahn nicht mehr als eingebildeter Gockel, sondern als innere Alarmanlage, die ihn ermahnte, auch in stressigen Zeiten Ruhepausen einzulegen.

Als seine Ehe in die Brüche ging, suchte Marc meine Unterstützung wieder vermehrt. Die Trennung und die Scheidung waren hart, sehr hart. Doch auch in dieser schwierigen Zeit griff mein Patient vermehrt zu seinem Gleitschirm und nicht zur Droge.

«Es ist Zeit, aus dem Kanal auszusteigen und in einen anderen zu wechseln», teilte mir Marc vor Kurzem mit. Marc hat einen Plan. Ich bin gespannt, ob und wie er den umsetzt.

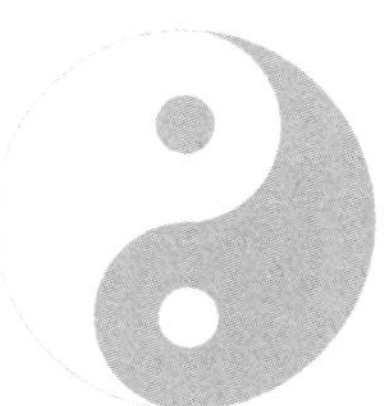

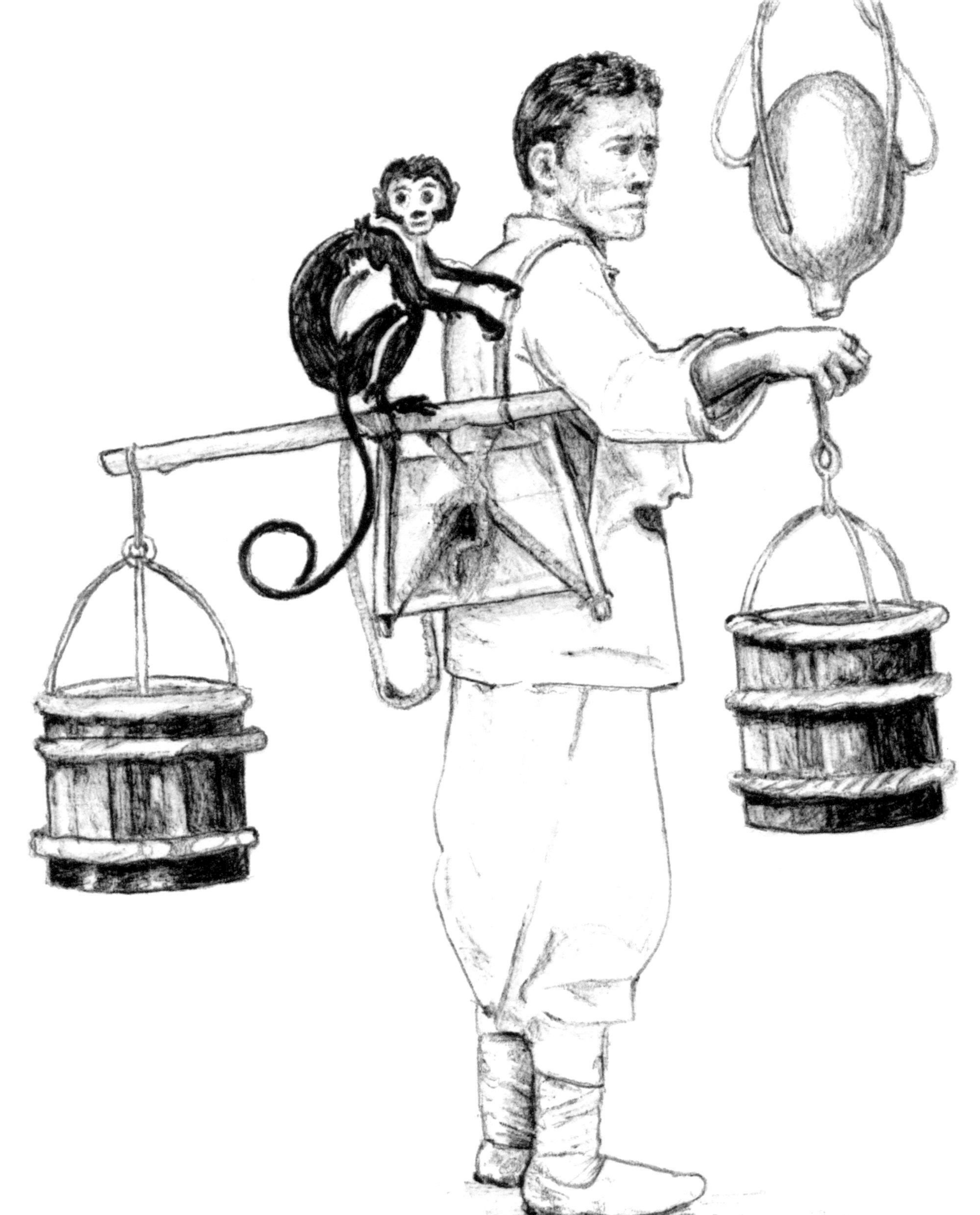

6 Die Blase – der Beamte der Wasserwege

6.1 Position im Kaiserstaat

Ohne Wasser kein Leben. Unser Planet besteht zu 70 % aus Wasser. Der prozentuale Teil bleibt konstant. Kein Tropfen Wasser geht verloren. Ändern jedoch kann sich der Aggregatzustand und damit die Verteilung des Wassers sowie die Reinheit beziehungsweise die Verunreinigung des Wassers auf unserem blauen Planeten. Dass das Eis schmilzt und die Gletscher zurückweichen, wissen wir schon lange. Die dadurch verursachte globale Erwärmung verändert unser Weltklima, nicht jedoch die Menge des Wassers auf Erden. Unserem Planeten ist es egal, ob wir Menschen ertrinken oder erfrieren. Eiszeiten wechseln sich seit Urzeiten ab mit Zwischeneiszeiten, Lebewesen kommen und gehen, alles Leben passt sich an oder stirbt aus, um neuen Formen Platz zu machen. Wir Menschen bilden da keine Ausnahme.

Der Beamte der Wasserwege ist dafür zuständig, dass die Wassermenge richtig verteilt ist. Dazu muss er das Wasser kanalisieren, speichern, leiten und umleiten. Die Flüsse und Bäche dürfen nicht über die Ufer treten, deshalb braucht es Uferbänke. Jeder Haushalt bedarf eines eigenen Leitungssystems. Zuleitungen, Ableitungen, Reservoire, verschließbare Wasserhähne, die nicht verkalken und auch nicht tropfen. Kläranlagen, Deiche und Dämme sorgen dafür, dass schmutziges und reines Wasser, Feucht- und Trockengebiete getrennt bleiben. Ein komplexes Unterfangen.

Dasselbe gilt für unseren Körper. Wir Menschen bestehen zu über 60 % aus Wasser, Babys zu etwas mehr, alte Menschen zu etwas weniger. Diese Menge muss durch Ausscheidung und Wiederaufnahme kontrolliert und richtig verteilt werden. So benötigen alle unsere Schleimhäute zum Beispiel eine konstante Feuchtigkeit, sonst trocknen sie aus und laufen Gefahr, sich zu entzünden. Unsere Augen, um ein ganz konkretes Beispiel zu nennen, werden durch die Tränenflüssigkeit konstant befeuchtet. Zu viel Feuchtigkeit führt zu tränenden Augen, zu wenig zu trockenen, entzündeten,

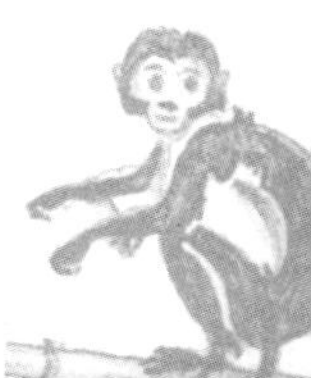

geröteten Augen. Die Blase sorgt als Minister der Wasserwege für die Aufrechterhaltung und Verteilung der gesunden Menge an Körperflüssigkeiten.

6.2 Aufgaben

Westmedizin

Die Harnblase ist ein Hohlorgan, das einem Beutel gleicht. Die äußere Schicht besteht aus einem stark durchflochtenen Muskelgewebe, die innere aus einer feinen, elastischen Schleimhaut. Das maximale Fassungsvermögen der Harnblase beträgt etwa 800 ml.

Aus den Nieren fließt der Urin durch den Harnleiter in die Blase. Dort wird er gesammelt und von uns über die Harnröhre willentlich ausgeschieden. Sobald die Blase zu etwa 350 ml voll ist, melden Dehnungsrezeptoren in der Blasenwand dem Hirn, dass wir bald zur Toilette gehen sollten. Erst ab dem zweiten Lebensjahr ist unser Rückenmark jedoch soweit ausgereift, dass wir die volle Blase spüren können. Das willentliche Zurückhalten des Urins dauert dann nochmals eine Weile. In der Regel können Kinder ab dem dritten Lebensjahr ihre Blase willentlich kontrollieren.

Ostmedizin

Die Blase speichert den Harn, scheidet ihn aus und wandelt die Flüssigkeiten um. Für die Umwandlung der Flüssigkeiten braucht die Blase die Hilfe der Nieren, welche die Energie und die Wärme dazu liefern. Auch der Dünndarm und der Dreifach-Erwärmer beteiligen sich an dieser Aufgabe.

Als Minister der Wasserwege achtet die Blase darauf, dass die Körperflüssigkeiten reguliert und aufrechterhalten bleiben. Deshalb ist die Blase auch entscheidend beteiligt an der reibungslosen Funktion von:

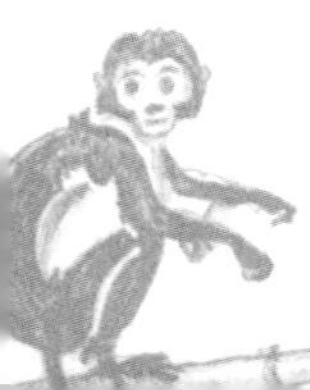

- Haut (Hautfeuchtigkeit)
- Stuhlausscheidung (Befeuchtung des Dickdarms)
- Sprechen (Befeuchtung von Rachen und Stimmbändern)
- Sexualität (Scheidenfeuchtigkeit)
- Gelenken (Gelenksflüssigkeit)
- Atmung (Nasensekret)
- Verdauung (Speichel)

6.3 Was den Beamten der Wasserwege krank macht

- Zu wenig oder zu viel Wasseraufnahme
- Übermäßige Angst, Ängstlichkeit oder Unsicherheit
- Großes Misstrauen und Eifersucht
- Äußere Kälte und Nässe
- Übermäßige sexuelle Aktivität

Die ca. 60 Prozent Körperflüssigkeit müssen erhalten bleiben. Der Minister der Wasserwege schafft die Regulation, die Umwandlung und die Erhaltung des Wasserhaushaltes, wenn ein adäquates Verhältnis zwischen Einnahme und Ausscheidung erfolgt. Wichtig ist in erster Linie, dass die Wasserbilanz stimmt. Normalerweise gibt unser Körper ca. 2,5 Liter Flüssigkeit über Urin, Schweiß, Stuhl und ausgeatmete Luft ab. 1,5 Liter pro Tag sollten wir bei geringer Belastung trinken, bei großer Hitze und starker physischer Tätigkeit entsprechend mehr. Zu viel Wasseraufnahme hingegen kann wiederum die Nieren belasten.

Nicht zu unterschätzen ist der psychische Einfluss auf Nieren und Blase. Misstrauen und Eifersucht, Angst und Unsicherheit können den Minister der Wasserwege in seiner Arbeit stören. Körper-

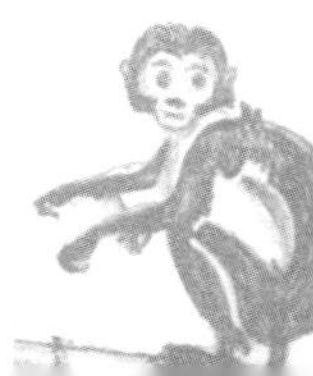

lich kann sich große Ängstlichkeit insbesondere bei Kindern in Form von Bettnässen zeigen. Bei Erwachsenen führt ein Mangel an Vertrauen oftmals zu Blasenstörungen.

Der Minister der Wasserwege hat einen harten Job. Er braucht den Rückhalt des ganzen Staates. Äußere und innere Wärme in Form von warmer Kleidung und Vertrauen unterstützen und helfen ihm dabei, seine Arbeit gut zu verrichten.

Das Thema Sexualität habe ich bereits bei der Finanzministerin Niere angesprochen. In den alten Texten finden wir Empfehlungen für den Mann, nicht jedoch für die Frau. Denn es sind die Samenergüsse, die an die Nieren gehen. Das Ejakulat besteht laut CM aus hoch konzentriertem *Jing*, aus absolut konzentrierter Essenz. Ein kostbarer Saft, der nicht zu oft «vergeudet» werden sollte. Das ist uns Westlern ziemlich fremd. Und doch: Tantra-Kurse, das Zurückhalten der Ejakulation, die Transformation der sexuellen Energie in eine «göttliche» Energie sprechen immer mehr Menschen aus dem Westen an.

6.4 Wie der Beamte der Wasserwege gesund bleibt

- Angemessen trinken
- Nieren und Blase warmhalten
- Vertrauen

Die Finanzministerin und der Minister der Wasserwege sollten unbedingt angemessen trinken. Nicht zu wenig, aber auch nicht zu viel. Der Wasserhaushalt muss stimmen, genauso wie der Wärmehaushalt. Unsere Körperwärme und unser Wasserbestand müssen konstant bleiben. Deshalb ist es auch für die Gesundheit des Beamten der Wasserwege zwingend, dass der Raum des unteren Rückens und Bauches warmgehalten wird. Lange Unterleibchen, ein warmes Tuch um Bauch und Hüften ge-

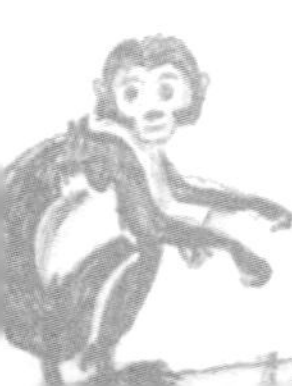

schlungen und ein Nierengurt beim Motorrad- und Radfahren helfen sowohl der Finanzministerin als auch dem Minister der Wasserwege, die Wärme zu halten.

Vertrauen ist das große Thema für beide Wasserbeamte. Vertrauen als Gegenpol zu Angst. Vertrauen in den steten Wandel, Wissen um die Veränderlichkeit aller Dinge und jeden Augenblick, Urvertrauen in sich selbst, ins Leben und in den Tod. Der gesunde Minister der Wasserwege weiß, dass kein Tropfen Wasser je verloren geht. Kein einziger. Diese Weisheit spiegelt sich in seiner Gestalt wider, in seinem Gang und im ruhigen Tonfall seiner Stimme. Seine Augen schauen in die Tiefe. Die Geheimnisse des Lebens, die er in der Tiefe erblickt, lassen ihn nicht erschauern, sondern weise lächeln – bis zu den Ohren hin.

6.5 *Hoh*, der Affe des Beamten der Wasserwege

Der Affe ist uns Menschen am ähnlichsten. Er spiegelt uns unsere schlimmsten und besten Eigenschaften. Kaum ein Tier versammelt deshalb auch so viele Zuschauer im Zoo wie der Affe. Fasziniert beobachten wir Verhaltensweisen, die wir von uns selbst kennen. Einfach ungehemmter, rotziger ist *Hoh*. Er klaut und hortet, streitet und brüllt. Schamlos kratzt er sich am Po, und er bringt nicht nur die Kinder zum Lachen, wenn er in der Nase popelt, sich mit einer geklauten Banane wild kreischend davonschwingt und seine Schätze hoch oben im Geäst dann doch wieder teilt.

Dem Affen wird in der Chinesischen Astrologie Witz, Humor und Ideenreichtum zugeordnet.

Diese durchwegs positiven Eigenschaften musste *Hoh* sich allerdings erst erarbeiten. Der Legende nach wurde *Hoh* nämlich ins Gefängnis gesperrt, weil er hochmütig und frech den Himmel zur Spielhölle machte. Die Unsterblichen nervten sich dermaßen über *Hohs* Überheblichkeit, dass sie ihn in die dunklen Tiefen des «Fünf-Finger-Berges» einsperrten. Dort sollte er in sich gehen, sein Verhalten überdenken und Bescheidenheit üben.

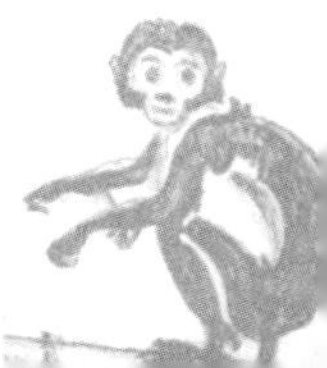

Hat *Hoh* sich einigermaßen im Griff, dann besticht er durch seinen Humor, seine Ideen, seine Direktheit und Ehrlichkeit. Zu *Hohs* Lebensaufgabe gehören: still sitzen, aufmerksam zuhören, bescheiden das Maul halten und nicht immer gleich chaotisch drauflos brüllen.

Ein gesunder Minister der Wasserwege ist humorvoll und weise wie sein Affe. Seine Ehrlichkeit und seine Fähigkeit, das Wasser im Fluss zu halten, sind für den ganzen Körperstaat überlebenswichtig.

6.6 Ein Beispiel aus meiner Praxis

Vera kam zu mir, weil sie seit über einem Jahr alle drei bis vier Monate eine Blasenentzündung hatte, die immer mit Antibiotika behandelt werden musste. «Ich komm aus diesem Teufelskreis nicht mehr raus. Ich traue mich nicht mehr ins Schwimmbad, ich kriege beinahe Panik, wenn meine Füße nass sind, und wenn alle anderen gemütlich am See sitzen, dann stehe ich ungemütlich herum, weil ich Angst habe, dass sich meine Blase wieder verkühlen könnte.»

Ja, das ist wirklich ein Teufelskreis. Laut CM (der Chinesischen Medizin) töten Antibiotika zwar Bakterien ab, doch das Terrain, auf dem sich die Krankheitserreger überhaupt erst bilden können, beeinflussen sie nicht. Bei wiederkehrenden Blasenentzündungen muss ich als CM-Therapeutin immer die Ursache suchen. Dazu frage ich Vera nach ihren Trink- und Essgewohnheiten, nach ihrem Leben im Allgemeinen und später auch nach ihrer Sexualität.

Bezüglich Ernährung kann Vera einiges für sich tun: Weniger kalte Nahrungsmittel, den Caffè Latte durch einen warmen Tee ersetzen, besser eine warme Suppe über Mittag als immer diese Fertigsalate aus dem Coop. Entscheidend zu Veras Blasenproblemen trägt allerdings ihr Charakter bei, und den können wir bekanntlich nicht einfach ablegen.

Vera sagt, sie sei schon als Kind ängstlich und nervös gewesen, ganz wie ihre Mutter. Die Mutter habe sie überbehütet. Immer hieß es «Pass auf», «Gib Acht», «Vorsicht». Großmutter sei genau gleich

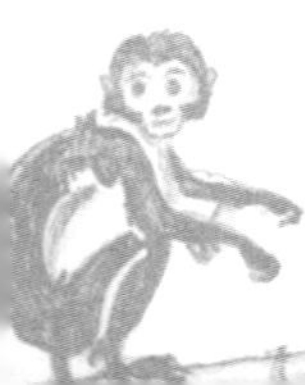

gewesen, sogar noch ängstlicher als Mutter. «Aber meine Schwester, die kennt gar keine Angst, also kann es nicht nur Erziehung sein! Lara ist vier Jahre jünger als ich, doch sie war immer viel mutiger.»

Und schon sind wir mitten in der interessanten Frage, weshalb wir so sind, wie wir sind. Ich erzähle der jungen Frau von den fünf Elementen, den Persönlichkeitstypen und dem Bezug zu den Organen. Vera sieht sich voll und ganz im Element Wasser. Dass Angst und Mut zwei Seiten derselben Münze sind, weiß Vera genau. Die zwei Schwestern sind nämlich bis heute ein unzertrennliches, starkes Paar. Stehen gemeinsame Ferien an, dann überlegt sich Vera, was alles passieren könnte, wie sie darauf reagieren müssten, und packt entsprechend ihren Koffer. Lara bucht unbekümmert Reise und Unterkunft. Die Jüngere vertraut darauf, dass ihre große Schwester in Notfallsituationen immer weiß, was zu tun ist. Vera ihrerseits lässt sich auf Abenteuer ein, die sie sich ohne Lara niemals zutrauen würde. So versteht Vera auch die zwei Seiten des Affen auf Anhieb: Die vorlaute, freche Lara und die weise, bedachte Vera.

Das Ziel unserer gemeinsamen Arbeit ist, dass Vera die vertrauensvolle, mutige Lara-Seite in sich selbst aufbaut, so dass sie sich auch ohne ihre Schwester in die Welt hinaus traut.

Hilfreich sind für meine Patientin diesbezüglich Achtsamkeitsübungen, die sie bei mir gelernt hat. Vera erkennt heute, wo ihre Ängste sitzen. Die eine hockt kalt und hart in ihrer Brust, die andere schwelt heiß und mulmig in ihrem Unterbauch. Heute rennt Vera weder vor ihrer Angst davon noch kämpft sie dagegen an. Sie nimmt einfach wahr, wendet sich der Angst zu und fragt sie: «Willst du mir etwas Wichtiges sagen? Sollte ich mein Notfallset hervorziehen?» Meistens verzieht sich dann die Angst, Vera atmet tief durch, ruft in sich den Minister der Wasserwege herbei und lässt mit seiner Hilfe kühlendes oder warmes Wasser durch Bauch oder Brust fließen. Sie trinkt ein Glas Wasser, spricht sich selbst Mut zu und setzt sich symbolisch das Lara-Äffchen auf die Schulter.

Die Blasenentzündungen treten nur noch auf, wenn Vera sich wirklich Nässe und Kälte exponiert oder über zu lange Zeit kühlende Nahrungsmittel zu sich nimmt. Wenn sie mit Leuten zum See geht, dann setzt sie sich auf ihre Jacke und wickelt sich ein Rohseidentuch um Hüften und Po.

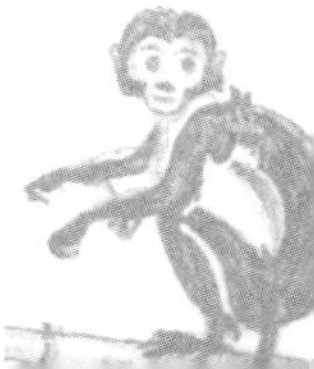

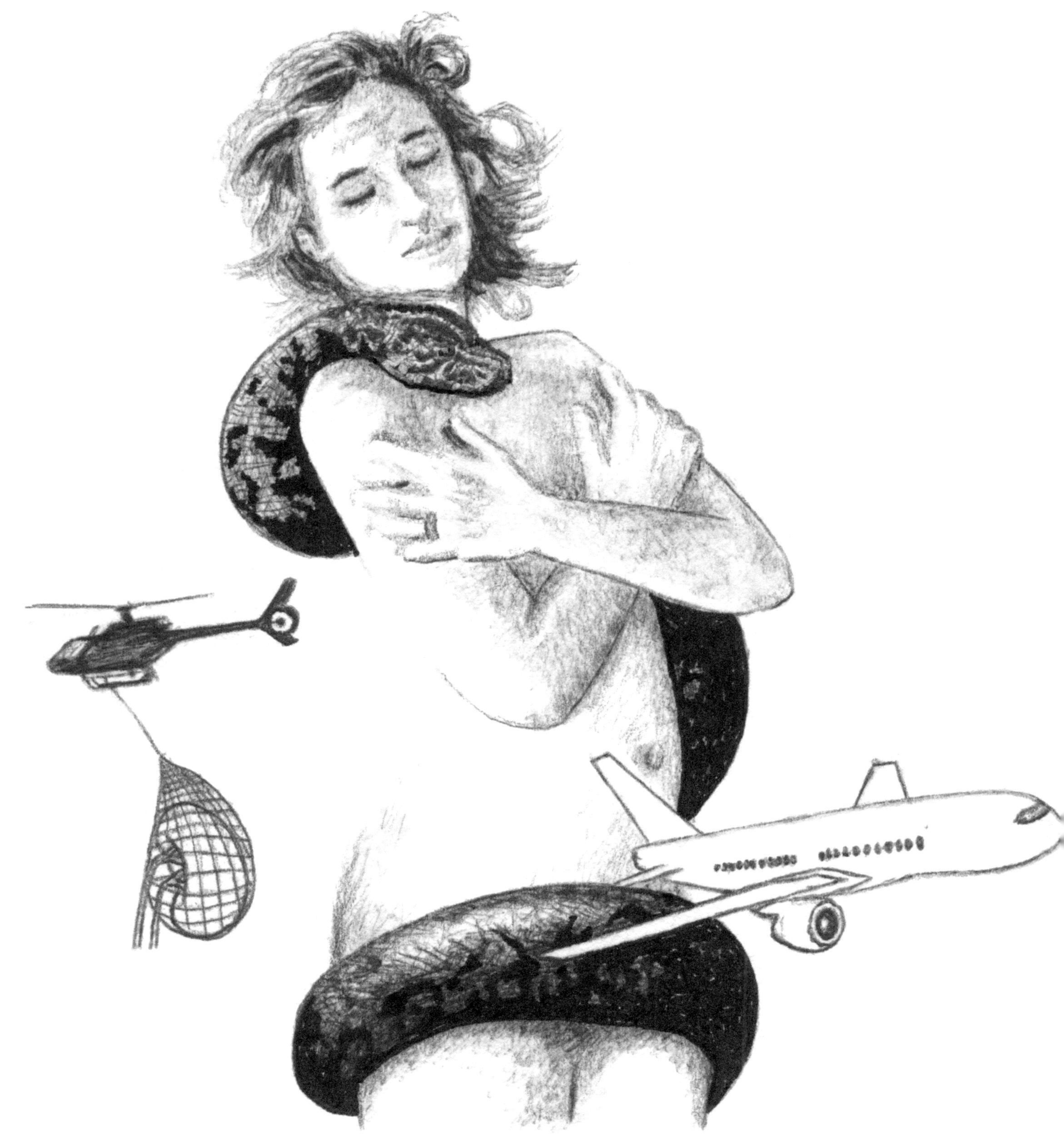

7 Die Milz – die Transportministerin

7.1 Position im Kaiserstaat

Unser menschlicher Körper gleicht mehr einem großen Staat als einem kleinen Dorf. Mit unseren Organen (in der Chinesischen Medizin zählen wir zwölf plus sechs Extraorgane, in der westmedizinischen Vorstellung sprechen wir von über zwanzig Organen) haben wir bereits große Gebäudekomplexe in diesem Staat, die wiederum viele Arbeiterinnen und Arbeiter beschäftigen.

Zur Erinnerung: Wenn wir alle unsere menschlichen Zellen als Bürgerinnen und Bürger betrachteten, so kämen wir auf 10 bis 100 Billionen Einwohner. Da bräuchten wir 2000 Planeten wie die Erde, um alle diese Menschen unterzubringen!

Aber bleiben wir klein, große Zahlen überfordern unser Vorstellungsvermögen. Zudem lehrten uns bereits altgriechische und altchinesische Schriften von Hermes Trismegistos und Laotse, dass wir das Kleine im Großen wiederfinden und umgekehrt.

Bleiben wir aber noch kurz in Griechenland und erinnern uns an die Schriften Platons. In seinem großen Werk, *Politeia*, lässt Platon seinen Lehrer Sokrates über die Gründung eines idealen Staates nachdenken. Im zweiten Buch der *Politeia* beschreibt Sokrates die Gründung eines Staates aus minimal drei Männern: dem Landwirt, dem Baumeister und dem Weber. Männer, die für die Grundbedürfnisse Nahrung, Wohnstätte und Kleidung aufkommen.[8]

Alsbald wird klar, dass diese drei Männer Gehilfen brauchen (von Frauen ist hier nie die Rede). Der Landwirt braucht einen Schmied und einen Hirten, der Baumeister Zimmerleute und Bauarbeiter, der Weber einen Schuster und einen Gerber. Und schon wächst die Stadt, weil sie sich selbst nicht

8 Platon: *Der Staat*, Anaconda Verlag, Köln, 2010, S. 76 ff.

mehr versorgen kann. So bilden sich Handel und Märkte und dadurch die Notwendigkeit von Grenzen, Grenzlinien und Wächtern, welche die Stadt schützen. Im idealen Staat macht jeder das, was er am besten kann. Er bleibt in seinem «Kompetenzkreis», um es mit Dobellis Worten auszudrücken.[9]

Der ideale Staat bestünde aus Menschen ohne Gier und Machtgelüste. Die Bürger würden weder Faulheit noch Neid kennen, weder Missgunst noch Ignoranz. Jeder würde das Produkt seiner Arbeit mit allen anderen teilen beziehungsweise seine Arbeit zum Wohl des ganzen Staates verrichten. Noch nie dagewesen auf dieser Welt!

Und wie steht es in unserer Körperwelt mit den ca. 50 Billionen Zellen? Was wäre ein idealer Körperstaat? In einem gesunden Körper verrichtet jede Zelle genau die Arbeit, die sie am besten kann. Sie bleibt in ihrem Kompetenzkreis. Eine Nierenzelle erledigt ihre Aufgabe und denkt nicht im Traum daran, sich wie eine Leberzelle zu verhalten. Arbeitswert, Konkurrenz und Entlöhnung sind im idealen Körperstaat kein Thema. Jede Zelle unseres Körpers weiß, was sie zu tun hat. Die im Erbgut enthaltene Information diktiert ihr ihre Aufgabe bis zum Zeitpunkt ihres Zelltodes.

Können, denken, wissen – davon kann auf Zellebene doch gar nicht die Rede sein! Zellen haben kein Bewusstsein ihrer Existenz, Zellen können nicht reflektieren!

Oder doch? Die renommierte Zellbiologin Joyce Hawkes behauptet, dass jede Zelle über ein Bewusstsein verfügt und dass wir mit unseren Gedanken jede einzelne Zelle zielgerichtet beeinflussen können.

Stell dir nur vor, du könntest mit jeder deiner Körperzellen in direkten Kontakt treten. Stell dir nur vor, du könntest einer Krebszelle klar machen, dass sie mit ihrem rebellischen Verhalten nicht nur deinen Körperstaat, sondern auch ihr eigenes Überleben gefährdet.

Und wenn dir die Krebszelle den Kontakt verweigern würde? Bockig und trotzig? Ja, dann könntest du mit den Zellen, die zum Funktionskreis der Milz gehören, Kontakt aufnehmen und sie um

9 Dobelli, Rolf: *Die Kunst des guten Lebens,* Piper Verlag, München, 2017, Kapitel 14, S. 93 ff.

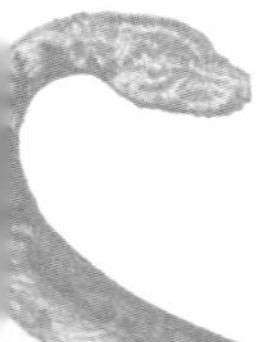

Hilfe bitten. Die Milz ist nämlich die Diplomatin in unserem Körper. Kein anderes Organ verfügt wie sie über die Gabe, geschickt und lösungsorientiert Disharmonie und Unstimmigkeiten zu bereinigen.

Die Transportministerin Milz kann man auch als Chefin der Logistik bezeichnen oder als Metabolismus-Meisterin. Ohne Logistik geht gar nichts. Immer wenn es um Bewegung von Gütern, Rohstoffen und Produkten geht, dann wird die Milz gebraucht. Die Milz kennt jeden einzelnen Haushalt im Körperstaat. Mehr noch, sie kennt die Bedürfnisse aller Bewohnerinnen und Bewohner in- und auswendig. Sie kennt alle Wege zu jedem einzelnen Haus im Staat. Auch deshalb wird die Logistikbeamtin von der Herz-Kaiserin hoch geschätzt. Über die Milz erfährt die Kaiserin, was alles so abgeht in den Haushalten ihrer Bürgerinnen und Bürger. Durch sie erfährt sie, wer Not leidet, was wem fehlt und auch wer zu viel Fett abbekommen hat. Diese Informationen sind so wichtig, dass außer der Bodyguard die Transportministerin jederzeit Zugang zur Kaiserin bekommt. Deshalb könnte man die Milz auch als die vertrauteste Magd im Kaiserpalast betrachten. Für die Tätigkeit und den Stand der höchsten Magd braucht es nicht nur eine gute Bildung und Verstand. Auch Sanftmut, Taktgefühl und Empathie wird verlangt. So ist die Milz denn auch eine bescheidene Dienerin und gute Beraterin der Kaiserin.

7.2 Aufgaben

Die Bauchspeicheldrüse, das Pankreas, gehört nach ostmedizinischer Sicht zur Milz. Milz und Pankreas werden als Einheit betrachtet.

Westmedizin

Die Milz hat drei grundlegende Aufgaben im Körper:

- Sie ist zuständig für die Blutbildung bei Föten und Kindern. Nach dem sechsten Lebensjahr brauchen wir die Milz zur Aussonderung überalterter roter Blutkörperchen.

- Sie dient der Vermehrung von Lymphozyten, den weißen Blutkörperchen, welche Fremdstoffe erkennen und isolieren können.
- Sie speichert Monozyten, die wir ebenfalls zur Abwehr körperfremder Stoffe benötigen.

Das Pankreas ist die wichtigste Verdauungsdrüse in unserem Körper. Täglich fließen 1,5 Liter Pankreassaft in den Dünndarm. Ohne diesen wertvollen Saft könnten wir die Grundbausteine unserer Nahrung, Eiweiß, Kohlenhydrate und Fett, nicht verdauen.

Ostmedizin

- Die Milz herrscht über das Blut
- Sie herrscht über Umwandlung und Transport
- Sie kontrolliert die Muskeln und die vier Extremitäten
- Sie öffnet sich in den Mund und manifestiert sich in den Lippen
- Sie beherbergt das Denken, *Yi*

Die Funktionen der Milz gehen weit über die mit dem Blut verbundenen Aufgaben nach westlicher Sicht hinaus. Auch in der CM wird die Milz verbunden mit der Bildung und der Zirkulation des Blutes. Doch ihre Aufgaben sind sehr viel umfassender. Bei uns im Westen erhält die Milz nicht die Anerkennung, die ihr gebührt. Wichtig in der Kindheit, aber nicht überlebenswichtig danach.

Weißt du, wo deine Milz liegt und was sie den ganzen Tag so macht? Eben! Den «Bruder» der Milz, den Magen, kennt jeder. Er knurrt, bläht sich auf und tut ab und zu weh, wenn er nicht bekommt, was er will. Viel bescheidener die Milz. Wir spüren und hören sie nicht, und doch arbeitet sie unaufhörlich.

Wenn die Logistik versagt, dann kommt es zu einem Stau im Lager oder auf der Straße und damit zu Engpässen beim Empfänger. Stell dir einen umgekippten Lastwagen voller Speiseöl vor.

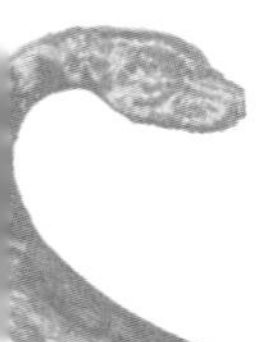

Das Öl fließt aus, liegt fettig auf der Straße und überzieht als öliger Film die Wiesen und Wege der Umgebung. Gelangt es in einen benachbarten Bach, wird es weiter und weiter getragen, um irgendwo dann als schmierige Pfütze liegen zu bleiben. Der umgekippte Lastwagen verstopft aber nicht nur die Umgebung. Auch der Verkehr kommt nun zum Erliegen. Autos und Lastwagen bleiben stehen, müssen umgeleitet werden oder warten stundenlang im Stau. Es dauert eine gute Weile, bis der Lastwagen wieder steht, der Verkehr wieder rollt und das umliegende Gebiet vom Öl befreit ist. Hinzu kommt, dass der Lastwagen in die Werkstatt muss. Ein Ersatzlastwagen bringt nun neues Speiseöl in die Läden. Eventuell dauert dies so lange, dass alle Ölvorräte aufgebraucht sind. Die Endempfänger leiden nun unter Mangelerscheinungen, während das Gebiet rund um den umgekippten Lastwagen zu viel Fett abbekommt.

Ein Transportstau durch eine überlastete Milz zeigt sich meistens zuerst im Bauchraum. Die Nahrung bleibt liegen, es kommt zu Blähungen, Bauchschmerzen, Völlegefühl und damit verbunden zu Müdigkeit und Schwere. Dauert der Stau an, dann schwellen auch die Muskeln in den Extremitäten an. Vor allem die Beine werden dick und schwer, das Wasser staut, die Bewegungen werden träge und langsam. Diese teigige Schwere behindert auch das Denken.

Die Milz öffnet sich in den Mund und manifestiert sich in den Lippen. Eine gesunde Transportministerin ist wohl genährt. Nicht zu dick und nicht zu dünn. Ihre Lippen sind glänzend, voll und weich. Rissige und trockene oder zu nasse Lippen sind in der CM (der Chinesischen Medizin) ein Zeichen für eine Milzdisharmonie.

Yi, das «Milzdenken», entspricht dem zusammenhängenden Aspekt des Denkens. «Logistikdenken», «Internetdenken», «diplomatisches Denken» könnte man es nennen. Es ist die Fähigkeit, Zusammenhänge zu sehen und miteinander zu verbinden. Das übergeordnete große Ganze sehen, sich die Details merken, vernetzt denken, sich dabei aber nicht im Detail verlieren. Jede Studentin und jeder Schüler braucht in der Masse des Lernstoffes die Fähigkeit des Milzdenkens. Was ist wichtig? Wie ergeben die einzelnen Puzzleteile ein Ganzes? Wie sieht das ganze Bild aus? Wo ist der Rand, die Grenze? Wie erkenne ich, welche Teile zu den Hauptfiguren gehören? Und wie schaffe ich es, die unscheinbaren Teile als wichtige Verbindungsstücke ins Ganze einzufügen?

Eine gute Schule zeichnet sich dadurch aus, dass die Lehrpersonen miteinander den ganzen Lernstoff zu einem zusammenhängenden Muster verweben. Ein guter Lehrer hilft seinen Schülern, den Überblick zu gewinnen, Wesentliches fett anzustreichen und Unwesentliches als Füllmaterial zu erkennen. Ein guter Schüler besitzt die Fähigkeit, den Lernstoff sinnvoll zusammenzufassen, sich nicht im Detail zu verlieren und immer das große Ganze zu sehen.

Wie war das in deiner Schulzeit? Welche Lehrer halfen dir, das große Muster zu erkennen? Wie oft wurdest du mit Lernstoff überschüttet und wusstest nicht mehr wohin damit? Wie viele umgekippte Lastwagen verstopften deine Klarsicht?

Viele, ja die meisten Schüler und Studentinnen haben energetisch eine Milzschwäche durch zu viel Lernen. Diagnostische Zeichen dafür sind nebst Zunge und Puls zum Beispiel auch das Bedürfnis nach fettiger, süßer Nahrung und stumpfsinniger Ablenkung.

Überlege dir doch bitte, wie du dich oder deine Kinder nach einer langen Lernphase belohnst.

Vorschlag 1: «So, jetzt hast du genug gelernt. Zur Belohnung gehen wir auf einen Waldspaziergang.» Perfekt! Sauerstoff, körperliche Bewegung in der Natur und das die Augen erfrischende Grün der Bäume wäre für eine erschöpfte Milz die ideale Regeneration. Hauptsache nichts mehr denken.

Vorschlag 2: «Wenn du alle Vokabeln in- und auswendig kannst, dann lese ich dir zur Belohnung den Artikel über die neuesten Forschungen zur Entstehung des Lebens vor.»

Wer käme auf solch eine hirnrissige Idee? Hauptsache nichts mehr denken.

Vorschlag 3: «Weil du so viel gelernt hast, darfst du jetzt gamen und deine Lieblingschips essen.» Hauptsache nichts mehr denken! Mit Schokolade und Chips auf dem Sofa lümmeln und Bachelor, Bachelorette oder GNTM (Germany's Next Topmodel) konsumieren. Abschalten, die Denkzellen abstumpfen. Stumpfsinnig, verständlich und nicht gesund.

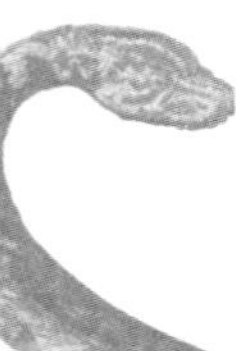

Ich sah am Beispiel meines intelligenten, sportlichen Sohnes, wie Gymi-Schüler sich erholen. Ich wünschte mir, dass der Lernstoff in den Gymnasien immer wieder überdacht würde. Themen, die fächerübergreifend vermittelt werden, bleiben den Schülerinnen und Schülern in Erinnerung. Zusammenhangsloses Auswendiglernen bringt den Jugendlichen nicht viel.

Yi, das zusammenhängende Denken der Logistikbeamtin, ist essenziell für unseren Körperstaat. Menschen mit einem gesunden Milzdenken sind hervorragende Vermittler, Therapeuten, Diplomaten. Sie erkennen die individuellen Bedürfnisse ihrer Mandanten. Sie sehen Wege und Möglichkeiten, wie ihre Klienten das bekommen, was sie wirklich brauchen, und wie sie sich von vernebelnden Schlacken befreien können, um dem großen Ganzen zu dienen.

7.3 Die Emotion Sorgen

«Gott, gib mir die Gelassenheit, Dinge hinzunehmen, die ich nicht ändern kann, den Mut, Dinge zu ändern, die ich ändern kann, und die Weisheit, das eine vom anderen zu unterscheiden.»

Mit diesem Zitat von Reinhold Niebuhr, dem amerikanischen Theologen, Philosophen und Politikwissenschaftler, ist eigentlich alles gesagt.

Sorgen nützen nichts, rein gar nichts. Sorgen verschlacken das Gehirn, wenn sie nicht in Bewegung umgesetzt werden. Der Ausdruck «Sorgenkreis» ist treffend: Gedanken, die um ein Thema kreisen, führen zu Grübeln, Wälzen, An-Ort-und-Stelle-Treten.

Eine fähige Transportministerin zeichnet sich durch Taten aus. Sie denkt sicherlich ausgiebig nach, sie erkennt Schwierigkeiten und mögliche Engpässe, aber sie sucht und findet immer Lösungswege. Kommen wir zurück zum Beispiel des umgekippten Lastwagens mit dem auslaufenden Speiseöl. Die Transportministerin erfährt als Erste von diesem Unfall. Was soll sie tun? Nützt es irgendwem, wenn sie sich händeringend auf einen Stuhl fallen lässt und über die möglichen Folgen lamentiert? Wem hilft ihr Mitleid für die hungernden Endempfänger? Niemandem! Mitleid ist doppeltes Leid.

Was es braucht, ist die Fähigkeit einer starken Milz: Sie erkennt die ganze Misere, sie verschafft sich den Überblick über den Schaden, sie entwirft mit einem fähigen Team einen stringenten Rettungsplan und schreitet zur Tat. Sie selbst bleibt im Palast, nahe der Kaiserin. Ihr Team berichtet laufend über den Status quo und nimmt konkrete Handlungsanweisungen entgegen. Kommt es zu weiteren Problemen, überlegt die Transportministerin prospektiv, was zu tun ist. Überblick, souveränes Auftreten, Klarsicht ist jetzt gefragt und nicht hektischer Aktivismus. Auch darf die Kaiserin nicht zu sehr belastet werden, sonst wird sie nervös und kriegt Herzklopfen. Im schlimmsten Fall muss die Transportministerin der Kaiserin die Tatsache beichten, dass der Schaden gravierend ist und nur eventuell und über längere Zeit behoben werden kann.

7.4 Was die Transportministerin krank macht

- Sorgen
- Untätigkeit, Trägheit
- Zu viel Süßigkeiten und schlechte Fette
- Mitleid und Selbstmitleid
- Schlechte Transportwege
- Bemuttern, erdrücken
- Verschmelzungstendenz

Die Transportministerin wird krank, wenn sie sich verstrickt in einem Sorgenkreis. Zu viel Denken und Sorgen, zu viel Mitleid und zu wenig aktive Lösungsstrategien führen dazu, dass die Transportministerin vor lauter Grübeln gar nichts mehr tut. Im schlimmsten Fall sitzt sie träge auf dem Sofa, stopft Süßigkeiten in sich hinein und bemitleidet nicht nur die armen Opfer, sondern auch und vor

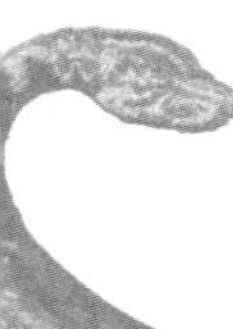

allem sich selbst. «Oh je, wie traurig und schlimm ist die Welt.» Das bringt gar nichts! Zur Erinnerung: Mitleid ist doppeltes Leid.

Das Leben ist stetigem Wandel unterworfen. Nur wer sich verändern und anpassen kann, überlebt.

Die große Gabe der Transportministerin ist, dass sie immer Wege und Möglichkeiten findet, die Bürger und Bürgerinnen mit dem Notwendigen zu versorgen. Versorgen, angemessen, nicht überversorgen. Eine Mutter kann ihr Kind aus lauter Sorge, dass es nicht genug bekommt, überfüttern und erdrücken. Partner können sich isolieren, indem sie miteinander verschmelzen und die Außenwelt nicht mehr wahrnehmen. Das führt über kurz oder lang zu einem Transportstau. Eine gesunde Gemeinschaft zeichnet sich durch Interaktion aus, nicht durch Isolation.

7.5 Wie die Transportministerin gesund bleibt

- Eigene Bedürfnisse erkennen
- Ausgewogenheit zwischen Geben und Nehmen
- Differenzierung Mitleid – Empathie
- Zielgerichtetes, lösungsorientiertes Denken
- Abgrenzung, Zeit alleine
- Regelmäßig essen
- Geborgenheit, Wurzeln, familiäre Sicherheit

Eine gesunde Transportministerin kennt die Bedürfnisse der Bürger und Bürgerinnen. Und, ganz wichtig, sie kennt auch ihre eigenen Bedürfnisse.

Die großen Fragen, die sie sich immer wieder stellen sollte, sind folgende: Wie kann ich es anderen recht machen, ohne mich selbst zu verlieren? Was brauche ich selbst? Sind Geben und

Nehmen in einem guten Verhältnis? Kann ich unterscheiden zwischen Mitleid und Empathie? Erkenne ich den Unterschied zwischen dem Mit-Leiden und der Fähigkeit, mich in andere Menschen einzufühlen und dabei doch immer mich selbst zu bleiben?

Ich habe die Transportministerin mit der vertrautesten Magd der Herz-Kaiserin verglichen. Die perfekte Magd dient und bleibt doch sich selbst. Sie erkennt die Bedürfnisse der Kaiserin, sie freut sich über deren Wohlergehen, das sie mit beeinflusst.

Ihre Fähigkeit, Lösungen zu finden, verhilft der Kaiserin und dem ganzen Staat zu Wohlstand und Glück. Neid ist der Transportministerin fremd. Sie liebt ihren Status als intelligente, kultivierte Begleiterin und schätzt es, dass sie sich im Gegensatz zur Kaiserin zurückziehen und ausruhen darf. In ihrer Kammer genießt sie ihren persönlichen Luxus. Sie braucht nicht viel. Bescheidenheit ist ihre Tugend, und doch ist ihr bewusst, wie wichtig sie ist.

Ganz wichtig ist, dass die Transportministerin regelmäßig isst und genug ruht. Ohne einen geregelten Rhythmus verliert sie die Fähigkeit, zusammenhängend zu denken. *Plenus venter non studet libenter*, ein voller Bauch studiert nicht gern, pflegte meine Lateinlehrerin zu sagen und setzte die Prüfungen niemals auf die Unterrichtsstunde gleich nach dem Mittag. Die Zeit der höchsten Milzaktivität ist zwischen neun und elf Uhr. Das wäre die ideale Zeit für Prüfungen und für Denkarbeit generell.

Auch der familiäre Zusammenhalt trägt wesentlich zur Gesundheit der Milz bei. Sie muss ihre Wurzeln spüren und sich geborgen fühlen. Es zieht sie nicht in die Ferne. Viel zu sehr genießt sie die Vertrautheit in bekannter Umgebung. Die Familie gibt ihr Geborgenheit und Sicherheit, Wärme und Schutz.

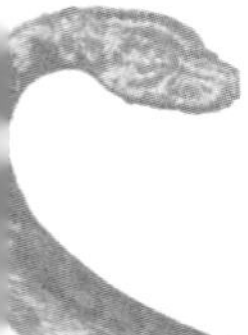

Ein weiteres Beispiel des Kernquadrates zum Thema Helfen:

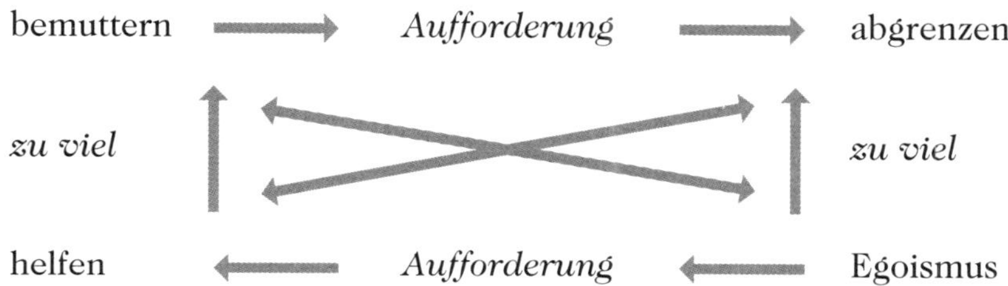

7.6 *Shurr*, die Schlange der Transportministerin

«Dummer Gaul», «hochmütige Zicke», «elender Hund», «fettes Schwein», «eingebildeter Gockel», «blöder Affe». Und jetzt kommt noch die «betrügerische Schlange», *Shurr*, das Tier der Transportministerin.

Was haben wir eigentlich für ein trauriges Verhältnis zu den Tieren? Pferd und Hund kommen noch am besten weg. Affe und Ziege nur, wenn sie niedlich und klein sind. Hahn und Schwein haben es schwer. Der Rest der zwölf Erdenzweigentiere sind Drache, Tiger, Hase, Ochse und Ratte. Alles verschlingend, gefährlich, ängstlich, schuftend und fies?

Welches dieser Tiere würdest du dir auf den Oberarm tätowieren lassen? Wen möchtest du zum Haustier? Wie kommt es eigentlich zu dieser seltsamen Auswahl der zwölf Erdentiere? Hierzu gibt es verschiedene Legenden. Zum Beispiel die Legende, dass Buddha ein Wettrennen veranstaltete, um die ersten zwölf Tiere in den Kalender aufzunehmen. Eine andere Geschichte erzählt, dass Buddha vor dem Verlassen der Welt noch alle Tiere zu sich rief. Und in einer weiteren Erzählung befahl der Jadekönig, die Gottheit, die über Himmel und Erde herrscht, seinem Berater, zwölf unterschiedliche Tiere der Erde zu ihm in den Himmel zu bringen, damit er diese besser kennenlernen könne.

Shurr, die Schlange, ergatterte sich beim Wettrennen durch List den sechsten Platz, noch vor dem Pferd, in dessen Huf sie sich versteckte. Beim Abschied Buddhas fungierte die weise Schlange zusammen mit dem eloquenten Pferd als Minister des Drachen.

In unserem christlichen Umfeld wird die Schlange als Verführerin angeprangert. Sie säuselt und zischt, verlockt und verspricht und führt ins Verderben. Hinter ihr steckt Satan, die Verkörperung des Bösen. Er lässt das scheue, stumme Kriechtier sprechen, dieses erregt dadurch Evas Aufmerksamkeit und lässt sie glauben, dass sie und Adam mächtig wie Gott werden könnten, wenn sie von den verbotenen Früchten essen würden. Eva kann nicht widerstehen und gibt auch Adam vom verbotenen Apfel zu essen. Und es gehen ihnen die Augen auf, sie erkennen Gut und Böse und werden dadurch prompt aus dem Paradies geworfen.

Die Erkenntnis von Gut und Böse haben wir nach altem Testament der Schlange zu verdanken. Rausgeworfen aus der Einheit im Garten Eden, reingeworfen in die Dualität. Aus dem Wuji ins Yin und Yang, ein bisschen getröstet über die seltenen Momente im Zustand des Tai-Chi.

Shurr ist listig, schnell wie ein Pfiff, intelligent und wendig. Damit diese Qualitäten zum Ausdruck kommen, braucht die Schlange eine ganz besondere Gabe: Sie muss warten können. Warten auf den richtigen Augenblick. Warten, vertrauensvoll eine Runde schlafen, überdenken und sich häuten, um handlungsfähig zu werden. Die Häutung der Schlange symbolisiert einen wesentlichen Aspekt ihrer Weisheit. In Ruhe überlegt sie sich, ob das alte Kleid noch stimmt, und sie streift es ab und erscheint in einem neuen, wenn die Zeit reif ist.

Shurr, das Tier der Transportministerin, kennt Wege und Tricks, wie man von A nach B kommt. Da ist nichts Böses dahinter, keine fiesen Absichten. Im Gegenteil, die Schlange ist eine Mittlerin zwischen Himmel und Erde. Sie kennt die dunklen Tiefen in den Höhlen. Sie weiß um die Qualität des Wartens. Und sie erkennt Wege, Altes loszulassen, abzustreifen wie eine alte Haut und frisch, mutig und optimistisch ins Leben zu gleiten.

Shurr hat sich in einem Huf des Pferdes versteckt. Kurz vor dem Ziel soll die Schlange das Pferd

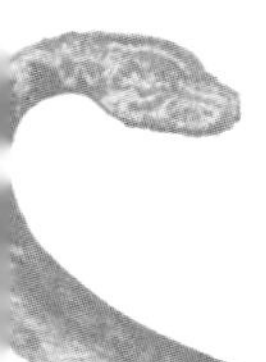

durch einen Biss erschreckt haben. Kaum jemand ist der Herzkaiserin so nah wie die Transportministerin. Wenn sie die Kaiserin beißt, dann hat sie ihren guten Grund. Man kann das eher verstehen als einen kleinen Stich mit einer Sicherheitsnadel im Sinne von: Galoppier nicht hirnlos drauflos, halte einen Augenblick inne, überlege dir deinen Auftritt und entscheide dich weise, wie du auftreten willst.

7.7 Splenektomie und Pankreaskarzinom

Westmedizinisch gesehen gehört die Milz nicht zu den überlebenswichtigen Organen. Nach dem sechsten Lebensjahr brauchen wir dieses Organ zwar noch zur Aussonderung veralteter Blutzellen, doch können die Aufgaben der Milz unter anderem von der Leber übernommen werden.

Bei einer Splenektomie wird die Milz entfernt. Mögliche Ursachen dafür sind ein Tumor, eine starke Vergrößerung, ein Abszess oder Verletzungen. Ich möchte hier nicht ins medizinische Detail gehen. Lieber gebe ich dir wieder ein paar Bilder aus dem Körperstaat.

Die Milz als Logistikchefin verfügt über ein ganzes Heer von Mitarbeiterinnen und Mitarbeitern. Jeder Einzelne hat seine klaren Aufgaben. Es kann nun sein, dass eine Abteilung streikt. Aus irgendeinem Grund verweigern Angestellte dieser Abteilung ihre Aufgaben, eventuell wiegeln sie andere ebenfalls zum Streik auf. Im schlimmsten Fall zerstören sie die Infrastruktur und blockieren die Transportwege. Dies als Bild eines bösartigen Tumors.

Es kann auch sein, dass sich gewisse Beamte an Gütern bereichern, die eindeutig anderen Zwecken dienen sollten. Das Abzweigen und Einlagern unrechtmäßig erbeuteter Gelder könnten wir mit einem Abszess vergleichen.

Eine Milzruptur schließlich entspräche einem lecken Tanker, der große Mengen Öl verliert. Im schlimmsten Fall wird das Leck geheim gehalten, bis die ganze Flora und Fauna erstickt und das betroffene Gebiet nicht mehr zu retten ist.

Ist die Milz raus, dann übernimmt vor allem die Leber. Die Generalin hat allerdings einen ganz anderen Charakter als die Transportministerin. Ihre Tugend ist zwar die Güte, doch sie hat ein viel schnelleres Tempo drauf als die Milz. Manchmal fehlt ihr auch die Geduld und das Mitgefühl.

Ist es möglich, dass Menschen ohne Milz ihr zusammenhängendes Denken und ihre Fähigkeit, diplomatische Lösungen zu finden, einbüßen? Kann es sein, dass Patienten nach einer Splenektomie ungeduldiger werden? Ich würde mir auch hier Studien wünschen.

Die Bauchspeicheldrüse, das Pankreas, gehört in der CM wie bereits erwähnt zur Milz. Gefürchtet ist vor allem das Pankreaskarzinom. Vielleicht kennst auch du jemanden, der innerhalb weniger Monate nach der Diagnose Bauchspeicheldrüsenkrebs verstorben ist. Nur 4 % der Patienten mit dieser Diagnose sind nach 5 Jahren noch am Leben. Der Grund für diese extrem schlechte Prognose ist, dass man den Tumor so lange nicht bemerkt.

Ich erwähne hier das Pankreaskarzinom, weil es eine Verhaltensweise zeigt, die wir oft bei Menschen mit Erde-Konstitution vorfinden. Sie arbeiten jahrelang, ohne zu murren. Sie dienen, sie opfern sich auf. Mit Freude, sagen sie. Die Bedürfnisse anderer erkennen sie sofort und immer. Helfen sei ihre Passion. Und sie merken es ganz lange nicht, wenn sie selbst ein Leck haben. Sie realisieren erst viel zu spät, dass auch sie Bedürfnisse haben. Ja, und dann, ohne Vorwarnung, einem Erdbeben gleich, bricht alles auf, was jahrelang Schutz und Geborgenheit bedeutete.

7.8 Ein Beispiel aus meiner Praxis

Frau B leidet unter ihrem Gewicht. Ihr Oberkörper ist recht schmal, sie hat ein sympathisches, hübsches Gesicht und schöne Lippen. Vom Bauchnabel an abwärts beginnen sich dann Fettpolster um die Hüften zu legen. Frau B's Beine sind wirklich dick, die Füße dann wieder fast zierlich. Frau B. leidet. Keine Diät nützt. «Ich fühle mich wie zweigeteilt. Oben ist die schöne Ursula, unten hockt diese dicke, fette Pflaume.»

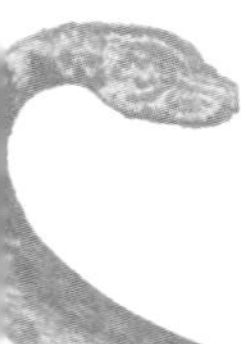

Das Bild der Pflaume kann ich in diesem Fall nicht aufgreifen. Es ist mir auch nicht möglich, aus einem birnenförmigen Körper einen athletisch schlanken zu machen. Meine Mittel als Akupunkteurin sind beschränkt. Sicher überprüfe ich bei Gewichtsproblemen immer die Ernährung, das Ess- und Trinkverhalten und die sportliche Aktivität. Auch Blutgruppe und Schilddrüsenwerte können für mich bei der Behandlung wichtig sein. Diäten gibt es wie Sand am Meer. Einige versprechen viel und halten eher wenig.

Frau B verzichtet ab zwölf Uhr mittags auf Kohlenhydrate, das hilft. Auch ihr Frustessen hat sie inzwischen im Griff. Freude hat sie am Zumba gefunden. Bald wird sie in eine Bauchtanz-Probelektion gehen. Die Bewegung in der Gruppe bei Musik ist für sie die ideale Sportaktivität. Auch Walking gefällt ihr, aber alleine mag sie nicht gehen.

Was ihr wirklich helfe, seien die Bilder der Transportministerin und der Schlange. «Wenn ich meine Hüften im Zumba kreise, dann stelle ich mir vor, wie die Transportministerin ganze Güterzüge durch meinen Körper schickt. Und jetzt, wo ich doch etwas Gewicht verloren habe, sehe ich meine Pneus lieber als biegsamen Schlangenleib um meine Hüften denn als hässliche Fettpneus.»

Das Gefühl, zweigeteilt zu sein, ist immer noch da und wirklich auch sichtbar. Verändert hat sich Frau B's Einstellung zu den zwei Hälften. Sie hasst ihren unteren Körper nicht mehr. Im Tanz kann sie sich mit ihrer Fülle sogar versöhnen. Sie weiß, dass sie nie schlanke Beine haben wird, da ist nichts zu machen. Frau B nahm auch meine Idee auf, ihren Kleidungsstil zu überprüfen. Ihre beste Freundin Claudia (CF Feuer vermutlich) war begeistert und begleitete sie. Die zwei Frauen vergnügten sich einen Samstag lang in Zürich in diversen Boutiquen und Warenhäusern. Claudia brachte ihrer Freundin Kleider in die Umziehkabine, die Frau B niemals selbst gewählt hätte. Zuerst habe sie verlegen abgewinkt, doch dann habe sie Claudia zuliebe Klamotten angezogen, sich dem Spiel hingegeben und sich aufgemotzt wie nie zuvor in ihrem Leben. Die zwei Freundinnen hatten so viel Spaß, dass sie ihr Verkleidungsabenteuer bald wiederholen wollen.

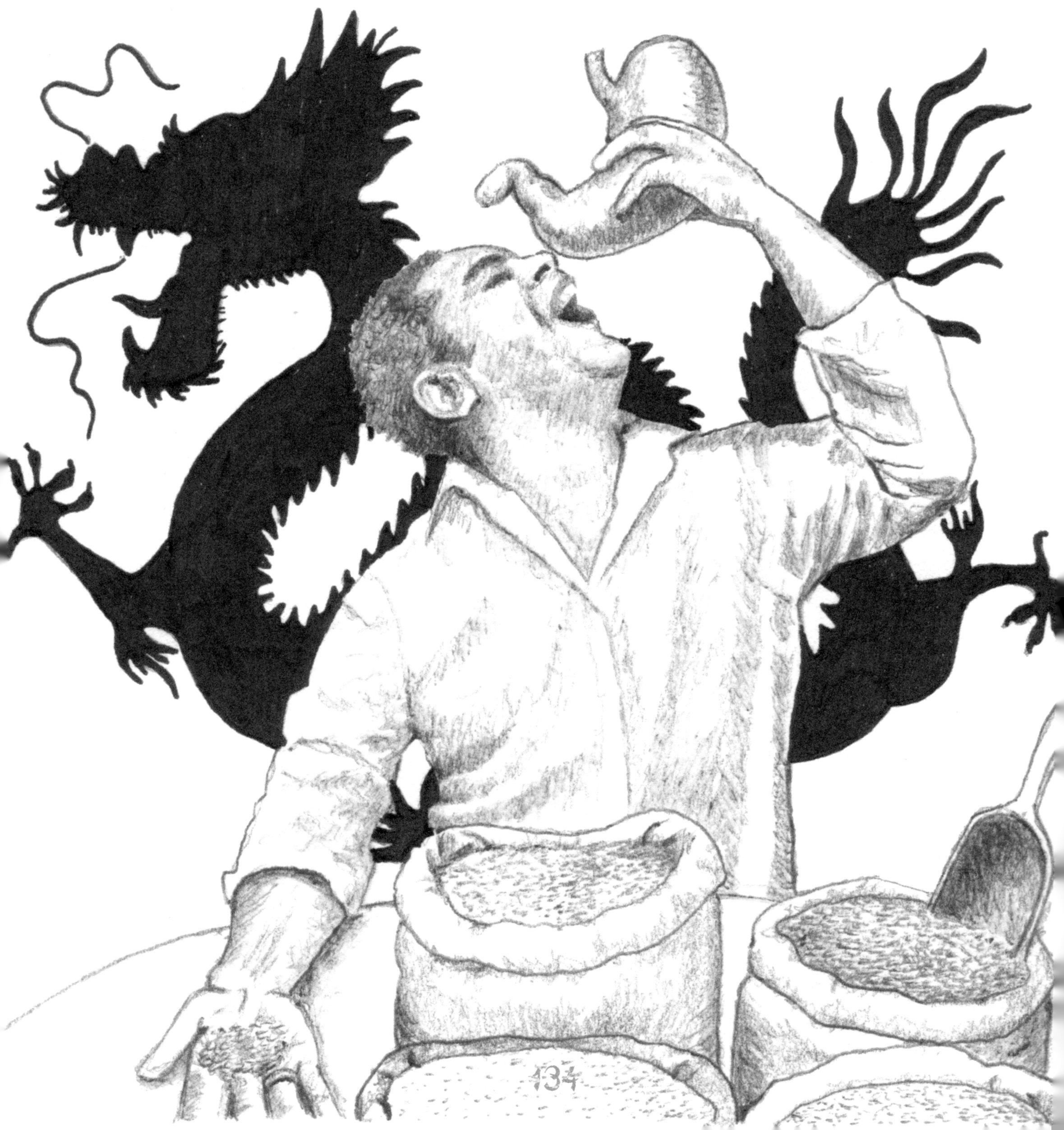

8 Der Magen – der Kornkammermeister

8.1 Position im Kaiserstaat

Der Kornkammermeister herrscht über den Getreidespeicher im Kaiserstaat. Das ist keine leichte Aufgabe. Der Silo ist nicht bloß ein Behälter, der irgendwie befüllt und wieder entleert werden kann. Essenziell für eine gute Haltbarkeit des Getreides ist dessen Lagerung.

Heute kaufen wir das Mehl kiloweise im Laden. Einige wenige mahlen ihr Korn selbst. Wir wissen, dass unser Haushaltsmehl von Schädlingen befallen werden kann, wenn wir die Tüte zu lange offen lassen. Am deutlichsten sehen wir am Brot, wie Feuchtigkeit zu Schimmel und Trockenheit zu Härte führt. Wie viel Brot schmeißen wir weg, weil es verdorben ist! Wer verarbeitet trockenes Brot schon zu Paniermehl, wer macht aus nicht mehr ganz frischem Brot eine Suppe? Wir Schweizer sind offenbar führend im «Food Waste». Rund ein Drittel aller in der Schweiz produzierten Lebensmittel landet im Kehricht. Auch bei Großverteilern ist der Anteil an weggeworfenem Brot horrend.

Der höchste Getreidesilo der Welt befindet sich in Zürich in der Nähe des Escher-Wyss-Platzes, direkt an der Limmat. 1 000 Tonnen Korn werden hier bei Swissmill täglich angeliefert. Die Befüllung und Entleerung des Silos ist komplex. Essenziell für eine gute und gleichbleibende Qualität des Getreides ist nebst der Reinigung eine gute Belüftung, die ideale Durchmischung und eine perfekte Fördertechnik im Silo.

Der Kornkammermeister überwacht nicht nur das Befüllen und Entleeren, sondern auch das Lagern, Umschichten und Durchmischen des Getreides. Er schaut dafür, dass die Bevölkerung auch in Notzeiten genug Brot bekommt. Schlechte Ernten müssen durch gute aufgewogen werden können.

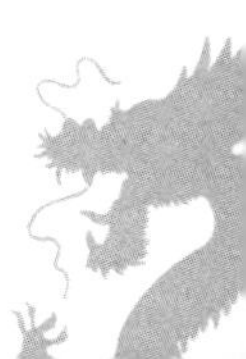

8.2 Aufgaben

Westmedizin

Der Magen ist ein mit Schleimhaut ausgekleidetes Hohlorgan aus Muskelgewebe. Seine Aufgabe ist das Empfangen, Durchmischen und Desinfizieren der Nahrung. Der saure Magensaft spaltet Eiweiße auf und tötet mitgeschluckte Bakterien und Viren größtenteils ab. Zwei bis sieben Stunden verbleibt die aufgenommene Nahrung im Magen. Flüssigkeiten rauschen die steile Magenrinne direkt hinunter, Luft sammelt sich in der Magenblase oben an. Ca. zwei Liter Magensaft werden täglich produziert. Eine dicke Schleimschicht schützt die Magenwand vor dem sauren Saft. Ist die Nahrung gut durchmischt und verdaut, reicht der sogenannte Pförtner dann häppchenweise dem Zwölffingerdarm den Speisebrei weiter.

Ostmedizin

- Der Magen kontrolliert das Fermentieren und Reifen der Nahrung
- Der Magen kontrolliert das Absteigen des Qi

Du kannst den Magen mit einem Betonmischer vergleichen. Zur Herstellung eines guten Betons braucht es kleine Gesteine, Zement als Bindemittel und Wasser in einem klaren Verhältnis. Der Betonmischer muss den Brei gut durchkneten und dann portionenweise weitergeben. Ist der Mischtrog leer, muss er gereinigt werden und ruhen. Füllt man zu viel auf einmal rein, dann schwappt der Brei oben raus. Ist das Verhältnis zwischen Sand, Kies, Wasser und Zement nicht richtig, dann gibt es einen zu weichen oder einen zu harten Baustoff. Ewig im Trog lassen ist auch nicht gut. Das braucht zu viel Energie.

Mit unserem Magen verhält es sich genauso. Ein gutes Verhältnis von Nahrungsmitteln, richtig zubereitet und individuell angepasst, kommt oben rein. Im Magen wird der Brei geknetet, fermen-

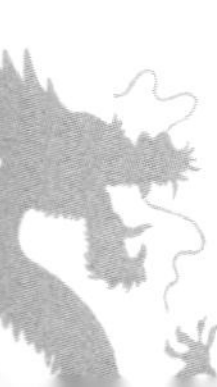

tiert, ruht ein paar Stunden und wird dann häppchenweise weitergereicht. Für einen guten Nährstoff braucht es also die richtige Mischung an Nahrungsbestandteilen, genug Flüssigkeit, eine gute Magenperistaltik (Knetmaschine) und angemessen Zeit zum Gären und Reifen.

Stopfen wir zu viel Essen in uns rein, dann müssen wir erbrechen. Zu fette Nahrung liegt uns schwer auf. Schlingen wir unser Essen schnell runter, dann ist der Brei zu grob. Sprechen wir andauernd beim Essen, dann schlucken wir Luft mit, die in der Magenblase nicht Platz hat, und müssen rülpsen. Schlucken wir zu allem noch Ärger mit, dann kann uns das wortwörtlich sauer aufliegen.

Unser Magen braucht zwischendurch Ruhe und Erholung. Er meldet sich dann schon, wenn er was will. Mit einem hörbaren Knurren erinnert er uns daran, dass nur noch Luft im hohlen Magen schwingt. Das Magenknurren ist nämlich nichts anderes als Luft, die durch die dauernde Bewegung im Magenraum zum Klangkörper wird.

8.3 Was den Kornkammermeister krank macht

- Völlerei
- Naschen
- Gier

Der Kornkammermeister wacht über den gelben Kornschatz. Das ganze Volk ist abhängig von seiner Fähigkeit, den Getreidesilo regelmäßig von oben zu befüllen, die Schichten gut zu durchmischen und sinnvoll unten wieder zu entleeren.

Gier ist das größte und folgenschwerste Laster, das diesen Minister befallen und das ganze Land ins Verderben stürzen kann. Wenn der Kornkammermeister nur ans Einlagern denkt, wenn er nur rafft und hortet, dann gleicht er Dagobert Duck, der einsam und ungeliebt auf seinem Goldberg hockt. Für einen gesunden Staat ist ein weiser Umgang mit Einnahmen und Ausgaben von allergröß-

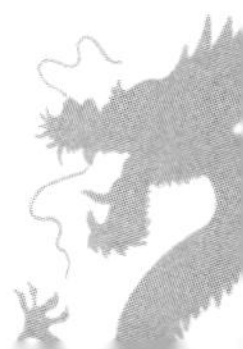

ter Wichtigkeit. Ähnlich der Finanzministerin muss der Kornkammermeister für eine intelligente Verteilung der Güter schauen. Umschichten, belüften, sinnvoll ausgeben und vorausschauend die nächste Ernte planen ist seine Fähigkeit und gleichzeitig seine Herausforderung.

Wir kennen nebst den Tugenden *Humilitas* Demut, *Caritas* Wohltätigkeit, *Castitas* Keuschheit, *Patientia* Geduld, *Temperantia* Mäßigung, *Humanitas* Wohlwollen und *Industria* Fleiß auch die sieben Hauptlaster *Superbia* Hochmut, *Avaritia* Habgier, *Luxuria* Wollust, *Ira* Jähzorn, *Gula* Völlerei, *Invidia* Neid und *Acedia* Faulheit.

Wohltätigkeit versus Habgier, Selbstbeherrschung versus Zügellosigkeit. Wo ist die Grenze?

Ab wann wird aus einem Genuss eine Völlerei? Wie viel Eigennutz liegt hinter großzügiger Milde?

Nehmen wir das einfache Beispiel Schokolade. Das passt hier gut rein, weil die süße Geschmacksrichtung dem Element Erde, also Magen und Milz, zugeordnet wird. Wie verhältst du dich vor einer Tafel Schokolade? Ein Stück? Eine Reihe? Plötzlich ist die ganze Tafel weg?

Der Kornkammermeister hat die schwierige Aufgabe, die Schokolade einzupacken und portionenweise abzugeben.

Raffgier und Habsucht macht den Kornkammermeister krank. Das bezieht sich nicht nur auf die Nahrung, sondern auf alle materiellen Güter. Ein wirklich unfähiger Kornkammermeister frisst und säuft, berauscht sich an seinem Luxus, hockt fett und träge in seiner Villa und lässt andere für wenig Geld für sich arbeiten.

8.4 Wie der Kornkammermeister gesund bleibt

- Regelmäßig essen
- Ausgewogene Ernährung
- Genießen

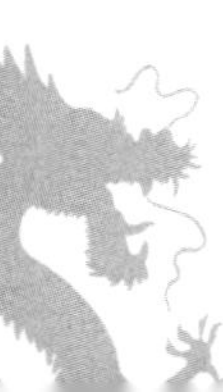

- Ruhen
- Empfangen und weitergeben

Rhythmus ist das Zauberwort für den Kornkammermeister. Das Beatles-Lied *Yellow Submarine* passt hier eigentlich ganz gut: einfache Melodie, leicht zu lernender Text, immer wiederkehrender Refrain und dann noch das gelbe Unterseeboot, das wir unserem Magen gleichsetzen könnten. Und wie im Songtext kommen alle Freunde zusammen, alle leben friedlich im gelben Unterseeboot, haben alles, was sie brauchen, und führen ein ganz entspanntes Dasein. Leinen los, Anker lichten, genießen, empfangen, teilen.

Und nicht gierig werden, denn sonst sinkt das Unterseeboot, und niemand will mehr mitfahren.

Unter ausgewogener Ernährung verstehen wir in der CM vor allem: warme Speisen, frische Nahrungsmittel schonend erhitzt, wertvolle Öle, wärmende Kräuter wie Zimt, Kardamom, Ingwer, Koriander, wenig Milchprodukte, keinen kalten Joghurt. Der Magen braucht Wärme und Rhythmus. Rohe und kalte Nahrungsmittel sollten spärlich und erst nach einem warmen Gang konsumiert werden.

Der gesunde Kornkammermeister ist ein Genießer. Er liebt das Zusammensein in guter Gesellschaft bei einem feinen Essen und einem guten Tropfen Wein. Die harmonische und ausgelassene Stimmung wird von rhythmischer Musik im Hintergrund unterstrichen.

Gut gelaunt sitzt der Kornkammermeister am Kopfende der langen Tafel, schaut zufrieden auf die fröhliche Gesellschaft, schaukelt und summt glückselig zum Takt der Musik. Nach dem wohlgelaunten Gelage legt er sich entspannt zur Ruhe. Seine Gedanken kreisen dankbar um den geglückten Event. Nach der Siesta überprüft er seinen Lagerraum und stellt zufrieden fest, dass es noch ausreichend Reservegüter in den Gestellen hat. Er zieht Bilanz, rechnet ab, bestellt voraussehend die benötigten Mittel für den Alltag und plant bereits das nächste Fest.

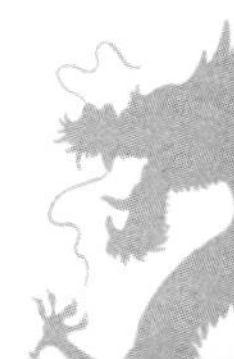

8.5 *Lohng*, der Drache des Kornkammermeisters

Der Drache ist das mächtigste Tier unter den zwölf Erdenzweiggeschöpfen. Zur Zeit der Ein-Kind-Politik in China, die bis 2015 andauerte, versuchten deshalb viele Paare, einen Sohn in einem Drachenjahr zu bekommen. Wer schon einmal in China war, kennt bestimmt das Drachenbootfest, den Drachentanz und erinnert sich an die unzähligen Drachen in Jade, Holz und Stein, die in jedem Souvenirladen auf Käufer warten. Und wer den Disneyfilm «Mulan» angeschaut hat, vergisst nie den kleinen, vorlauten, mutigen Drachen *Mushu* und die Szenen mit den tanzenden Drachen vor dem Kaiserpalast.

Der Drache steht in China für gutartige, zeugende Naturkraft und gilt deshalb auch als Symbol für den Kaiser. *Lohng* hat nichts Verschlingendes, Böses an sich wie der europäische Drache, der niedergerungen und besiegt werden muss. Im Christentum ist der Drache ein Sinnbild für das personifizierte Böse, ein Symbol für die Sünde.

Lohng kann tollpatschig und vorlaut sein, wie *Mushu*, und so unabsichtlich Schaden anrichten, doch sein Wesen ist durchwegs gutartig. Das Herausragende an *Lohng* ist seine Fähigkeit, sich in allen Elementen bewegen zu können. So kann er zusammengerollt in einer Muschel auf dem Meeresgrund schlafen, sich durch das Wasser an die Oberfläche pflügen, auf der Erde spazieren, um sich gleich darauf kraftvoll in die Luft zu erheben und zur Sonne zu fliegen, ohne zu verbrennen. Seine mächtigen fünf Klauen symbolisieren die fünf Elemente. (Der japanische Drache hat übrigens drei, der koreanische vier, selten sieben Krallen.) Die Perle des Drachen gilt als Zeichen für Unsterblichkeit. Manche Drachen tragen die Perle in der Kralle, andere verschlucken sie. Insofern gleicht *Lohng* Phoenix, dem westlichen Fabelwesen, das den ewigen Wandel, die Unsterblichkeit symbolisiert.

Diese übermächtigen Qualitäten prädestinieren *Lohng* zum geborenen Führer. Den Menschen, die in einem Drachenjahr zur Welt kommen, wird denn auch Führungskraft zugesprochen. Und sie werden ermahnt, ihre Einzigartigkeit nicht vorlaut auszunützen. *Lohng* kann ganz schön einschüch-

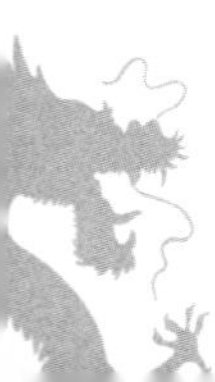

ternd wirken. Seine innere und äußere Größe ist unübersehbar und überwältigend. Eindrücklich ist die Wandelbarkeit des Drachen. Ganz klein eingerollt wirkt er wie eine friedliche Schlange. Reißt er sein Maul auf, dann wird einem angst und bange. Breitet er gar seine mächtigen Flügel aus und speit Feuer, dann ducke sich, wer kann. Vergleichen könnten wir *Lohng* mit einem Gewitter. Die zuckenden Blitze und der grollende Donner können durchwegs furchterregend sein, doch ist weder ein Gewitter noch der Drache *Lohng* böswillig zerstörerisch.

In China wird der Drache in allen Farben dargestellt. Der kaiserliche Drache ist goldgelb, der Neujahrsdrache knallbunt. Der blaugrüne Drache gehört zum Frühling und zum Holzelement, der schwarze zum Winter und zum Wasserelement, der weiße zum Herbst und zum Metallelement und der rote natürlich zum Sommer und zum Feuerelement.

Mein Sohn ist in einem Drachenjahr zur Welt gekommen. Eines seiner Lieblingsbücher im Kindesalter war «Expedition in die geheime Welt der Drachen»[10].

Dass der Drache in den Erdenzweigen dem Magen zugeordnet wird, hat seinen guten Grund. Wie der Drache kann sich der Magen klein zusammenfalten oder mächtig aufblasen. Er kann laut knurren, wenn er etwas will. Und wenn der Drache sein gewaltiges Maul aufsperrt und alles verschlingt, dann gleicht er einem gierigen Kornkammermeister, der sich bis zum Rand vollstopft, ordinär rülpst und niemandem etwas schenkt.

Den gierig verschlingenden Aspekt des Drachen beschrieb C. G. Jung als Schattenarchetypus der Anima. Anima, die Urmutter, der Archetyp für das zeugende Leben hat wie alles einen negativen Schattenaspekt. Zeugen oder verschlingen, gütig regieren oder eigennützig ausnutzen, Altruismus versus Egoismus – das ist hier die Frage.

In diesem Kontext möchte ich betonen, dass Gier und Habsucht in der CM nicht als Emotionen erwähnt werden. Die konfuzianische Denkschule, die 2 000 Jahre lang die Staatsphilosophie Chinas

10 Drake, Ernest: *Expedition in die geheime Welt der Drachen*, arsEdition, München, 2004

geprägt hat, unterscheidet sich grundlegend vom westlichen Denken. Der Mensch wird nach Konfuzius als soziales Wesen betrachtet. Jeder Einzelne ist nur ein Glied der Gemeinschaft. Es gibt in diesem Denken kein «Selbst», das unabhängig von anderen Menschen existiert. Gefühle wie Egoismus, Gier, Neid und Habsucht entstehen aber erst aus einem Selbst-Verständnis. Das Ego gibt es in der konfuzianischen Denkschule nicht. Wenn ich also Gier als eine abartige, krank machende Emotion beschreibe, dann ist das eine Interpretation, eine Angleichung an unsere westlichen Verhaltensweisen. In den Klassikern der CM wirst du nichts zum Thema Gier finden.[11]

Exkurs Essstörungen

Gier ist ein großes Thema in weiten Teilen unserer Welt. Die Schweizer sind offenbar europaweit am stärksten von Essstörungen betroffen. 3,5 % aller Schweizer leiden laut einer 2012 verfassten Studie im Auftrag des BAG (Bundesamt für Gesundheit) mindestens einmal in ihrem Leben an einer Essstörung. Besonders anfällig sind Frauen im Alter von 15 bis 29.

Menschen, die an Gier und Essstörungen leiden, müssen lernen, ihren inneren Drachen zu zähmen. Das ist möglich und hat schon vielen meiner Patientinnen geholfen, die unter Esssucht litten. Der Drache bzw. der Magen braucht Nahrung in rhythmischen Abständen. Bekommt der Drache über längere Zeit zu wenig oder nichts, dann kann er gierig alles in sich reinstopfen, was er zwischen die Krallen kriegt. Überfressen hockt er dann träge auf seinem Hintern und schämt sich seiner Zügellosigkeit. Schwerfällig wird er auch, wenn er dauernd nascht. Vor allem Teigwaren, Kohlenhydrate also, und Süßigkeiten sind für *Lohng* eine große Versuchung. Verbote sind da oft kontraproduktiv. Oder verbiete mal einem Drachen die vor ihm liegende Schokolade. Besser, du verwöhnst ihn mit einem angemessenen Stückchen zur richtigen Zeit und versteckst den Rest.

11 Einen hervorragenden Vergleich zwischen den Emotionen in der westlichen Philosophie und jenen im Konfuzianismus und Neokonfuzianismus leistet Giovanni Maciocias Buch *Die Psyche in der chinesischen Medizin* (Verlag Urban & Fischer, München, 2013), Kapitel 14 und 15.

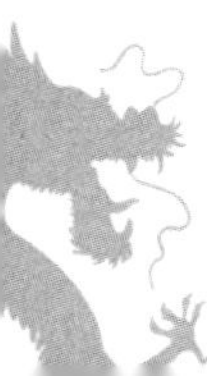

Ich habe mich lange und ausführlich mit Essstörungen beschäftigt und sie nach meinem Verständnis den fünf Elementen zugeordnet. Bei der Erde-Esssucht geht es primär um den Akt des Füllens. Das Essen selbst und die Konsistenz der Nahrung wird als Belohnung betrachtet. Unbefriedigte oder auch unbewusste eigene Bedürfnisse, Einsamkeit, Selbstmitleid und die Angst, zu kurz zu kommen, sind die Gründe für eine Erde-Esssucht. Dass die Belohnung nach dem Essen zu einer selbstverachtenden Bestrafung wird, ist die Tragik bei dieser Sucht.

Die Holz-Esssucht hingegen hat mit Wut und Autoaggression zu tun und zeigt sich oft in Form von Bulimie.

Am schwierigsten und am therapieresistentesten ist meiner Erfahrung nach die Anorexia nervosa, die ich immer wieder bei Frauen mit CF Lungen-Metall sehe. Wenn die Betroffenen gar nicht mehr in ihrem Körper sein wollen, wenn sie sich verflüchtigen, dann sind sie kaum mehr auf die Erde herunterzuholen. Das Allerschlimmste, ein in ihren Augen brutalster Missbrauch, ist für diese Menschen die Zwangsernährung im Spital.

Doch kommen wir zurück zur Wandlungsphase Erde, zum Drachen, dem Tier des Kornkammermeisters Magen. Leicht und kraftvoll fühlt sich *Lohng*, wenn er das Richtige zur richtigen Zeit bekommt, Ruhepausen einlegt für die Verdauung und zwischendurch gar nichts isst.

8.6 Ein Beispiel aus meiner Praxis

Michelle schämt sich.

Als Primarlehrerin weiß und kann sie vieles. Sie bringt ihren Schulkindern nicht nur Disziplin und Ordnung bei, Michelle vermittelt ihren Erst- bis Drittklässlern mit viel Verständnis und Fantasie auf spielerische Art und Weise den Schulstoff. Sie ist beliebt bei den Kindern, bei deren Eltern und auch bei Kolleginnen und Kollegen, denen sie oft gute Ratschläge geben kann. Ihre Geduld, eine positive Fröhlichkeit und viel Erfahrung machen sie zu einer der meistgeschätzten Lehrpersonen im Schul-

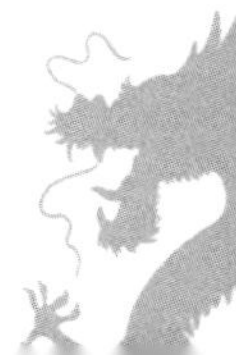

haus. Umso tragischer ist Michelles Geheimnis. Die junge Lehrerin leidet unter Fressattacken. Die Gier sei wie ein fürchterliches Ungeheuer, das sie im Nacken packe, in den nächsten Laden schleife und sie zwinge, Kuchen, Crèmeschnitten, Nussgipfel, Guetzli und andere Süßigkeiten zu kaufen. Zuhause breite sie dann alle Esswaren vor sich auf dem Tisch aus. Sie veranstalte ein richtiges Gelage, ergötze sich an der Fülle und schlänge alles in sich hinein, bis ihr Magen so voll sei, dass sie kaum mehr gehen könne. Das Fressen sei eine unbeschreibliche Wonne, das Gefühl danach eine abgrundtiefe Scham. «Ich hasse mich für meine Gier. Ich verachte mich für meine Maßlosigkeit. Immer wieder kämpfe ich gegen diese Attacken an, aber sie sind stärker als ich.»

Michelle hat mir ihre Sucht erst nach der dritten Therapiestunde gestanden. Ursprünglich kam sie zu mir wegen Völlegefühl, Aufstoßen und Magenschmerzen. Da ich mich bereits ausgiebig mit Essstörungen beschäftigt habe, war mir Michelles Leiden schon sehr bald klar. Der Magen fühlte sich an wie ein geschundenes, aufgequollenes Tier. Weil ich um die Schuld- und Schamgefühle bei Essstörungen weiß, habe ich meiner Patientin die Zeit gegeben, die sie brauchte. Es ist sehr schwierig, Gier zuzugeben. Behutsam fühlte ich Michelles Bauch und erzählte ihr die Geschichte des Magendrachens, der sich in allen Elementen bewegt. Das Bild des zusammengerollten kleinen Drachen in der Muschel auf dem Meeresgrund rührte diese feinfühlige Frau zu Tränen.

Primarlehrerinnen sind oft wie Kinder gut über Bilder abzuholen. So begannen wir miteinander mit der Kunst, den Drachen zu zähmen. Michelle kannte natürlich die Geschichte des kleinen Prinzen und sagte von sich aus: «Mein Drache und ich müssen uns erst einmal vertraut miteinander machen. Bisher habe ich gegen ihn gekämpft, oft gewonnen, noch öfter verloren.» Mit Freude wurde ihr bewusst, dass sie gar nicht zu kämpfen brauchte. Diese Einsicht war die Wende zur Heilung. «Wie dumm bin ich doch», schalt sich die junge Lehrerin, «bei meinen Schulkindern weiß ich es doch genau: Verbotene Früchte schmecken immer am besten.» Sie komme in der Schule ohne Strafen aus, das sei eine ihrer Begabungen. Dass sie sich selbst hingegen in einem Teufelskreis der Bestrafung bewege, werde ihr erst jetzt bewusst. «Mein armer kleiner Drache! Kein Wunder, sperrst du dein

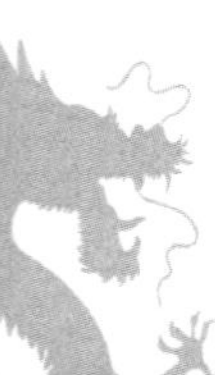

Maul so gewaltig auf, wenn ich dich immer wieder hungern lasse, dir alles verbiete, dich auf Diät setze und dich verleugne.»

Michelle ist heute mit ihrem Drachen unterwegs. Sie gibt ihm regelmäßig vier bis fünf Mahlzeiten pro Tag. Zum Frühstück ein Müesli, um zehn Uhr eine Frucht und auch ohne Schuldgefühle ein Stück Kuchen oder ein Gipfeli, wenn im Lehrerzimmer etwas aufliegt. Das Mittagessen nimmt sie bei schönem Wetter draußen zu sich, abends kocht sie sich eine warme Mahlzeit. Und immer wieder fragt sie ihren inneren Drachen, wie es ihm gehe und ob er auch genug bekomme. Der Umgang mit ihrem Drachen bringt Michelle mehr als das Verstehen der Ursache ihrer Gier. Ja, da gab es ihre überbehütende Mutter, ihren trägen, fettleibigen Vater und die übermäßige Gewichtung von Essen in ihrer Kindheit. Doch habe sie sich behütet und geliebt gefühlt und eine schöne Kindheit erlebt. «Ich glaube nicht, dass meine Mutter Schuld trägt an meiner Fresssucht», sagte Michelle. Sie habe sie vielleicht nicht das richtige Maß gelehrt, ihren Drachen überfüttert, doch diese Suchtveranlagung komme aus ihr selbst. Sie sei ein durch und durch harmoniebedürftiger Mensch, schon immer gewesen. Jetzt, wo sie sich im Element Erde so klar erkenne, verstehe sie, dass sie ihre eigene Bedürftigkeit ernster nehmen müsse. Sie wolle ein gesundes Maß an Geben und Nehmen lernen.

Der Drache ist Michelle näher als der Kornkammermeister. Was gar nicht geht, sind Buffets! Tische voller Essen ängstigen sie furchtbar. *All-inclusive*-Ferien wären für sie der Graus. Da sieht sie dann den Kornkammermeister vor sich, wie er ordinär frisst und rülpst, und erinnert sich an die Fressgelage, die sie selbst veranstaltete.

Sucht ist ein großes Thema in unserer Welt. Bedenken wir die Wortverwandtschaft zwischen Sucht und Suche, dann wird uns schnell klar, dass hinter jeder Sucht eine Sehnsucht liegt. Beim Verständnis von Sucht und deren Ursache geht es nie um Schuldzuweisungen. Die Sehnsucht hinter der Sucht ist interessant. Michelle sehnt sich nach Harmonie, Geborgenheit, nach einem ausgewogenen Verhältnis zwischen Geben und Nehmen, den Urthemen der Wandlungsphase Erde.

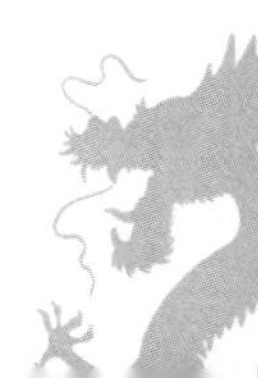

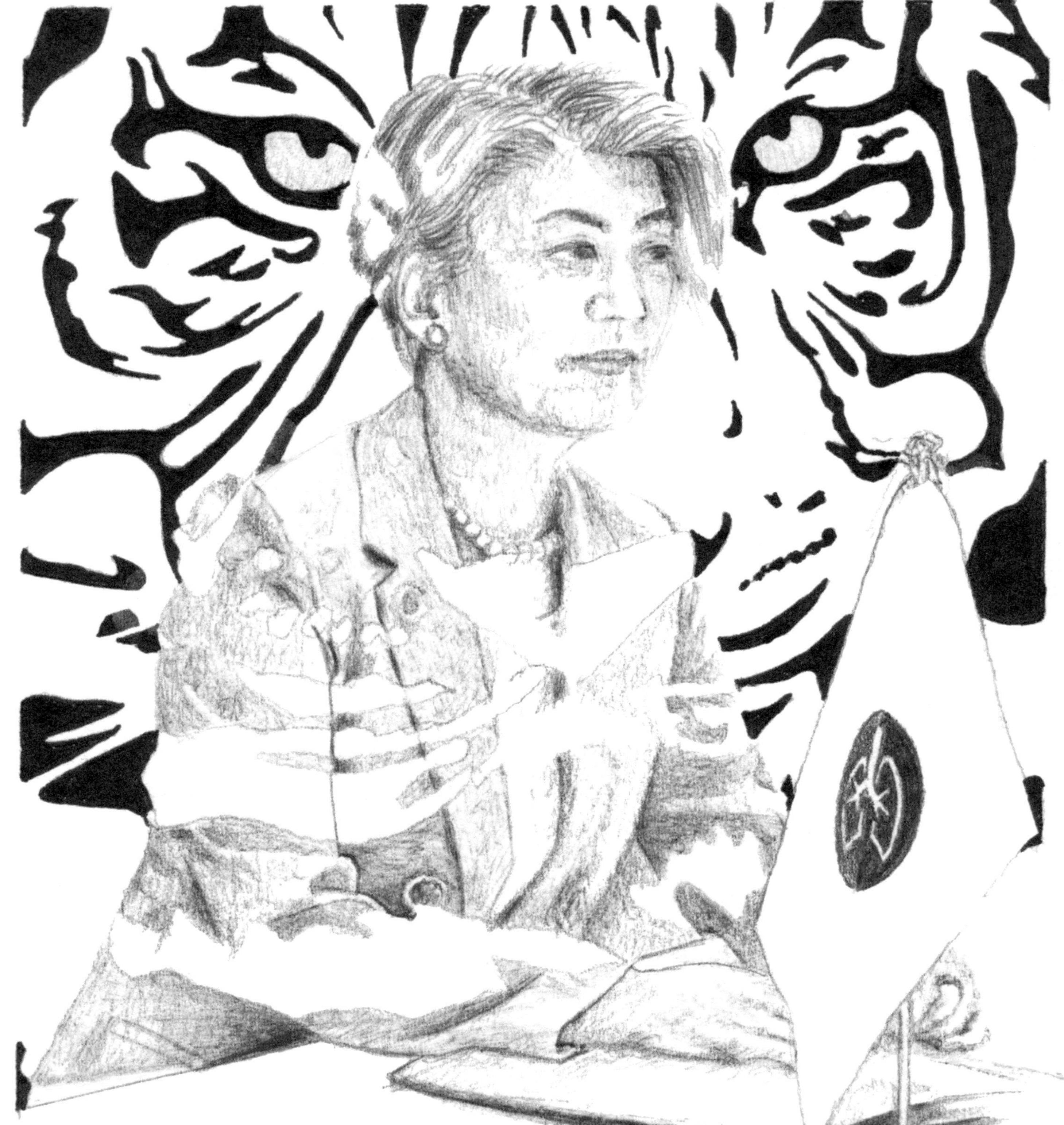

9 Die Lungen – die Außenministerin

9.1 Position im Kaiserstaat

Die Kaiserin und ihre Außenministerin sind so stark miteinander verbunden wie das Herz mit den Lungen.

Die Hauptaufgabe der Außenministerin ist in erster Linie das Wahren der Interessen des eigenen Staates gegenüber dem Ausland. Dies bedingt, dass die Außenministerin die Qualitäten, den Charakter, die Herzensangelegenheiten ihres Staates bis ins Detail kennt. Was macht uns aus? Welche Ethik, welche moralischen Werte sind uns wichtig? Wo sind unsere Kernqualitäten? Wie unterscheiden wir uns von anderen? Was ist unser USP, unser Alleinstellungsmerkmal? Worauf sind wir stolz? Was wollen wir bewahren, und wo sind wir bereit, uns zu öffnen?

Die Herz-Kaiserin muss unbedingt alle Karten offen auf den Tisch legen und ihre Außenministerin voll ins Vertrauen ziehen. Gemeinsam wählen sie die Karten aus, die in der Kommunikation mit anderen Staaten diskutiert werden sollen. Was zeigen wir, was nicht? Welche Karten legen wir offen hin? Wo sind unsere Trümpfe, und was halten wir bedeckt?

Die ganz persönlichen Herzensangelegenheiten der Kaiserin werden in einer ersten Auseinandersetzung mit dem Gegenüber nicht direkt gezeigt. Zuerst geht es ums sorgfältige Wahrnehmen und Erkennen, welche Interessen die Vertreterin eines anderen Staates verfolgt. Nebst großen Kommunikationsfähigkeiten braucht die Außenministerin hierzu einen guten Riecher und ein feines Gespür. Es reicht nicht, dass sie nur die Sprache ihres Gegenübers versteht. Sie muss auch feinste nonverbale Zeichen erkennen und zwischen den Zeilen lesen können. Ihre Antennen sind weit, weit draußen, hochsensibel nimmt sie wahr, ihre Aufmerksamkeit ist haarscharf und ihr Intellekt glasklar.

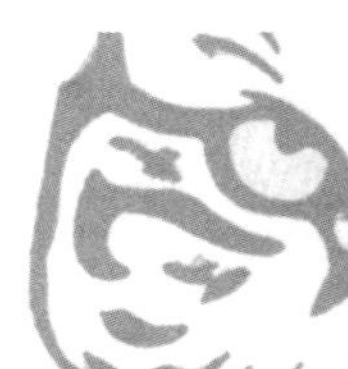

Welche Interessen vertritt die andere? Was will sie? Was sagt sie mir, und was sagt sie mir nicht? Wodurch unterscheiden sich unsere Interessen? Ist der Kontakt eine Bereicherung? Schaffen wir gar eine *Win-win*-Situation? Sollten wir besser Distanz wahren, eventuell sogar die Grenztore schließen?

Rolf Dobelli spricht in seinem Buch «Die Kunst des guten Lebens» im Kapitel 9 über die Notwendigkeit eines persönlichen Außenministers für jeden von uns: «Betrachten Sie sich selbst als Staat. Schreiben Sie die Grundsätze Ihrer Außenpolitik explizit auf. Die Rolle des Außenministers müssen Sie selbst übernehmen – quasi in Personalunion. Man erwartet von einem Außenminister nicht, dass er sein Herz ausschüttet, seine Schwächen zur Schau stellt oder vor Selbstzweifeln zerfließt. Man erwartet hingegen, dass er liefert, was er verspricht, sich an die Abmachungen hält, professionell auftritt, keinen Klatsch verbreitet, sich nicht beklagt und ein Minimum an Manieren an den Tag legt. Überprüfen Sie von Zeit zu Zeit, wie gut Sie den Job als Ihr eigener Außenminister machen und ob Sie sich wiederwählen würden.»[12]

In diesem Buch betrachten wir uns als Staat, ja. Ein Kaiserreich mit einer Regentin und ihren fünf Beamtinnen und sechs Beamten. Die Lungen übernehmen im Körperstaat die Aufgabe der Außenministerin.

Eine fähige Außenministerin ist intelligent, aufmerksam, verlässlich, klar und loyal. Sie besticht durch eine scharfe Wahrnehmung und ein hohes Kommunikationsvermögen. Ihr Auftreten ist sauber und korrekt. Sie hat Manieren, sie weiß, was sich gehört. Manchmal wirkt sie etwas kühl, weil sie ihre innersten Gefühle nicht nach außen kehrt. Durch höfliche Distanz schirmt sie sich ab. Doch wer genau hinschaut, der sieht hinter der kalten Schale eine goldene innere Persönlichkeit. Und wer das Vertrauen der Außenministerin gewinnt, der kommt in eine Win-win-Situation, die nachhaltig bereichert.

12 Dobelli, Rolf: *Die Kunst des guten Lebens*, Piper Verlag, München, 2017, S. 67.

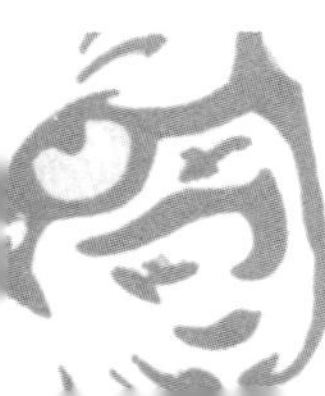

9.2 Aufgaben

Westmedizin

Wir haben zwei Lungenflügel, der linke ist etwas kleiner als der rechte. Beide Lungenflügel sind von einer hauchdünnen Haut, der Pleura, überzogen.

Die Lungen sind Teil des unteren Atmungssystems, dem die Organe des oberen Respirationstraktes (Nase, Rachen, Kehlkopf und Luftröhre) vorgeschaltet sind. Die Luftröhre verzweigt sich nach ca. 11 cm in zwei Äste, die Hauptbronchien. Diese teilen sich wie das Geäst eines Baumes immer weiter in immer kleinere Äste, deren Ende schließlich die Lungenbläschen, die 300-450 Millionen Alveolen, bilden. Würden wir die Oberfläche aller Alveolen auffalten, kämen wir knapp auf die Größe eines Volleyballfeldes.

In den Alveolen findet der Gasaustausch zwischen Luft und Blut statt. Durch eine dünne Membran tritt die sauerstoffreiche Luft ins Blut über, während die kohlendioxidhaltige verbrauchte Luft den umgekehrten Weg nimmt.

Ostmedizin

- Die Lunge herrscht über das Qi und die Atmung
- Sie kontrolliert das Verteilen und Absteigen des Qi
- Sie öffnet sich in die Nase
- Sie kontrolliert Haut und Haar
- Sie kontrolliert die Leitbahnen und die Blutgefäße
- Sie beherbergt die Körperseele, *Po*

Mein geschätzter Meditationslehrer sagte einmal: «Mit dem ersten Atemzug bekennst du dich zu diesem Leben, und mit dem ersten Schrei versprichst du, dass du deinen Weg gehen wirst.»

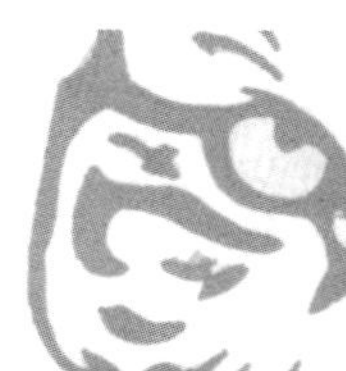

Mit einem ersten Einatmen beginnen wir unser Leben, mit einem letzten Ausatmen beenden wir es. Mit dem ersten Einatmen sagen wir JA zum Leben, mit dem letzten Ausatmen verabschieden wir uns. Und dazwischen ist ein ewiges Ein und Aus, mal ruhiger, mal schneller, mal strenger, mal leichter, und zumeist unbewusst. Einatmen, ausatmen, annehmen, loslassen, ein-aus-ein-aus. Und jedes Mal, wenn wir wieder Atem holen, sagen wir erneut JA, das dürfen wir nie vergessen. Auch wenn wir manchmal nicht mehr weiter wissen, nicht mehr weiter mögen, wir atmen immer wieder ein und machen weiter.

Kennst du die «Dreier-Regel»? Das ist eine Faustregel, die besagt, dass wir drei Minuten ohne Sauerstoff, drei Tage ohne Wasser und drei Wochen ohne Nahrung überleben können. Das stimmt natürlich nicht ganz. Perlentaucher können bis zu 15 Minuten die Luft anhalten, ohne Wasser schaffen wir bei entsprechenden Bedingungen bis zu einer Woche, und ohne feste Nahrung sterben wir nach drei Wochen nur, falls wir keinerlei Vitamine und Mineralien in flüssiger Form zu uns nehmen.

Die Atmung ist absolut essenziell für unser Leben. In Atemkursen, beim bewussten Atmen im Yoga, in Achtsamkeitskursen und bei Atemmeditationen beschäftigen wir uns bewusst mit diesem rhythmischen Ein und Aus, ansonsten verläuft das Atmen unbewusst. Die Herz-Kaiserin und ihre wichtigste Beamtin, die Außenministerin, arbeiten, ohne dass wir etwas davon mitbekommen. Erst wenn sie in Not geraten, wenden wir uns ihnen besorgt zu. Wäre da vielleicht ein Danke von Zeit zu Zeit angebracht? Ein Danke in Form von bewusster, achtsamer Hinwendung unserer Atmung gegenüber? 20 000 Atemzüge und 100 000 Herzschläge pro Tag. Du darfst das gerne auf ein ganzes Leben hochrechnen.

In der CM (der Chinesischen Medizin) wird beschrieben, dass die Lunge über das Qi und die Atmung herrscht und das Verteilen und Absteigen des Qi kontrolliert. Ich möchte mich hier nicht ausführlich über die verschiedenen Formen des Qi auslassen. Vereinfacht gesagt ist Qi die Kraft, die das Leben durchströmt. Qi ist weder materiell noch immateriell, spürbar als Energie, Kraft, Bewegung, Strom. Qi ist einfach da, überall, in verschiedenen Formen, nicht vernichtbar, ineinander

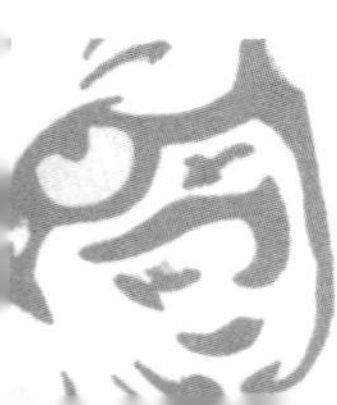

übergehend, sich ergänzend, dauernd in Bewegung. Qi ist das Bindeglied zwischen allem Lebendigen. Wir nehmen über die Luft und die Nahrung Qi auf, in unserem Körper wird es transformiert und via Blut und Meridiane weitergeleitet.

Die Nase ist das oberste Organ des Respirationstraktes. Die Verbindung zwischen Nase und Lunge ist folglich logischer als jene zwischen Nieren und Ohren oder Herz und Zunge. Die Nase wird aber nicht nur als Atmungsorgan betrachtet. Mit der Nase nehmen wir weit mehr auf als Sauerstoff. Wusstest du, dass der Geruchssinn sich zuerst bildet und der unmittelbarste aller menschlicher Sinne ist? Ein Fötus riecht das Fruchtwasser und kann seine Mutter an ihrem Geruch erkennen, lange bevor er in der Lage ist, ihre Gesichtszüge zu identifizieren. In unserem späteren Leben lassen wir uns von unserer Nase leiten, ohne dass wir uns dessen bewusst sind. So erschnüffeln wir uns zum Beispiel unsere Partner und verlassen sie, wenn wir sie nicht mehr riechen können. Im Sprachgebrauch verwenden wir Ausdrücke wie «Ich kann den nicht riechen», «Ich hab die Nase voll», «Mir stinkt's», oder wir haben «den richtigen Riecher» und «gehen der Nase nach». Gerüche sind mit starken Emotionen verbunden, oft unbewusst. So erkennen wir ca. 1 000 verschiedene Duftnoten und erinnern uns mit unserer Nase nachhaltiger als mit unseren Augen.

In unseren Breitengraden benutzen wir den Geruchssinn nicht mehr bewusst. Wir schnüffeln uns nicht mehr durch die Welt, aber wir werden subtil an der Nase genommen. Neuromarketing nennt sich die Wissenschaft, die uns in Kauflaune versetzen soll. Wie riecht es beim Bäcker, wie in einem Sportladen, wie im Parfumbereich eines Warenhauses? Du hast den Duft gleich in der Nase, stimmt's? Experten beraten Unternehmen in der Beduftung ihrer Verkaufslokale. So lassen sich offenbar Damen von einem leichten Vanilleduft zum Kauf verführen. Sauberkeit und Frische assoziieren wir Schweizer mit dem Duft von Zitrone, die Spanier allerdings eher mit Chlor. Hast du auch schon bemerkt, dass jedes Land anders riecht? Das fällt mir jedes Mal auf, wenn ich auf einer Fahrt nach Italien in Como Halt mache oder wenn ich in Ventimiglia die Grenze zwischen Italien und Frankreich passiere und mir in Frankreich der erste Lavendelduft in die Nase strömt. Unsere Erin-

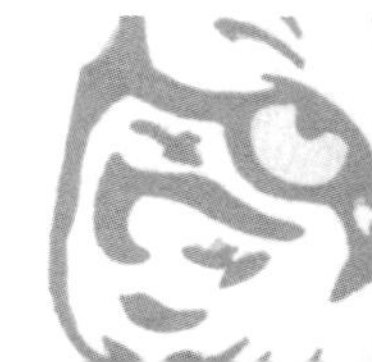

nerungen sind allesamt olfaktorisch gespeichert. Das machen sich je länger je mehr auch Unternehmer zu Nutze. Sie engagieren Neuromarketingexperten, Duftforscher, die das Kaufverhalten der Kunden unbewusst steuern, ohne dass diese sich dessen bewusst sind.

Menschen mit CF (causative factor) Lungen-Metall verfügen übrigens über eine äußerst feine Nase. Sie riechen die Atmosphäre in einem Raum, sie wittern Gefahr, sie nehmen feinste Nuancen über den Geruch wahr und können sich darauf verlassen, immer der Nase nach zu gehen.

Die Haut gehört auch zur Atmung, genauer gesagt zur Perspiration (Hautatmung). Auch über die Haut nehmen wir Sauerstoff auf, allerdings nur etwa 1 %. Es gibt Tiere, die sogenannten Hautatmer, die ausschließlich über die Haut atmen und ohne Lunge auskommen. Der Regenwurm zum Beispiel.

Die Haut ist ein absolut überlebenswichtiges Organ, das in der CM der Lunge zugeordnet wird. Kein anderes Organ verfügt über mehr Funktionen als unsere Haut:

- Schutz und Abgrenzung: Schädliche UV-Strahlung, Krankheitserreger und diverse Fremdsubstanzen werden abgeschirmt, mechanische Verletzungen durch die Hornhaut vermindert.
- Wärmeregulation: Millionen von Schweißdrüsen regulieren unseren Wärmehaushalt.
- Körperhaare: Auch sie dienen dem Schutz, unterstützen die Temperaturregulation und verstärken die Hautsensibilität.
- Stoffaustausch: Über die Hautöffnungen werden verschiedene Stoffe (z. B. O_2, CO_2, H_2O, Salze, Nahrungsstoffe, Gifte etc.) aufgenommen und ausgeschieden.
- Sinnesorgan: Diverse Hautrezeptoren ermöglichen uns, Schmerzen, Temperatur, Druck und natürlich Emotionen wahrzunehmen.
- Erscheinung: Die Haut ist auch ein Repräsentationsorgan, unser Naturkleid sozusagen.

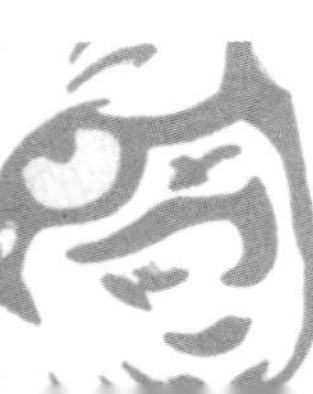

Die äußere Haut mit ihrem Körperhaar wird dem Lungenfunktionskreis zugeordnet und zu Recht mit dem Beamtenstatus einer Außenministerin verglichen. Die schwierigen Aufgaben der Wahrung eigener Interessen, der Abgrenzung und zugleich die sorgfältige Öffnung der Grenzen für Kommunikation und Austausch fallen in ihren Kompetenzbereich.

Auch in unserem Körperinnern werden Organe, Muskeln, Blutgefäße, ja jede Zelle von einer Membran umschlossen und zusammengehalten. Endoskopisten entdeckten zudem erst kürzlich ein weiteres Geflecht, das sie «Zwischenschicht» nennen. Dieses Netzwerk umschließt unsere Organe, unsere Blutgefäße und Muskeln und gilt seit Neuestem als das größte menschliche Organ. Die Haut bildet Grenzen, Schutz und Austausch. Ohne Haut wären wir ein klumpiger Brei mit Knochen und Zähnen.

Die Größe unserer Körperoberfläche ist wichtig für die Dosierung gewisser Medikamente. Durchschnittlich sind Frauen 1,6 und Männer 1,9 Quadratmeter groß. Würden wir allerdings die Oberfläche unserer Organe und Blutgefäße dazurechnen, kämen wir auf die unglaubliche Fläche eines Fußballfeldes. Denn die Fläche unserer Blutgefäße, die ebenfalls von den Lungen kontrolliert wird, beträgt bereits mehrere tausend Quadratmeter. Jeder glattgebügelte Mensch wäre so groß wie ein Fußballfeld! Stell dir das mal vor!

Ich habe im Kapitel 3 über die Organentwicklung kurz über die fünf *Shen* geschrieben. *Po* wird oft übersetzt als «Körperseele». *Po* steht für den leibgebundenen Aspekt der Seele, der unserem Körper Substanz, Kraft, eine irdische Form gibt. *Po* ist verantwortlich für die Bewegung. Am dritten Tag nach der Empfängnis betritt *Po* (genau gesagt sind es sieben *Po*-Aspekte) den Körper, ein paar Tage nach dem Tod verlässt sie ihn endgültig. Der Körper verwest, die Bewegung hört auf. Aus Knochen und Fleisch wird wieder Erde und Asche. *Hun*, die «Traumseele», der wir im Kapitel über die Leber begegnen werden, steigt beim Sterben am obersten Punkt des Kopfes zum Himmel auf, vergleichbar mit dem Rauch einer Kerze, der nach dem Erlöschen aufsteigt. *Po* sinkt zur Erde wie die Asche einer Zigarette.

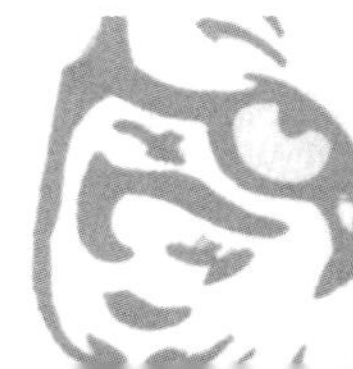

Die Körperseele residiert zu Lebzeiten in der Lunge. *Po* wird auch «Instinktseele» genannt, weil sie mit den fünf Sinnen und den vegetativen, unbewussten Körperfunktionen wie der Atmung und allen physiologischen Körperprozessen in Verbindung gebracht wird.

Und da haben wir sie wieder, die feine Nase der Außenministerin, die instinktiv erfasst und wohl überlegt reagiert.

9.3 Die Emotion Trauer

Trauern gehört zwingend zum Prozess des Loslassens. Immer wenn wir etwas verlieren, sei es einen geliebten Menschen, ein Haustier, ein lieb gewonnenes Schmuckstück oder auch einen Job, eine Idee oder einen Plan, dann erscheint sie, die Trauer. Oft verbunden mit Tränen und auch Traurigkeit als Gegenpol zur Emotion Freude. Trauer und Traurigkeit sind aber nicht dasselbe. Traurigkeit begleitet die Trauer, genauso wie der Zorn, die Angst und die Sorgen in der entsprechenden Phase des Trauerprozesses.

Eine meiner Lieblingsdozentinnen während meiner Studienjahre an der Universität Zürich war die Psychologin Verena Kast. In ihrem Buch «Trauern, Phasen und Chancen des psychischen Prozesses»[13] beschreibt sie eindrücklich die verschiedenen Phasen des Trauerprozesses. Das Buch ist schon alt, alt wie die uralte Emotion selbst. Zeitlos sind die verschiedenen Phasen des Trauerprozesses: das Nicht-wahrhaben-Wollen, die aufbrechenden Emotionen Zorn und Schuldgefühle und schließlich das heilsame Suchen und Sich-Trennen.

Loslassen ist das Zauberwort und die große Herausforderung für alle Menschen mit dem CF Metall. Nicht festhalten, ausatmen und wieder einatmen und jedes Mal JA zum Leben sagen. Im Bewusstsein, dass alles vergänglich ist, dass sich alles stets verändert, dass der Rhythmus des Lebens

13 Kast, Verena: *Trauern*, Kreuz Verlag, Stuttgart, 1983.

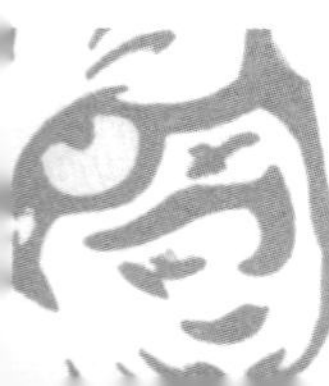

seine eigene Dynamik hat und wir Protagonisten in einem Welttheater sind, das wir nur beschränkt verstehen können.

Die Außenministerin Lunge weiß um das Geheimnis des Loslassens. Mit jedem Ausatmen trennt sie sich, mit jedem Einatmen verbindet sie sich aufs Neue. Ohne Wehmut, ohne Trauer, das Leben begrüßend und jederzeit bereit, sich in einer anderen Form wieder in einen Rhythmus einzufinden. Sie kennt keine Todesangst, weil sie sich der Vergänglichkeit beziehungsweise der Veränderung bewusst ist. Die Herz-Kaiserin hat ihr das Geheimnis des Lebens und des Sterbens anvertraut. Solange sie verbunden ist mit dem Takt, dem Herzrhythmus, verrichtet sie ihre Aufgabe bravourös. Sie verhandelt, vermittelt, grenzt ab, lässt eintreten, was dem Staat guttut, und austreten, was raus muss. Sauerstoff einatmen, Kohlendioxid ausatmen, Nährstoffe rein, Abfallstoffe raus, immer im Austausch mit der Umwelt.

9.4 Was die Außenministerin krank macht

- Unreinheit, Schmutz
- Übertriebener Perfektionismus
- Festhalten
- Sinnlosigkeit
- Trockenheit

Die Außenministerin ist in stetem Austausch mit der Umwelt. Als Vertreterin der Staatsinteressen und Bevollmächtigte der Kaiserin achtet sie auf ein korrektes, gepflegtes Äußeres. Sie erscheint immer tadellos gekleidet, sauber und frisch. Durch ihre elegante, edle Erscheinung und die tadellosen Umgangsformen wirkt sie oft etwas kühl und abweisend. Eine gewisse Distanz ist jedoch auch sinnvoll an einem Treffen mit Vertreterinnen anderer Staaten. Es wäre unangemessen, würde die Außen-

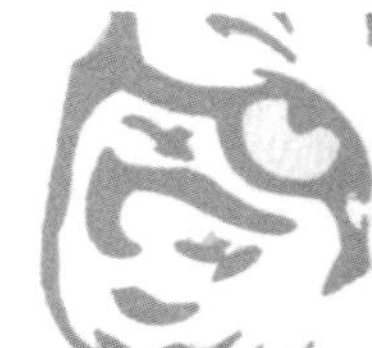

ministerin an einem Staatstreffen über ihre persönlichen Herzensangelegenheiten sprechen. In erster Linie ist es ihre Aufgabe, bis ins Detail zu prüfen, ob und wie man sich aufeinander einlassen kann. Nichts Schmutziges, nichts Unreines soll die Grenzen zum eigenen Staat passieren.

Was die Außenministerin von sich selbst verlangt, das erwartet sie auch von anderen. Disziplin, Geradlinigkeit, Integrität, Ehrlichkeit und Fairness sind ihr heilig. Weil die Außenministerin mit sich selbst so hart ins Gericht geht und sich keine Fehler verzeiht, muss sie aufpassen, nicht hart wie Glas zu werden. Ein übersteigerter Perfektionismus kann ihr zur Falle werden. Wenn sie nach immer noch Besserem trachtet, verpasst sie vielleicht eine bereichernde Begegnung.

Ein – aus, einatmen – ausatmen, annehmen – loslassen. Mit jedem Atemzug wieder loslassen, nicht festhalten, das Leben ist ein unaufhörliches Loslassen und Ja-zur-Veränderung-Sagen. Festhalten bedeutet Stillstand. Die Außenministerin ist aufgefordert, auf allen Ebenen immer wieder loszulassen. Das bezieht sich auch auf Lob und Kritik. Sie muss sich selbst verzeihen, wenn etwas nicht ganz so reibungslos verläuft, wie sie sich das vorgestellt hat. Weil sie alles von sich abverlangt und sich in ihrem Perfektionsstreben keinen Fehler erlaubt, trifft sie Kritik am wundesten Punkt. «Ich bin nicht gut genug! Ich hätte es besser machen müssen.» Selbstzweifel nagen lange, sehr lange und immer wieder an der Außenministerin. Kommt ein Lob, dann streicht sie es ein, wenn es gerechtfertigt ist, aber nur dann. Auszeichnungen für hervorragende Leistungen stellt sie stolz und gut sichtbar ins Regal, allerdings nur, wenn sie selbst mit sich zufrieden ist.

Auch auf materieller Ebene wird die Außenministerin dauernd mit dem Loslassen konfrontiert. Sie hortet nicht wie der Kornkammermeister. Wichtig sind ihr schöne, edle, rare Kostbarkeiten. Krank wird sie, wenn sie sich zu sehr auf Äußerlichkeiten ausrichtet. Auch die Villa, die Yacht, den wertvollen Schmuck kann sie nicht in den Tod mitnehmen. Wir werden ohne Hemd geboren und verlassen diese Welt mit leeren Händen. Das einzig Wichtige ist die innere Zufriedenheit, der innere Reichtum und die Fähigkeit, sich dem ewigen Wandel bis und über den Tod hinaus anzuvertrauen.

Ist mein Leben sinnvoll? Habe ich etwas wirklich Wesentliches erreicht in diesem Leben? Was

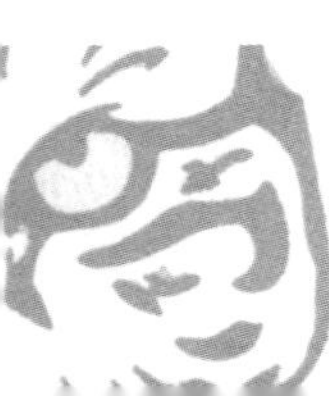

bleibt von mir in Erinnerung, wenn ich einmal nicht mehr bin? Die Außenministerin hat die wesentliche Aufgabe, das Leben zu erhalten, die Interessen des Staates zu wahren und die einzigartige Schönheit ihres Staates nach außen zu tragen. Sinnlosigkeit macht traurig. Menschen mit CF Metall, insbesondere Lungen-Metall, brauchen zwingend eine sinnvolle Tätigkeit. Wenn sie ihre innere, edle Schönheit nicht ausdrücken können, werden sie krank. Ausdrucksmöglichkeiten gibt es viele. Das kann ein wichtiger Job als Juristin sein, die Erfüllung als Yoga-Lehrerin, der Einsatz für Fairness als Sportministerin oder auch das Teilen von sinnvollen Tätigkeiten im privaten Umfeld wie eine Einladung zu einem Essen mit *Fair-Trade*-Produkten, schön angerichtet in einem netten Ambiente mit Menschen, die sich miteinander wohlwollend verbinden.

Trockenheit schadet der Lunge auf physischer und der Außenministerin auf psychischer Ebene. Zu viel Trockenheit erhitzt die Lunge, was zu Husten und Fieber führen kann. Zu rigides, trockenes Verhalten lässt die Außenministerin kalt und unnahbar erscheinen. Die Herzlichkeit der Kaiserin darf sich auch auf die Außenministerin übertragen. Zumindest im privaten Rahmen, wenn alle Geschäfte erledigt sind und man die Schönheit des Lebens genießen und teilen kann.

9.5 Wie die Außenministerin gesund bleibt

- Saubere Luft
- Morgengebet zwischen fünf und sieben Uhr
- Anerkennung und Selbstwert
- Fairness
- Aufenthalt in den Bergen
- Spirituelle Verbindung
- Ästhetik, Schönheit, Sauberkeit

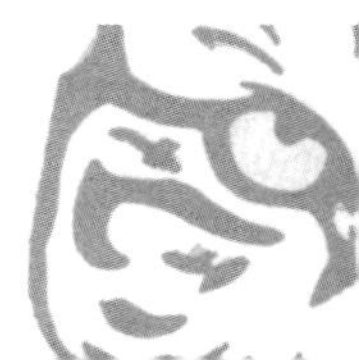

Der ideale Tagesablauf einer gesunden Außenministerin:

Morgens um halb sechs steht die Außenministerin mit dem frühen Morgenlicht auf. Die ersten Vogelrufe wecken sie sanft. Sie setzt sich langsam auf, atmet die kühle Morgenluft tief ein, trinkt ein Glas Quellwasser und nimmt eine erfrischende Dusche. Eingehüllt in ein federleichtes Gewand begibt sie sich jetzt rein und sauber auf ihre Terrasse und begrüßt den Tag mit einer Tai-Chi-Übung. Ihre fließenden, perfekten Bewegungen gleichen der einer Elfe, einer Fee. So schön, so elegant, von den ersten Sonnenstrahlen vergoldet. Der Morgentau glitzert auf ihren Armen. Sie fühlt sich dem Himmel ganz nah, aufs Tiefste verbunden. Ein Augenblick der absoluten Stimmigkeit, kurz und nährend für den ganzen Tag.

Dann beginnt der Arbeitstag. Die Außenministerin tauscht ihr Elfenkleid gegen ein schickes Business-Deuxpièces. Schmuck, Parfum, Schuhe, Handtasche, Make-up, alles sitzt perfekt. Gestylt und aufrecht betritt sie das Kabinett. Hier macht sie den Kontakt mit Außenministerinnen anderer Staaten. Jetzt geht es um kühles, berechnendes Einschätzen und Abwägen. Was ist Show, was ist echt? Wem kann sie vertrauen, was bringt ihrem Staat Erfolg? Die Außenministerin bleibt immer berechnend. Sie wägt ab, vergleicht, zieht Bilanz und entscheidet sich schließlich kühl und emotionslos für die beste Allianz. Keine Emotionen bei der Arbeit, Diskretion und Perfektion sind die obersten Prinzipien. Das ist streng, kostet Kraft, wird aber auch durch ein aufrichtiges Lob der Herz-Kaiserin belohnt. Die Ansprüche der Außenministerin an sich selbst sind immens. War das gut genug? Hätte sie es nicht noch besser machen können? Sehr, sehr streng geht die Außenministerin mit sich ins Gericht. Genug ist nie genug! Ihr Perfektionismus ist legendär im Staat.

Und so dauert es auch eine Zeit, bis sie zuhause ankommt, ihre elegante Uniform abstreift und sich wieder in ihr leichtes, fließendes Kleid hüllt.

Die Außenministerin kann gut alleine sein. Ein gutes Buch, Meditation, Yoga, atmen in freier Natur – sehr gerne in den Bergen – zieht sie einem Zusammensein mit uninteressanten Menschen bei weitem vor. Sie verabscheut Schmutz in allen Formen. Ungepflegte Menschen, sei das körperlich

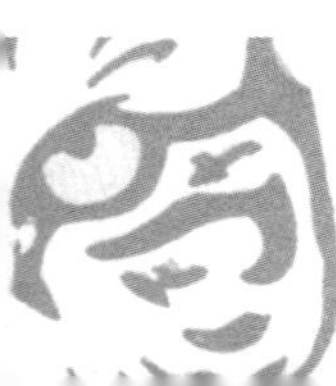

oder seelisch, sind ihr ein Gräuel. Gerne teilt sie ihre Zeit mit Gleichgesinnten, die sich für das Wesentliche im Leben interessieren. Lieber alleine als oberflächlich Zeit verschwenden. Sie sehnt sich nach einem Partner mit Tiefgang, einer integren Persönlichkeit, die sich echt und aufrichtig für sie und ihre Gedanken interessiert. Sauber muss er sein, innerlich wie äußerlich.

Hat die Außenministerin ihren Seelenpartner gefunden, dann lässt sie ihre eiserne Rüstung fallen. Dann beginnt ihr innerer, goldener Teil zu strahlen. Und es gibt nichts Schöneres, als wenn die Außenministerin edel, elegant und golden strahlend ihren Staat vertritt. Das bringt die fruchtbarsten Allianzen, eine Bereicherung für alle verbündeten Staaten.

Eine Anmerkung: Die Qualitäten der Außenministerin sind genauso auf Männer zu beziehen. Das elfenhafte Kleid frühmorgens ist kompatibel mit männlicher Klarheit, dem Bedürfnis nach Frische und Sauberkeit und der Freude an Qualität und Schönheit.

Ästhetik, innerlich wie äußerlich, ist nicht genderspezifisch.

9.6 *Whoo*, der Tiger der Außenministerin

Stell dir ein Tigerbaby vor. Kuschlig weich purzelt es verspielt im hohen Gras. Es schnappt neugierig nach einem Schmetterling, schlägt sich dabei selbst auf die Nase, springt mit großen Augen dem fliegenden Flatterwesen hinterher und kann nicht genug staunen über die Wunder dieser Welt. Wir möchten das Wuschelbaby knuddeln, streicheln, und doch ahnen wir bereits seine Kraft und halten lieber etwas Abstand.

Stell dir nun eine ausgewachsene Tigerin vor. Mit großem Respekt halten wir nun definitiv gebührend Abstand. Diese Schönheit, diese unbändige Kraft, diese stolze Erscheinung zieht uns voll in ihren Bann. Königlich thront sie, ihr Fell mit der rauen Zunge säubernd, im Schatten eines Baumes. Sie wacht über ihre Kleinen, lässt sie herumtollen und das Leben erkundigen. Gemütlich, fast träge

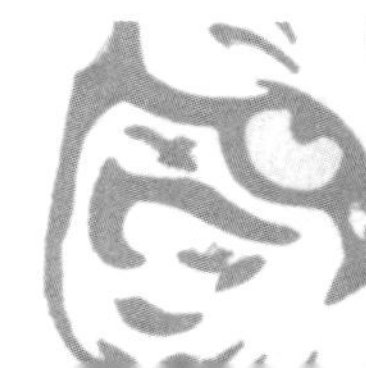

liegt sie da im Schatten, doch ist sie jederzeit bereit. Aus dem Nichts springt sie elegant hoch und greift bei Bedarf souverän ein.

Whoo, diese kraftvolle Tigerkatze, verkörpert die starke, souveräne, laut brüllende und zugleich die sanfte, verspielte, sanfte Seele der Außenministerin. Als Königin der Berge genießt *Whoo* uneingeschränkten Respekt. Sie nimmt ihre Führungsrolle pflichtbewusst wahr. Aufmerksamkeit, Respekt und Bewunderung streicht sie genüsslich ein und muss dabei aufpassen, dass sie nicht zu hochnäsig, arrogant und eingebildet wird. Wenn *Whoo* nämlich ihr Königreich von oben herab regiert, dann erntet sie Neid statt Anerkennung und Zuneigung. Und das ist gar nicht das, was sie braucht. Anerkennung ist ihr Lebenselixier. Sie sonnt sich in ihrem Status als Königin, wohl wissend, dass auch sie eine Dienerin einer noch höheren Instanz ist. Bescheidene, gerechte Souveränität gepaart mit Wohlwollen und einem Quäntchen Humor bringt *Whoo* am meisten Sympathie ein. Wenn die Tigerin sich selbst respektiert und achtet und auch mal ein Auge zudrückt, wenn etwas nicht so perfekt läuft, wie sie das gern hätte, dann geht es ihr am besten. Bewunderung ist distanziert, Zuneigung ist warm. Was bringt es, wenn man aus der Ferne bewundert wird?

Ganz im Privaten möchte auch *Whoo* sich mit einem wohligen Schnurren ausstrecken und geknuddelt werden.

9.7 Lungentransplantation oder das Leben mit nur einem Lungenflügel

Das Leben mit nur einem Lungenflügel ist möglich, sofern dieser gesund ist und gesund bleibt. Klar ist die körperliche Leistungsfähigkeit nicht gleich wie zuvor, und auch die Abwehrmechanismen sind eingeschränkt. Doch man kann mit einem Lungenflügel durchaus alt werden.

Wesentlich delikater ist eine Lungentransplantation. Das Spenderorgan muss mit unzähligen Blutgefäßen neu verbunden werden. Die lebenslange Einnahme von diversen Medikamenten kann die Lebensqualität wegen der zahlreichen Nebenwirkungen einschränken.

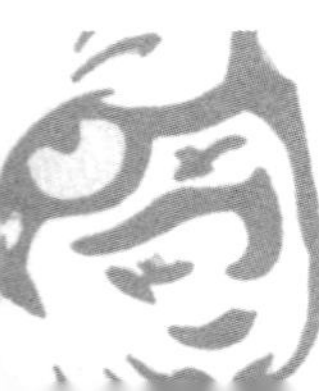

Die Frage nach der psychischen Auswirkung einer Transplantation würde mich auch hier interessieren. Wie wird sich wohl die Lunge einer perfektionistischen, fleißigen Außenministerin in einem Körperstaat mit einer faulen, schmutzigen Lunge auswirken? Könnte sich der Empfänger einer in jeder Beziehung sauberen Lunge zum Beispiel zu einem spirituellen Menschen entwickeln? Und wie reagiert die Herz-Kaiserin auf eine neue Außenministerin, wenn sie nach vorübergehender Entmachtung durch die Herz-Lungen-Maschine plötzlich wieder das Zepter in der Hand hält?

9.8 Ein Beispiel aus meiner Praxis

Als ich Frau S zum ersten Mal sah, wusste ich sofort, dass ich einen Menschen mit CF Lungen-Metall vor mir hatte. Eine schöne Frau mit aufrechtem Gang, weiße gepflegte Haare, elegant gekleidet, edler Schmuck, eine sehr teure Handtasche, skeptischer Blick, auffallende Nase im schmalen Gesicht, perfekte Körpermaße, dezent geschminkt, fast durchsichtige Haut. Die Distanz zu meinem Praxisraum legte Frau S beinahe schwebend zurück. Ihre Füße schienen den Boden kaum zu berühren. Ihr Blick durch meinen Raum und das schnelle Abchecken meiner Person verrieten mir, dass ich eine Frau vor mir hatte, die innert Kürze alles, aber auch wirklich alles registriert. Frau S wirkt kühl, unnahbar und distanziert. Kein Mensch, mit dem man auf Anhieb eine herzliche Verbindung herstellen kann. Sie kam auf Empfehlung zu mir. Ihre Haut mache ihr Probleme, die geröteten Stellen in den Armbeugen bringe sie nur mit Kortisonsalben weg, und die wolle sie nicht so oft benutzen.

Bei Frau S war mir sofort klar, dass ich als Therapeutin jetzt augenblicklich entweder bestehen oder durchfallen würde. Ein falscher Satz, eine in ihren Augen unangebrachte Handlung, und unsere Zusammenarbeit wäre gescheitert.

Nach zwanzig Jahren Praxistätigkeit schüchtern mich solche Menschen nicht mehr ein. Putin höchstpersönlich könnte zu mir kommen und ich würde ruhig bleiben. Je kühler und distanzierter der Mensch, umso interessierter bin ich daran, seine innere Wärme zu entdecken. Das braucht Zeit

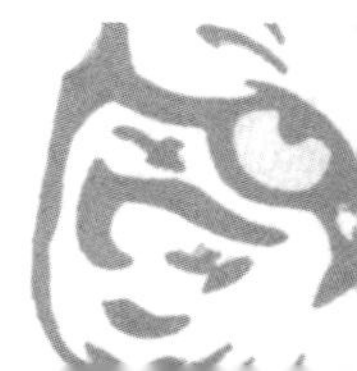

und Geduld. Mit Akupunktur und Ernährungstipps wurde die Haut insgesamt besser. In Stresssituationen bleibt es aber die Haut, die bei Frau S reagiert.

Es dauerte eine Weile, bis Frau S mir ihre Geschichte erzählte und wir vom Sie zum Du wechselten. Und da hatte ich plötzlich die unsichere, scheue Barbara vor mir, die so unglaublich viel Aufwand betreiben muss und doch nie genügt. Barbaras Start ins Leben begann schon mit einem «Fehler». Sie hätte nämlich als Junge zur Welt kommen sollen. Ihre Mutter erlitt zwei Fehlgeburten. Mit 41 Jahren wurde sie dann nochmals schwanger. Barbaras Vater, ein erfolgreicher Anwalt, wünschte sich einen Sohn, der in seine Fußstapfen treten und seine Kanzlei übernehmen sollte. Barbara, blitzgescheit, machte alles, um ihrem Vater zu gefallen. Sie brillierte in der Schule, studierte Jus, schloss mit summa cum laude ab, doch zum Sohn schaffte sie es nie. «Ich kann machen, was ich will, ich bringe top Leistungen, und es reicht doch nie! Nach meinem Studium beschloss ich, mich als Anwältin für Frauen in Not einzusetzen und nicht in Vaters Kanzlei einzutreten. Das war der definitive Bruch mit meinem Elternhaus. Mein Vater verachtet mich, meine Mutter schweigt und leidet wie immer.»

Barbara kommt seit vielen Jahren zu mir. Wenn ich sie mit der Frau S unserer ersten Begegnung vergleiche, dann staune ich. Ihre Erscheinung ist immer noch beeindruckend. Elegant und geschmeidig bewegt sie sich wie eine Raubkatze. Ihren inneren weißen Tiger lernte Barbara lieben. Sie kämpfe wie eine Tigerin für das Recht ihrer Frauen. Man zolle ihr Respekt und Achtung, die sie inzwischen auch annehmen könne. Im privaten Rahmen lasse sie sich heute berühren. Ihr neuer Partner sei vermutlich CF Erde. Durch ihn lerne sie, dass das Leben auch zum Genießen da sei. Und, oh Wunder, ihr Vater möge ihren Partner. «Die zwei Männer verstehen sich gut. Mein Vater ist weicher geworden. Manchmal haben wir es richtig lustig zusammen. Meine Mutter freut sich, dass ich mit Klaus zusammen bin. Und weißt du was? Mein Vater hat mich kürzlich zum ersten Mal richtig umarmt», erzählt mir Barbara.

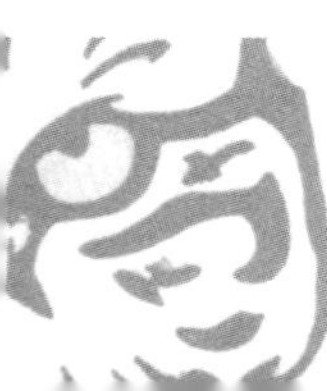

Und wo bleibt in diesem Fallbeispiel die Außenministerin? Barbara sagt, sie sei lieber mit ihrem weißen Tiger unterwegs als mit der Außenministerin. In ihrem Job könne sie das Bild der Beamtin jedoch gut gebrauchen. Da brauche sie diesen Scharfsinn, den harten Blick und auch die kühle Distanziertheit. «Die Schicksale meiner Klientinnen sind furchtbar tragisch. Ich muss mich von ihrem Leiden distanzieren, wenn ich gute Arbeit machen will.»

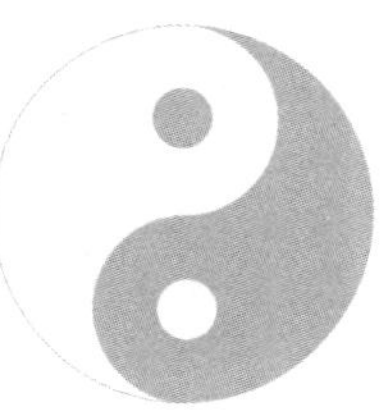

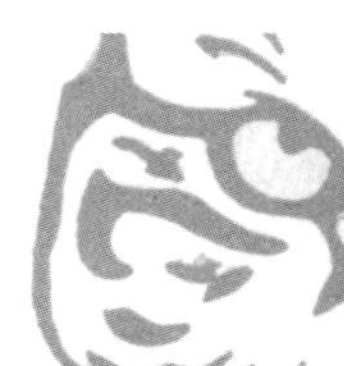

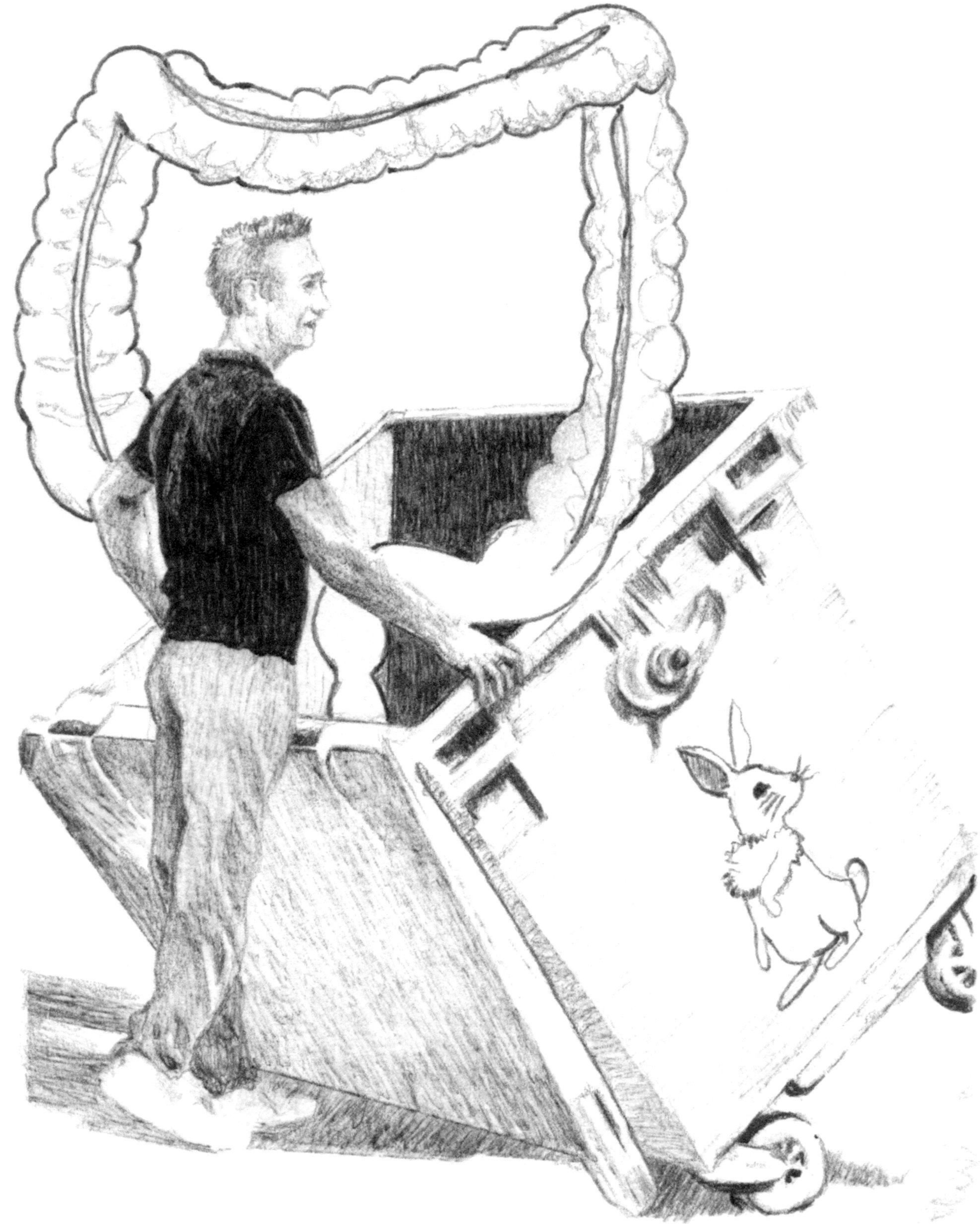

10 Der Dickdarm – der Abfallminister

10.1 Position im Kaiserstaat

Der Dickdarm ist der Yang-Partner der Lunge. Beide zusammen stehen sie für das Element Metall. Es gibt kein ungleicheres Paar als die zwei – auf den ersten Blick. Die Lunge, rein und pur; der Dickdarm, stinkend und unrein. Doch das stimmt nicht. Sieht man etwas näher hin, dann sind die Aufgabenbereiche von Lunge und Dickdarm sehr ähnlich. Bloß gebührt der Außenministerin aller Respekt, während das letzte Glied des Abfallministers, der «Chübelmaa», auf dem ganz untersten Tritt der Achtungsleiter steht. Unfair eigentlich, denn beide beschäftigen sich mit der wichtigen Frage: Was lassen wir rein, was muss raus? Die Außenministerin diskutiert mit Vertreterinnen desselben Amtes oft in gestylterem Rahmen als der Abfallminister. Dieser muss sowohl die rüde Sprache der Abfallentsorger als auch die vielen Sprachen der Bakterienvölker verstehen und sprechen können.

Der Abfallminister ist zuständig für die Entsorgung des physischen Mülls. Er schaut dafür, dass der Endverbraucher seine nicht verwertbaren Reste in Abfallsäcke verpacken und diese zu vorgegebener Zeit rausstellen kann. Das Einsammeln und Abtransportieren übernehmen die Müllmänner. Dass die Kehrichtabfuhr auch funktioniert und die Straßen okay sind, gehört in den Aufgabenbereich der Transportministerin.

Die Abfallentsorgung ist wichtig, enorm wichtig für den ganzen Staat.

Hast du schon einmal erlebt, dass dein Kehricht nicht abgeholt wurde? In Zürich haben wir den Züri-Sack. Der kostet CHF 20.20 und besteht aus zehn 35-Liter-Säcken. Wir zahlen dafür und verlassen uns darauf, dass die Abfallsäcke am Abfuhrtag auch abgeholt und entsorgt werden. Soweit ich mich erinnere, gab es bei uns noch nie einen Müllmännerstreik. In anderen Ländern allerdings schon. In Italien streiken sie immer mal wieder, und im Sommer 2017 kam es auch in Schweden

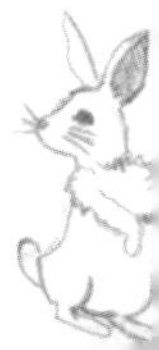

und in Griechenland zu prekären Zuständen, weil der Müll tagelang auf der Straße liegenblieb. Die große Hitze zwang die griechische Regierung schließlich dazu, den Forderungen der Müllmänner nachzukommen. Nach bereits drei Tagen stinkt Abfall bei Temperaturen über 30 Grad nämlich zum Himmel.

Der Abfallminister braucht keine Cartier-Uhr bei seiner Arbeit. Ihm reicht eine zuverlässige Tissot. Er wirft sich auch nicht in Schale, wenn er mit seiner Crew zusammen über die reibungslose Koordination der Entsorgung wacht. Sein Auftreten ist korrekt, sauber und irgendwie auch intelligent und zart. Zu seiner Crew gehören nicht nur die Chauffeure der Kehrichtwagen mit den Müllmännern. Der Abfallminister hat eine weitere, immens wichtige Aufgabe, die kaum jemand kennt: Er kümmert sich um das Wohl der Welt der Bakterien. Die Bakterien sind eine Welt für sich, eingebettet in unserem Körperstaat. Sie bestehen aus verschiedenen Völkern in ihren eigenen Ländern mit ihren spezifischen Gewohnheiten. Eine Welt innerhalb einer Welt, so wie jeder Mensch ein Individuum in einer größeren Gemeinschaft in einem Land auf einem Planeten in einem Universum ...

Die Befindlichkeit unserer Darmbakterien beeinflusst ganz wesentlich den Gemütszustand von uns Menschen. Sind die Bakterien zufrieden und wohl genährt in ihrem vertrauten Raum, dann arbeiten sie zuverlässig. Sie erkennen schädliche Fremdlinge, markieren diese und verweisen sie des Landes. Einige nehmen sie aber auch auf, um sie näher kennen zu lernen.

Der Abfallminister kennt die Sprache und die Gewohnheiten der Bakterienvölker. So wie seine Partnerin, die Außenministerin, mit den Völkern außerhalb ihres Landes verhandelt, so kommuniziert der Abfallminister mit den Völkern innerhalb des Landes.

Erst auf dem letzten Meter erscheinen nun die Müllmänner, die den Abfall einsammeln und in den Kehrichtwagen werfen. Sie stehen hinten auf dem Wagen. Auch sie im sauberen Overall. Ihre Sprache ist nicht eloquent. Da fallen auch mal dreckige Witze und faule Sprüche. Doch sauber sind die Männer allesamt. Sauber, bescheiden und geduldig. Ohne Stress machen sie ihre Tour und sammeln ein, was nicht mehr zu gebrauchen ist.

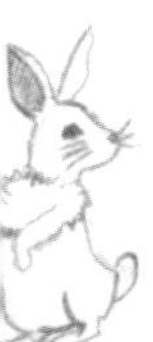

10.2 Aufgaben

Westmedizin

Der Dickdarm hat keine Falten wie der Dünndarm. Er sieht aus wie ein langes, in drei Teile gebogenes Tessinerbrot, das sich zeitweise wellenartig bewegt. Giulia Enders vergleicht in ihrem Buch «Darm mit Charme» die Bewegungen des Dickdarms mit einem Slow-Motion-Tänzer und einem Straßenkünstler, der immer wieder für eine Weile in einer neuen Pose verharrt. Ein Tessinerbrot-Straßenkünstler also.

Dünndarm und Dickdarm sind im rechten Unterbauch durch eine Klappe miteinander verbunden. In periodischen Abständen öffnet sich diese Klappe, damit der Dünndarm seinen Inhalt weiter in den Blinddarm, den ersten Abschnitt des Dickdarms, übergeben kann. Von da weg geht es hinauf bis zum rechten Rippenbogen, dann quer durch bis zum linken Rippenbogen und schließlich links wieder runter. Im s-förmigen Rektum wird der Stuhl über Stunden gespeichert, bis er schließlich ausgeschieden wird.

Ostmedizin

- Der Dickdarm übernimmt den Nahrungsbrei des Dünndarms, resorbiert Flüssigkeiten und scheidet den Stuhl aus.

Das ist auch schon alles. Viele Funktionen, die wir aus westlicher Sicht dem Dickdarm zuschreiben, übernimmt in der CM (der Chinesischen Medizin) die Milz. Die ganze Umwandlung und den Transport kontrolliert die Milz. Der Dickdarm muss bloß noch ausscheiden.

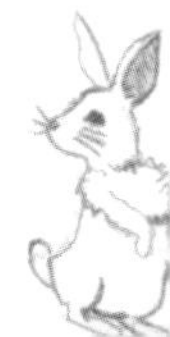

10.3 Was den Abfallminister krank macht

- Schmutz
- Stress
- Sich keine Zeit nehmen für das «große Geschäft»
- Intoleranz

Schmutz war schon bei der Außenministerin der erste krank machende Punkt.

Der Abfallminister beschäftigt sich ausgiebig und immerzu mit Abfall. Doch, wie gesagt, nur der letzte Abschnitt des Dickdarms hat mit Kot zu tun. Unsere Häufchen stinken zwar, doch der Abfallminister und seine Crew sind durchwegs sauber. Was stinkt, sind die Abfallprodukte, fein säuberlich zersetzt von unseren Darmbakterien.

Schmutz mag der Abfallminister genauso wenig wie die Außenministerin. Und das bezieht sich nicht nur auf verunreinigte Speisen und mangelnde Hygiene, sondern auch auf schmutzige Gedanken und Gefühle. Menschen mit einem Problem im Dickdarm oder Leute mit CF Dickdarm-Metall, die nicht in ihrem Element sind, erkennt man denn auch häufig an einer regelrechten Fäkalsprache. Wenn also jemand in jedem Satz «Scheiß» sagt oder andere grobe Wörter gebraucht, dann müsste man ein Augenmerk auf seinen Dickdarm werfen. Ebenso lassen grobe, verallgemeinernde, rassistische Haltungen auf ein Unwohlsein des Abfallministers schließen. Der Abfallminister hat es wie kein anderer Beamter mit (Bakterien-)Kulturen aus den unterschiedlichsten Ländern zu tun. Seine große Aufgabe besteht darin, fremde Kulturen aufzunehmen und einzugliedern. Lernen von Fremden und sie das Angesiedelte, Heimische doch nicht verdrängen lassen. Das braucht Offenheit, Toleranz und auch Vorsicht und Voraussicht.

Alle Arten von Stress haben einen unmittelbaren Einfluss auf unser Verdauungssystem. Das weiß jeder von uns aus Erfahrung. Angststress kann unserem Darm wortwörtlich Schiss machen. Da

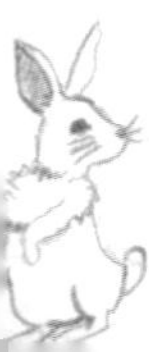

ducken sich sämtliche Bakterienvölker, wenn ein Tsunami durch den Darm rollt. Umgekehrt kann es in einer beklemmenden Stresssituation vorkommen, dass alle Angestellten des Abfallministers ihre Pobacken zusammenklemmen und vorerst gar nichts tun.

Der Dickdarm ist ein gemütliches Organ. Er mag es gerne langsam und sorgfältig. Wenn die Zeit reif ist, dann wird entsorgt, aber zuvor bitte genießen, alles Wertvolle rausholen, nichts überstürzen. Und wenn es ums Loslassen geht, dann bitte mit Zeit. Am allerbesten ist eine gemütliche Sitzung auf dem stillen Örtchen zwischen fünf und sieben Uhr morgens, zur Dickdarmzeit in der Organuhr. Wer sich täglich um diese Zeit seines Abfalls entledigen kann, startet frisch und offen in den neuen Tag.

Im Kapitel zum Magen, dem Kornkammermeister im Körperstaat, war die Rede von Macht und Gier. Der Abfallminister sieht sich immer wieder konfrontiert mit dem Thema Toleranz. Fremdes möglichst objektiv anschauen, genau beobachten, dankbar Neues, Wertvolles eingliedern und gleichzeitig unproduktives Fremdes auswerfen. Das ist eine schwierige Aufgabe. Wie unvoreingenommen ist der Abfallminister? Handelt er aus Furcht vor dem Neuen oder aus Erfahrung mit bekanntem Altem? Wie tolerant ist er, wie neugierig? Intoleranz verhindert Wachstum. Alles und jedes ist miteinander verbunden, niemand und nichts überlebt ohne Austausch. Vorsichtig neugierige Offenheit für Fremdes bereichert einen Staat. Der Abfallminister hat viel Erfahrung mit anderen Welten und die große Aufgabe, dieses Andere tolerant einzulassen und gleichzeitig vorsichtig zu prüfen.

Der Abfallminister glänzt nicht in der ersten Reihe des Staates. Die Kaiserin weiß zwar um seine Wichtigkeit, doch neben ihr stehen die Leibwächterin, etwas weiter entfernt der Privatsekretär, die Außenministerin, die Finanzministerin und im Hintergrund und allzeit bereit ihre Magd, die Transportministerin. Dann kommen die Generalin und der Feldherr, und schließlich die Beamten für Heizung, Entsorgung, Kornkammer und Wasserwege. Der Abfallminister steht bescheiden im Hintergrund. Doch bräuchte auch er dringend hin und wieder ein ehrlich gemeintes Lob. Bekommt er das nicht, dann läuft er Gefahr, seinen Frust nach unten weiterzutreten. Darunter leiden dann Angestell-

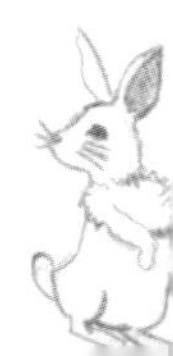

te oder Familienmitglieder, die oft gar nicht verstehen, weshalb sie so angeschnauzt werden. Ein frustrierter Abfallminister kann lange die Pobacken zusammenkneifen, schlucken, einstecken, bis er irgendwann plötzlich explodiert und die angesammelte Scheiße unkontrolliert aus ihm rausplatzt.

10.4 Wie der Abfallminister gesund bleibt

- Gesundes Essen
- Sauberkeit, innerlich wie äußerlich
- Zeit und Muße für das Wesentliche im Leben
- Toleranz
- Selbstakzeptanz

Über gesundes Essen wird dauernd diskutiert und disputiert. Es gibt so viele Ernährungstipps, basierend auf Blutgruppe, Sportdisziplin, Stoffwechseltyp und so weiter. Es wäre so einfach, wenn jeder Einzelne seine innere Bakterienwelt fragen könnte, was da fehlt und was zu viel ist. Und da diese innere Welt eben auch sehr individuell ist, gibt es vermutlich auch nie *die* wahre gesunde Ernährung für jedermann.

Merkst du, was dir guttut? Gesund sind sicher probiotische und präbiotische Lebensmittel. Das liegt ganz einfach schon in ihren Namen. Pro Bios – für das Leben; und Prä Bios – vor dem Leben. Die probiotischen Lebensmittel sind gut für unsere «guten» Bakterien im ganzen Darm, die präbiotischen ernähren unsere «guten» Bakterien im Dickdarm, indem sie dank ballaststoffreichen Transportern im Dickdarm ankommen, bevor sie von anderen Bakterien weggeschnappt wurden. Doch wir können uns ja nicht nur von Kefir und Spargel ernähren. Zu einem gesunden Immunsystem gehören unbedingt und zwingend auch «ungesunde» Bakterien, die sich in geringen Mengen in unser System einschleichen, als Sparringpartner aus einer anderen Welt sozusagen. Was nützt es mir denn, wenn

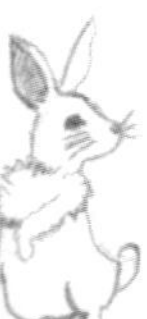

ich gegen Europäer im Zweikampf immer gewinne, aber voll überrumpelt werde von Kämpfern, die eine andere Technik anwenden. Da reicht es nicht, wenn ich brülle: «Halt, stopp, nicht auf den Kopf, das ist gegen unsere Regeln!» Meine große Chance ist es, von den anderen zu lernen, ihre Techniken zu integrieren, meine Erfahrung dadurch zu erweitern und bereit zu sein für eine nächste Attacke.

Sauberkeit, innerlich wie äußerlich, das ist vermutlich ein genauso hoher Anspruch wie «Liebe dich selbst wie deine Mitmenschen». Ein «sauberer» Darm erzeugt «saubere» Gefühle. Seit relativ kurzer Zeit wissen wir, dass der Darm unzählige Nervenzellen hat, die einen direkten Draht zum Gehirn haben. Gehirn und Darm gleichen sich in vielem und interagieren dauernd miteinander. Die Zusammensetzung der Bakterien im Darm beeinflusst denn auch nachweislich den Gemütszustand, die Psyche und auch das Körpergewicht von uns Menschen. Ein sauberer Darm macht eine saubere Psyche – und umgekehrt.

Und wie nährt man die Psyche? Mit «guten» Gedanken, Zeit für Nährendes, Schönes, Aufbauendes. Bleibt die Frage, was ist denn gut für ein gutes Leben? Der Abfallminister plädiert für Zeit und Muße für das Wesentliche im Leben, für Toleranz, Offenheit für Neues. Er verharrt nicht in alten Mustern, sondern er prüft, wägt ab und bestimmt immer aufs Neue, was hereinkommt und was er nicht mehr will.

Ein gesunder Abfallminister genießt das Leben im Bewusstsein, dass er immer loslassen muss und jederzeit Neues einlassen kann. Er weiß um seine Wichtigkeit im Körperstaat. Und wenn er auch nicht täglich Lob und Anerkennung für seine Arbeit bekommt, so kennt er doch seine Bedeutung und tritt nie einen persönlichen Frust nach unten weiter.

10.5 *Twoo*, der Hase des Abfallministers

Mein Sohn hatte zwei Zwergkaninchen, ein Männchen und ein Weibchen. Die Rammler muss man dringend schon mit drei Monaten kastrieren, ansonsten wäre der Stall innert kürzester Zeit überbevölkert.

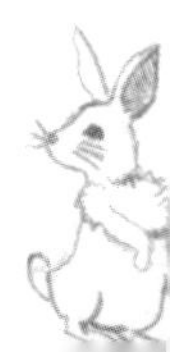

Twoo, der Hase, ist flink, potent und produktiv. Im chinesischen Kalender werden ihm nebst Genussfreude aber auch Klugheit, Güte und Scharfsinn zugeordnet. Seine große Herausforderung besteht darin, nicht zu früh loszurennen. Er darf gern seine Nase in den Wind stecken, sich auf die Hinterbeine stellen und schnuppern. Doch dann sollte er kurz innehalten und sich fragen, ob er sich ducken, ob er Haken schlagen oder einfach im hohen Gras Löwenzahn fressen sollte.

Und wie sollen wir das jetzt auf den Abfallminister und den Dickdarm übertragen?

Rein optisch ist der Dickdarm das einzige Organ, das Haken schlägt. Er steigt auf, schlägt einen Haken nach links und dann wieder einen nach unten. Und auch seine Slow-Motion-Tessinerbrot-Straßenkünstlerbewegung ist einmalig. Da kann man ihn schon mit einem Hasen vergleichen, der frisst, sich plötzlich aufrichtet und schnüffelt, eine flinke Bewegung macht und wieder weiter frisst, als ob nichts geschehen wäre.

Und der Abfallminister, was hat der mit einem Hasen gemeinsam? Vielleicht die Diplomatie? Der Abfallminister muss mit einer ganzen Welt von Bakterien kommunizieren. Da braucht es sicher die *Twoo*'sche Vorsicht gepaart mit diplomatischem Geschick und intelligentem Scharfsinn, um die besten Kräuter im eigenen Garten zu behalten.

Von Menschen mit CF Dickdarm-Metall sagt man auch, dass sie gerne genießen, produktiv denken und handeln, diplomatisches Geschick besitzen und gerne ihre Schäfchen im Trockenen wissen. Schon ein bisschen in die Richtung *Me First*, wobei ein geschickter Hase vorausdenkt und voraussieht, welche Folgen seine Sprünge haben werden. Nur ein blinder Hase springt seinem Feind in die Fänge, und auch das nur, wenn zugleich seine Spürnase versagt.

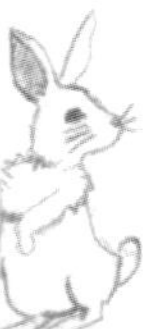

10.6 Ein Beispiel aus meiner Praxis

Beat, 42 Jahre alt, wurde mir von einem Arzt überwiesen, nachdem bei einer Darmspiegelung beim Patienten zahlreiche Dickdarmdivertikel entdeckt wurden. Divertikel sind Ausstülpungen der Darmwand. Beat hatte keine Symptome, doch als sein Hausarzt ihm sagte, dass die Ausstülpungen sich entzünden könnten und er besser prophylaktisch etwas unternähme, folgte er seinem Rat und vereinbarte einen Termin bei mir.

Mein allererster Eindruck von Beat war: Was für ein harter Kerl! Stählerne Muskeln, breite Schultern, jedes Haar klebte perfekt am Kopf, stolzer Gang, der eine Knopf seines Hemdes wollte auf dem Weg zu meinem Behandlungsraum dringend wegspicken, tat es dann aber doch nicht. Das harte perfekte Äußere passte allerdings so gar nicht zu Beats Augen. Die blickten nämlich vordergründig selbstsicher bis arrogant, auf den zweiten Blick aber scheu und unsicher und konnten meinen Blick kaum halten. Der starke Mann kam mir vor wie ein Hase auf der Flucht, jederzeit bereit, einen Haken zu schlagen und schnell abzuhauen.

Kann ich diesem Menschen helfen? Bleibt der bei mir? Lässt er sich auf eine Zusammenarbeit ein? Wie komme ich durch diese stählerne Rüstung?

Während mich diese Fragen beschäftigten, erinnerte ich mich an Yair Maimon, einen Akupunkteur aus Israel, den ich sehr schätze. Yair brachte in einer Weiterbildung das Bild der *Shell-* und *Core*-Ebene. Die Muschel öffne sich erst, wenn sie bereit sei, ihr Inneres, ihren Kern (*Core*) zu zeigen. Wir Therapeuten dürften die Schale (*Shell*) nicht mit Gewalt aufbrechen. Bei Beat sah ich eine perfekte, schillernde, fest verschlossene Muschelschale vor mir, die sich mit Sicherheit lange nicht öffnen würde. Und so war es auch.

Mit viel Feingefühl behandelte ich Beat lange auf der *Shell*-Ebene. Ich erkundigte mich eingehend nach seinem Befinden, beruhigte ihn, gab ihm Ernährungstipps. Und immer wieder hatte ich diesen scheuen Hasen vor mir, der zittert und wittert und bei der kleinsten Gefahr abhauen will.

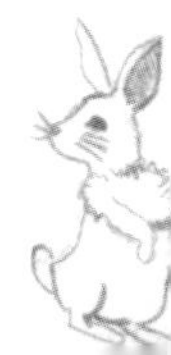

Langsam und behutsam flocht ich das Wesen des Abfallministers ein. Ich erzählte meinem Patienten, wie sauber, schön und edel unser Dickdarm eigentlich ist. Dann brachte ich ihm den Charakter des Abfallministers näher. Ich beschrieb dessen Perfektionismus, dass er oft zu wenig Respekt für seine Arbeit bekomme und wie er mit Druck umgehe. «Divertikel sind Ausstülpungen, birnenförmige Dellen in der Darmwand. Gibt dein Abfallminister vielleicht zu oft nach? Gibt er zu wenig Gegendruck?», fragte ich meinen Patienten. Klar gebe er Gegendruck, er lasse sich nichts bieten, war die Antwort. «Gut, dass du dich wehren kannst, das ist wichtig im Leben.» – «Genau, das ist sehr wichtig – und ich habe es früh gelernt.» – Und mit einem Haken war der Hase schnell wieder weg.

Nach jeder Behandlung dachte ich: «Jetzt kommt er nicht mehr.» Doch er kam immer wieder, obwohl er nach wie vor keine Symptome hatte. Sein Darm müsse stark werden, er wolle keinesfalls so lasche schwache Taschen in seinem Dickdarm. Und Krebs wolle er sowieso nicht.

Bruchstückweise erfuhr ich Beats Geschichte. Beat wurde als Kind von seinem Patenonkel missbraucht. Niemand durfte davon erfahren. Der Missbrauch zog sich über Jahre hin. Beat schwankte zwischen Wut, Scham, Selbstverachtung und bodenloser Verzweiflung. Seine Eltern ahnten nichts, obschon Beat ihnen diverse nonverbale Zeichen gab, die sie eigentlich hätten skeptisch stimmen müssen. So hatte er Atembeschwerden, wenn er zu seinem Patenonkel musste, und litt danach tagelang unter Verstopfung. Als sein Peiniger, der Bruder seiner Mutter übrigens, starb, weinte Beat tagelang. Die Eltern dachten, ihr Sohn sei einfach traurig über den Verlust. Sie sahen nicht, dass die Tränen übermäßig waren und in heftiger Atemnot gipfelten. «Ich habe so viel geheult, das kannst du dir nicht vorstellen, Marian. Und plötzlich war Schluss, wie abgestellt. Seither habe ich keine Emotionen mehr. Ich empfinde weder Trauer noch Angst. Fertig, Schluss, abgestellt!»

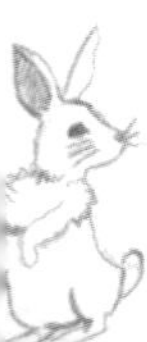

Ich habe Beat Adressen guter Psychologen gegeben. Seine Geschichte überfordert mich. Doch Beat will noch nicht. Mit aller Herzenswärme und allen meinen Mitteln unterstütze ich meinen lieben Patienten. Dankbar, dass er seine harte Schale geöffnet hat, wissend, dass es eine Fachperson bräuchte, um diese furchtbare innere Wunde zu heilen.

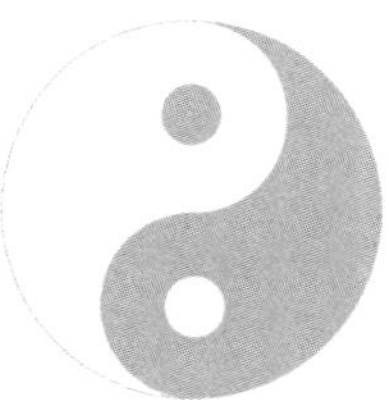

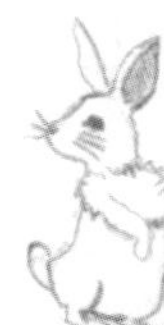

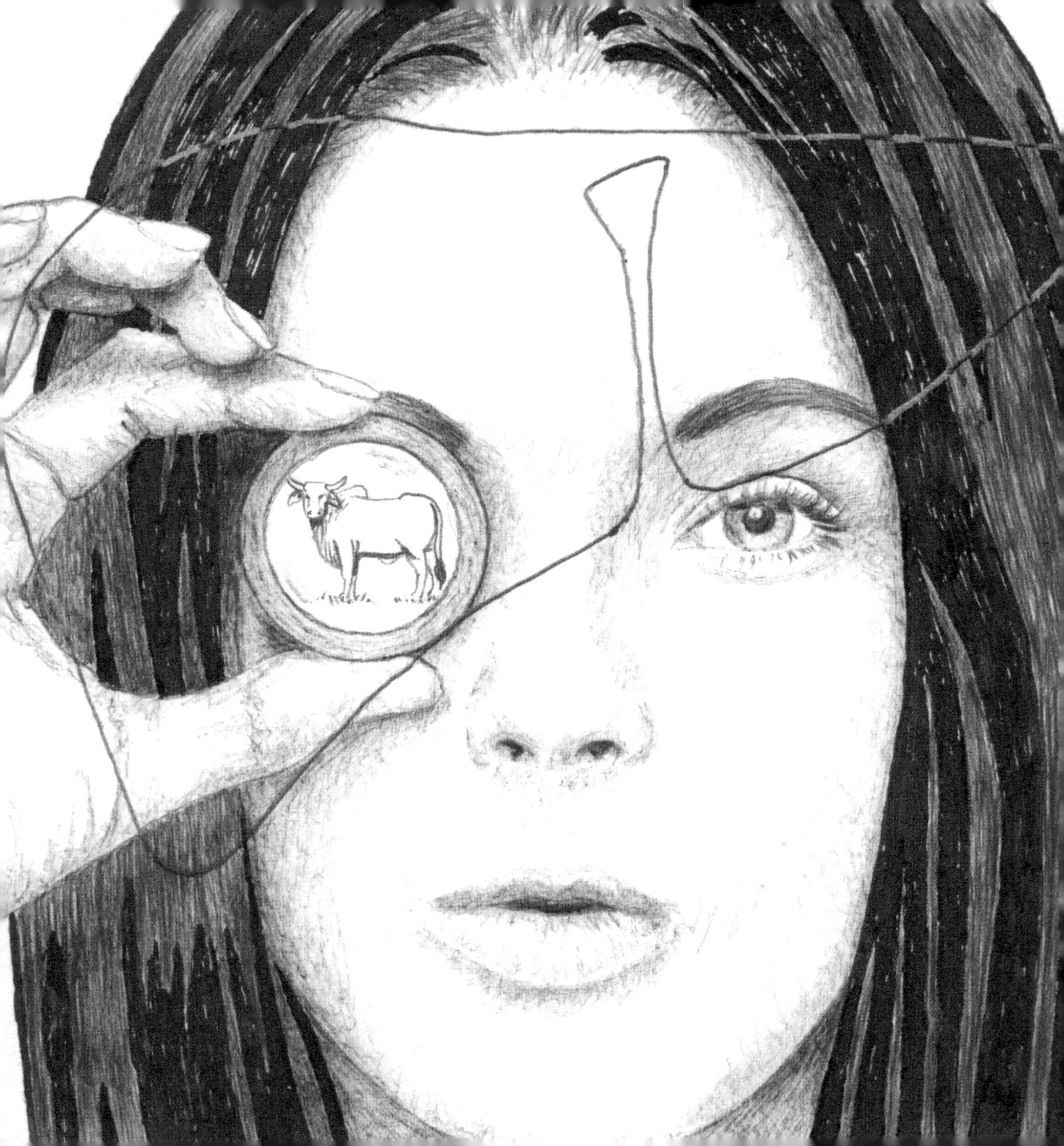

11 Die Leber – die Generalin

11.1 Position im Kaiserstaat

Jeder Staat braucht eine Verteidigung und Grenzen. Es muss ja nicht gerade eine 15 Meter hohe, mehr als 3000 km lange Mauer à la Trump sein oder ein fast doppelt so langer und noch höherer Grenzwall wie die chinesische Mauer. Doch Grenzen braucht ein Land, am besten semipermeable, also halbdurchlässige Grenzen und nicht hermetisch abgeriegelte Wälle.

Die Außenministerin ist zuständig für die Abgrenzung und die Kommunikation mit den Nachbarländern. Die verschiedenen Grenzen sollen offen bleiben, gleichzeitig aber auch bewacht werden. Offen für Freunde, geschlossen für Feinde. Denn nur durch Austausch überlebt ein in sich geschlossenes, nach außen offenes System. Auf unseren menschlichen Körper übersetzt bildet die Haut die äußere Grenze. Der Austausch findet über die Drüsen und Poren statt. Die Haut ist in ihrer Funktion ein wahres Wunderwerk.

Die Generalin nun organisiert und leitet die Abwehr gegen unerwünschte Eindringlinge. Wie kann sie aber Freund und Feind voneinander unterscheiden? Die Generalin ist eine wahre Menschenkennerin und verfügt über eine hervorragende Intuition. Zudem hat sie die Gabe weiser Voraussicht. In Träumen erhält sie Hinweise, die ihr helfen, die richtigen Entscheidungen zu fällen.

Die Herz-Kaiserin vertraut ihrer Generalin zu 100 %. Sie kann nachts gut schlafen, weil sie weiß, dass die Grenzposten immer besetzt sind. Die Generalin hat ihr einen ausgeklügelten Plan präsentiert für den Fall, dass es zu einer feindlichen Invasion kommen sollte. Für die Umsetzung ihres Planes braucht die Generalin eine Armee, die jederzeit einsatzbereit ist. Innert kürzester Zeit müssen die richtigen Soldaten am richtigen Ort sein. Die Herz-Kaiserin garantiert der Generalin, dass die Straßen für den Truppentransport im Notfall bereit sind.

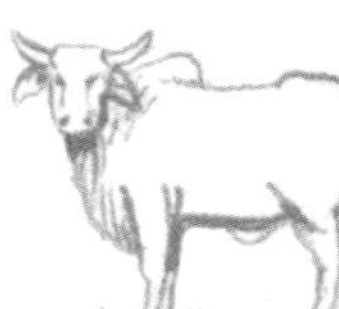

Die Generalin ist eine Strategin und eine Kämpferin. Ist sie wirklich gut, dann weiß sie genau, wann sich ein Kampf lohnt beziehungsweise wann sich ein Kampf nicht vermeiden lässt. «Der beste Kampf ist der, den du nicht zu führen brauchst», das ist das Motto einer guten Kämpferin. Sie muss Krieg vermeiden, diplomatisch Lösungen finden, mal nachgeben und dann auch wieder hart die eigenen Grundsätze verteidigen.

Eine gesunde Generalin vermeidet ganz dringend und unbedingt einen Bürgerkrieg. Denn wenn sich die eigenen Leute gegenseitig bekämpfen und umbringen, dann leidet der ganze Staat.

Autoimmunerkrankungen und gewisse Allergien entsprechen einem fehlgeleiteten Kampf. Im ersteren Fall kämpft der Organismus gegen eigenes Gewebe. Das wäre dann der besagte Bürgerkrieg. Bei Allergien wird eine ganze Armee gegen völlig harmlose Invasoren, wie zum Beispiel Blütenpollen, mobilisiert. Ein kleiner Graspollen tut nun wirklich niemandem etwas zuleide, der muss echt nicht explosiv rausgeniest werden.

11.2 Aufgaben

Westmedizin

Die Leber ist mit ihren ca. 1½ kg das größte Stoffwechselorgan unseres Körpers. Sie verwertet, sie wandelt um, sie gewinnt Energie, speichert, bildet und entgiftet – die Vielseitigkeit und Regenerationsfähigkeit der Leber ist einzigartig. Man könnte sagen, kein anderes Organ hängt so sehr am Leben wie die Leber. Die Leber will einfach leben. Schneidet man der Leber einen Teil weg, dann wächst sie nach, bildet sich neu. Das schafft kein anderes Organ. Die Leber überlebt sogar, wenn sie bis zu 80 % ihres Gewebes verliert. Die Leber ist das Kämpferorgan in unserem Körper.

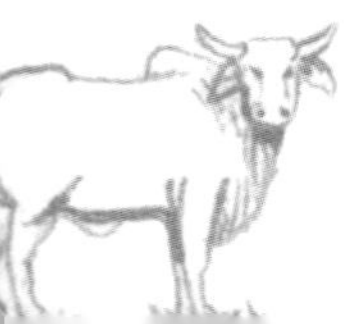

Ostmedizin

- Die Leber speichert das Blut
- Sie kontrolliert die Sehnen
- Sie manifestiert sich in den Nägeln
- Sie gewährleistet den geschmeidigen Qi-Fluss
- Sie öffnet sich in die Augen
- Sie beherbergt die Wanderseele *Hun*

Die Leber speichert und reguliert das Blut. Ruht der Mensch, dann sammelt sich das Blut in der Leber und wird aufgefüllt mit Energie. Bei körperlicher Anstrengung fließt das Blut aus der Leber in die Muskeln und ermöglicht aktive Bewegung.

Muskeln alleine können sich nicht bewegen. Dazu braucht es die Sehnen und Bänder, welche die Muskeln mit den Knochen verbinden. Die Leber gewährleistet die Aktivität der Gelenke, indem sie die Sehnen und Bänder geschmeidig hält. Bewegung ist erst durch ein Zusammenspiel von Knochen, Muskeln und Sehnen möglich, also durch die Interaktion von Nieren, Milz und Leber. Die Nieren sind verbunden mit den Knochen und dem Willen, die Milz mit dem Denken und den Muskeln. Die Leber verbindet über die Bänder und Sehnen Wille und Denken zum Tun. Den Kraftstoff für die Bewegung liefern dann Herz und Lunge.

Ich habe in meinem Buch «Die Kraft der Wandlungsphasen» im Kapitel über die Wandlungsphase Holz die Aggressionskaskade am Beispiel einer Raubkatze beschrieben. Die Augen, der scharfe Blick auf die Beute bilden die erste Phase der Kaskade. Das Ziel wird fokussiert, der Plan ist klar, die Strategie durchdacht. Dann leise anschleichen, geduldig verharren, die Beute immer im Visier. Nun kommt der Moment vor dem Sprung. Alles Blut wird in die Muskeln gepumpt, die Sehnen spannen sich aufs Äußerste an. Regungslos, voll konzentriert, zu 100 % aufmerksam wartet der Panther ab, um im genau richtigen Augenblick loszuschnellen wie ein Pfeil. Er hebt ab, geschmeidig, *smooth*,

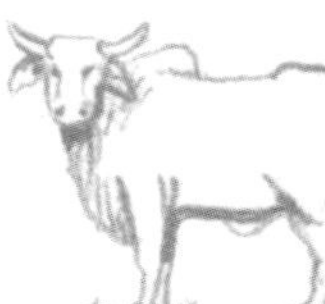

elegant. Im letzten Augenblick fährt er seine scharfen Krallen aus und packt sich seine Beute. Der Panther besticht durch seine Kraft und seine Eleganz. Seine Bewegungen sind formvollendet, sein Blick geht einem durch Mark und Bein. Er weiß genau, wann sich eine Attacke lohnt. Lieber lässt er es bleiben, wenn die Chance klein ist.

Doch wie weiß er, wann es sich lohnt und wann nicht? Wie holt er sich diese Erfahrung?

Durch spielerisches Lernen. Hast du schon einmal einen Dokumentarfilm über Raubkatzenjunge gesehen? Hast du eigene Kinder oder Enkelkinder? Beobachte die Kinder oder die jungen Kätzchen! Es ist faszinierend, wie sich Junge ihren Raum Schritt für Schritt erobern. Wie sie aus dem behüteten, schützenden Nest der Familie herauswachsen, sich immer mehr trauen, auf eigenen Beinen zu stehen, sich abgrenzen. Mutig, oft waghalsig stürzen sie sich in ihre ersten Abenteuer. Sie kämpfen gegen Wespen und werden gestochen; sie fauchen Elefanten an und ducken sich; sie triumphieren gegen Mäuse, bringen ihre Beute stolz nach Hause und lernen Schritt für Schritt durch Nachahmung und vor allem – durch viele Fehler.

«Ever tried? Ever failed? No matter! Try again, fail again. Fail better!»

Wir lernen nur durch Fehler. Die Aufgabe der Eltern und Erzieher besteht darin, den Kindern eine fehlerfreundliche Umgebung zu schaffen. Eine Umgebung mit Gefahren und Fallgruben. Nicht so tief, dass die Kinder zu Tode stürzen, doch tief genug, dass sie sich blaue Flecken holen und sich überlegen, wie sie eine Brücke über die Grube bauen könnten. Irren ist menschlich, aus Fehlern lernen wir.

Menschen mit CF Leber-Holz sind oft mutig. Sie trauen sich, Altbewährtes zu hinterfragen und Fehler zu machen. Oft haben sie geniale Ideen. Unkonventionelle, neue Ideen, die die Welt weiterbringen könnten. Leider scheitern gute Ideen immer wieder an der Umsetzung. Geniale Pläne bleiben Luftschlösser, wenn sie nicht von realistisch und klar denkenden Menschen auf die Erde gebracht und tatkräftig umgesetzt werden. Das sorgfältige Prüfen und Abwägen braucht aber so viel Geduld, und Geduld muss sich die Generalin erst erarbeiten.

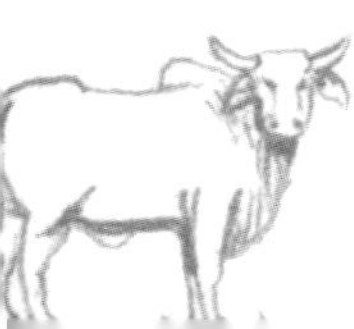

Die Leber beherbergt die Wanderseele *Hun*. *Hun* wird auch Traumseele genannt.

Ich assoziiere *Hun* gerne mit dem Begriff Inspiration. Inspiration stammt aus dem Lateinischen *inspirare*. In-spirare heißt wörtlich übersetzt hinein/ein-hauchen. Das Wort Inspiration verbinden wir treffend mit Kreativität. Die Inspiration, der Einfall ist die Basis künstlerischen Ausdrucks. Inspiration kann man nicht willentlich erlangen. Sie kommt einfach, unerwartet, unangemeldet. *Hun* ist also auch die Kraft der Inspiration und die Gabe der Kreativität, die das Menschsein ausmachen.

Hun und *Po* sind Teilaspekte von *Shen*. Die Körperseele *Po* tritt drei Tage nach der Empfängnis in den Körper ein und verlässt diesen wieder ein paar Tage nach dem Tod. Die Traumseele *Hun* (genau genommen sind es drei *Hun*-Seelen) erscheint drei Tage nach der Geburt und verlässt den Körper bei dessen Tod am obersten Punkt des Körpers. *Hun* kommt und geht.

Hun, die Traumseele, verbindet uns mit der Welt der Fantasie, der Traumwelt, der Kreativität, der Intuition. Sie schöpft aus einem großen Pool, den C. G. Jung das kollektive Unbewusste nannte.

Ist *Hun* nur am Träumen, dann hat der Mensch nicht viel davon. Es braucht den Geist *Shen*, der sich für eine der vielen Ideen entscheidet und mit Hilfe der Körperseele *Po* die Visionen auf den Boden bringt. Hirngespinste, fantastische Ideen, im Traum erschienene Visionen bleiben unfassbar, wenn sie nicht gefasst, überprüft und geerdet werden.

Die Generalin hat den direkten Draht zu *Hun*. Wenn sie ruhig in sich ruht, dann weiß sie genau, intuitiv, was sie zu tun hat. Hält sie das Tor zur Traumseele ein bisschen offen, dann erscheinen ihr die Lösungen im Schlaf.

Die Generalin hat das Endziel immer klar vor Augen. Sie kann strategisch planen, sie weiß um ihre Stärke und ihren Zugang zur Intuition. Mit Mut und Tatkraft kämpft sie beherzt und elegant für Fortschritt und Wachstum. Wenn nötig fährt sie auch ihre Nägel aus. Unterstützt wird sie dabei in erster Linie von der Herz-Kaiserin. Diese nimmt die neuen Ideen auf, lässt sie von der Finanz- und der Außenministerin prüfen und entscheidet dann, ob sie die Wege für den Startschuss frei gibt.

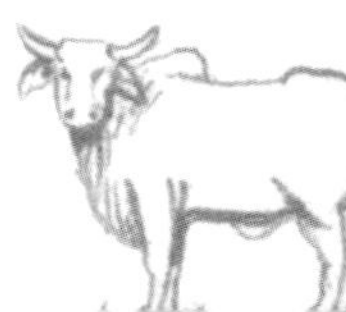

11.3 Die Emotion Ärger

Jeder Mensch ärgert sich ab und zu. Die Ursachen sind vielfältig, der Grund jedoch bleibt immer der gleiche: Wir ärgern uns, wenn etwas nicht so läuft, wie wir es gern hätten. Wir ärgern uns entweder über uns selbst, weil wir etwas nicht schaffen, oder wir ärgern uns über ein Hindernis, das unseren Weg blockiert. Das Hindernis kann ein Mensch oder eine Tatsache sein, ein Gesetz zum Beispiel oder sogar das Wetter, das uns einen Streich spielt. «Mist, es geht nicht so, wie ich mir das vorgestellt habe.» Und gleich darauf die Frage: «Weshalb? Wer ist schuld?» Zur Lösung des Problems folgt zwingend die Frage: «Und jetzt, wie komme ich weiter?» Wenn der Ärger nicht zur Lösungsfrage führt, dann bleiben wir buchstäblich stecken und treten an Ort und Stelle oder wir explodieren. Explosionen sind fast immer zerstörerisch. Sie schaden anderen, oft Unschuldigen, die zum Blitzableiter werden. Wenn der Ärger allerdings keinen Ausdruck findet, dann bleibt er innerlich blockiert.

Was machst du mit deinem Ärger? Wie drückst du ihn aus? Wie reagierst du, wenn dir ein Hindernis im Weg steht? Zeigst du deinen Ärger oder schluckst du ihn hinunter?

Zurückgehaltener Ärger führt auf die Dauer zu Autoaggressionen. Das Wort «Auto» stammt vom Griechischen «autos» ab und bedeutet nichts anderes als «selbst». Autoaggression ist gestauter Ärger, der sich gegen uns selbst richtet.

Ärger, Wut, Zorn und Aggression sind in unserem Sprachgebrauch negativ gefärbt. Wo doch *aggredi* an etwas herangehen, vorangehen, heißt. Aggression hat semantisch eine durchwegs produktive, lebenserhaltende Bedeutung. Alles, was wachsen will, braucht Aggression. Jede Pflanze, jedes Kind muss die Kraft aufbringen, Grenzen auszuloten und manchmal auch zu sprengen. Ohne Aggression gäbe es kein Wachstum. Gesunde Aggression lässt uns Hindernisse überwinden, ohne zu verletzen oder verletzt zu werden.

Die Leber wird in der Chinesischen Medizin mit Ärger, Wut und Zorn assoziiert. Wut und Zorn sind geballter Ärger. Sie entsprechen einem Vorpirschen gegen einen Aggressor, den es zu bekämp-

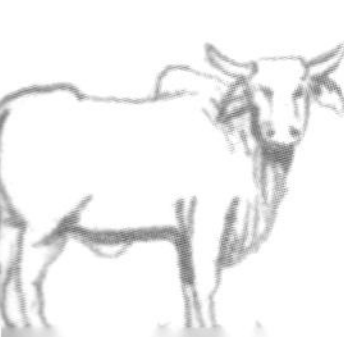

fen gilt. Aggression im wahrsten Sinne des Wortes trifft die positive Qualität der Leber-Emotion. Nicht gegen, vielmehr für etwas kämpfen. Sich einsetzen für Wachstum und Entwicklung, den Mut aufbringen, Altes zu hinterfragen und Neues zu wagen – das ist der Power der Leber Generalin.

«Kämpfe ich am richtigen Ort zur richtigen Zeit?» Das ist die wichtigste Frage, die sich die Generalin und alle Menschen mit Leber-CF stellen sollten. Und noch weiter: «Kämpfe ich für oder gegen etwas?» *Aggredi* heißt vorangehen, nicht ankämpfen. Die gesunde Generalin zerstört nicht alles, was ihr im Weg steht. Sie geht auf das Hindernis zu und entwirft eine Strategie, wie sie auf ihrem Weg vorangehen kann. Die erfahrene Generalin weiß genau, wie sie mit den Hürden im Leben umgehen muss. Sie erkennt, wann und wo es sich lohnt, zu kämpfen. Weder verpufft sie ihre Kraft in einem aussichtslosen Kampf mit einem viel zu mächtigen Gegner, noch verbraucht sie wertvolle Energie für kleine Scharmützel, die niemandem etwas bringen. Eine gesunde Generalin sucht und findet einen kreativen Weg, der dem ganzen Staat dient.

Wachstum ist die oberste Maxime der Entwicklung. Stillstand ist der definitive Tod. Zum Wachsen braucht es Mut und Bewegung. Stell dir eine Pflanze vor, am besten den Bambus als Inbegriff von Wachstum und Flexibilität. Der Bambus gibt nie auf. Er findet immer Wege und Möglichkeiten, sich auszubreiten. Mit weicher Spitze durchstößt er wie ein Spargel den Boden und härtet am unteren Ende sofort aus. Keine Mauer ist ihm zu hart, kein Sturm vermag ihn zu knicken. Der Bambus kann schwere Lasten tragen, diese aber auch abschütteln und sich kerzengerade aufrichten, wenn es ihm zu viel wird. Seine Flexibilität beruht auf den mit Luft gefüllten segmentierten Halmen und den fächerförmig ausgeklappten, lanzettenförmigen Blättern. Der Riesenbambus wächst weit über einen Meter pro Tag und hält damit den Weltrekord in puncto Wachstum.

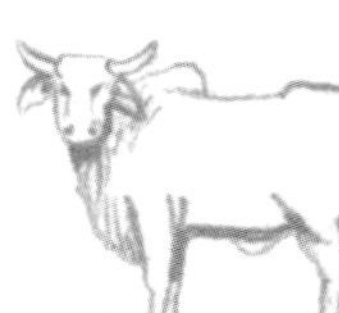

11.4 Was die Generalin krank macht

- Frust, Ärger
- Autoaggression
- Kämpfen am falschen Ort zur falschen Zeit
- Ungerechtigkeit
- Sich ins Nirwana kiffen
- Keine Zeit für Visionen

Die Generalin hat ihr Endziel immer klar vor Augen. Sie weiß, wie sie zum Ziel kommt, sie hat eine klare Strategie. Wenn ihr irgendetwas oder irgendjemand einen Stein in den Weg legt, dann überlegt sie, wie sie das Hindernis beseitigen, umgehen oder vernichten kann.

Im schlimmsten Fall bleibt sie vor dem Hindernis stehen, flucht und wettert, kickt auf das Hindernis ein, holt sich dabei eventuell eine Verletzung davon, tobt und «sirachet» wie ein Kind, das nicht bekommt, was es will. In ihrem Ärger verpufft sie ganz viel Energie, die sie anderweitig sehr gut gebrauchen könnte.

Eine frustrierte Generalin hat die Tendenz, mit zusammengebissenen Lippen stur auf einer festgefahrenen Meinung zu beharren. Das passiert ihr, wenn sie sich in eine Sackgasse manövriert und nicht mehr weiter kann. Oder, besser gesagt, wenn sie gegen die Wand rennt statt nach einem Ausweg aus der Sackgasse zu suchen. Oft sucht sie dann die Schuld bei anderen, die ihr ihren Freiraum nehmen, wohingegen sie doch besser ihre Kraft bündeln und Öffnungen in die Freiheit suchen würde. Frust ist verhinderte, zurückgebissene Bewegung.

Ganz schlimm, wenn die Generalin aufgestaute Wut runterschluckt, vor Zorn und Wut rot anschwillt und die geballte Ladung im Inneren weiter wütet. Autoaggression kann sich in verschiede-

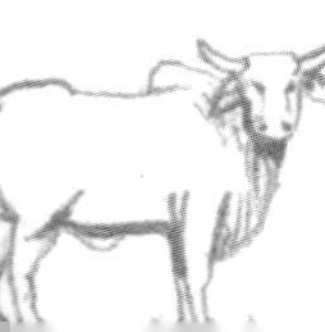

nen Formen ausdrücken. Bei Autoimmunerkrankungen lohnt es sich deshalb auch immer, die Leberenergie genauer anzuschauen.

Kämpfen ist gut, aber nicht am falschen Ort zur falschen Zeit. Vielleicht kennst du Leute, die immer mit irgendwem oder gegen irgendwas am Kämpfen sind? Leute, die sich immer nerven und über jemanden beklagen, der ihnen in der Sonne steht? Da drängt sich dann oft und berechtigt die Frage auf, wann und wie und ob es sich zu kämpfen lohnt. Ob man sich besser duckt und aus dem Schussfeld verschwindet, weil der Gegner zu stark ist, oder ob man den Mut aufbringen müsste, laut und deutlich für Gerechtigkeit einzustehen. Denn Gerechtigkeit ist das oberste Gebot der Generalin. Wenn sie etwas verabscheut, dann ist es Unterdrückung. Während sich die Außenministerin für gleiches Recht für alle einsetzt, kämpft die Generalin für die Minderheiten. Auch die Kleinen sollen wachsen dürfen. Niemand hat ein Anrecht auf einen Platz an der Sonne ganz für sich alleine.

Die Generalin ist also nicht nur eine Kämpferin, sondern auch eine Mutmacherin.

Ungerechtigkeit zwingt die Generalin zur Handlung. Sie kann nicht anders. Sogleich heckt sie einen Plan aus und mobilisiert Truppen. Gut, wenn sie Freunde zur Seite hat, die sie notfalls zu Geduld aufrufen. Denn über das Ziel hinauszuschießen hilft niemandem. Mit Kanonen auf Spatzen zu schießen ist nur laut und dumm. Ebenso wenig nützt es, wenn die Generalin im Hintergrund laut schimpft, aufwiegelt, böses Blut in Wallung bringt.

Die Stärke der Generalin ist ihr Weitblick, und die Güte ist die Tugend der Leber. Sie muss sich selbstsicher vor das Volk stellen können und ihre Sache mit Herz und Seele vertreten. Dann erst gewinnt sie die Unterstützung der Massen und erhält den Zuspruch der Kaiserin.

Ideen und Pläne, die die Welt verbessern würden, aber nur als Luftschlösser im Himmel herumgeistern, bilden vielleicht schöne Wolkenformationen, aber das ist es dann auch schon. Drogen wie Marihuana unterstützen das Träumen. Sie aktivieren die *Hun*-Seele. Doch *Hun* und *Po* brauchen einander, um etwas zu bewirken. Es braucht die Körperseele, wenn Träume in Taten umgesetzt werden sollen.

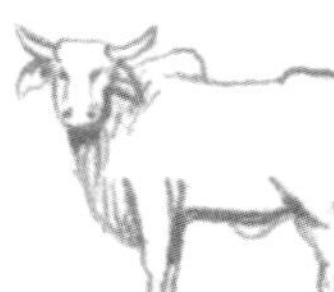

Wenn die Generalin nur immer kämpft und keine Ruhe zum Träumen findet, dann verliert sie die Inspiration und ihre Intuition. Sie muss sich dringend Zeit für neue Visionen nehmen. Am besten geht sie vor elf Uhr abends zu Bett, noch vor der Zeit von Gallenblase und Leber. Vielleicht flüstert ihr zwischen ein und drei Uhr nachts die *Hun*-Seele eine gute Idee ein, die sie morgens frisch und hoffnungsvoll aufstehen lässt. Tagsüber sollte die Generalin mindestens eine Stunde ruhen und ihre Visionen nähren. Gleich nach dem Mittagessen eine Stunde alleine einen Spaziergang zu machen, am allerbesten im Wald, das wäre perfekt. Dann abends, nach neun Uhr, nicht mehr planen und arbeiten, sondern in guter Gesellschaft etwas fürs Herz tun. Keinesfalls sollte sie an zu vielen Orten gleichzeitig kämpfen. Wenn sie von Idee zu Idee hüpft, dann macht ihr das vielleicht Spaß, es kann sie aber auch frustrieren. Denn die zündende Idee ist erst der Anfang. Zur Verwirklichung eines Planes braucht die Generalin Mitarbeiterinnen und Mitarbeiter, die prüfen, hinterfragen, rechnen, abwägen, überdenken und dann mutig zum «Go» aufrufen.

11.5 Wie die Generalin gesund bleibt

- Freiraum
- Helle, weite Räume
- Genug Schlaf
- Zeit für Visionen
- Freunde
- Raum für Kreativität, Ausdruck
- Bewegung

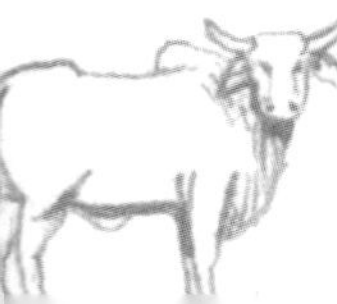

Die Generalin ist eine Visionärin, eine Pionierin.

In einer düsteren, engen, muffigen Atmosphäre bleibt wenig Platz für Kreativität. Die Generalin braucht helle, weite Räume mit viel Luft und Grün. Die besten Ideen kommen ihr draußen in der freien Natur oder im Traum. Und an Ideen mangelt es ihr nie. Im Gegenteil!

Schwieriger ist es für sie, aus der Fülle ihrer Ideen diejenigen herauszupflücken, die dem Staat am meisten bringen. Diesbezüglich ist der Input und die ehrliche Kritik guter Freunde sehr wertvoll. Idealerweise hat die Generalin Freunde aus allen Elementen. Sie braucht Freunde des Elements Feuer, die ihre Ideen begeistert aufnehmen, genauso wie Freunde des Metallelements, welche die Ideen ordnen, strukturieren und bis ins Detail prüfen. Ihre Freunde des Wasserelements helfen ihr bei Finanzierungsfragen, und die Freunde des Elements Erde schließlich bringen alle Argumente zusammen und verbreiten sie im ganzen Land.

Der Geist der Generalin sprudelt vor Ideen. Oft geht es dabei um das Ausloten und Gestalten von Grenzen und Raum. Wie und wo sollen die Truppen stehen, so dass der Raum optimal genutzt werden kann? Wo braucht es Treppen und Brücken, wo Tore? Wie sieht der Rückzugsort aus? Kann jeder Einzelne frei atmen? Wird jemand unterdrückt? Wer nimmt zu viel Raum auf Kosten anderer ein? Niemand darf unterdrückt werden. Jeder und alles soll und darf wachsen und sich entfalten.

Leben ist Bewegung. Alles bewegt sich, immerzu, langsam und bedächtig, schnell und impulsiv, rund und kantig. Die Generalin ist bekannt für schnelle, kraftvolle Bewegungen. Während die Transportministerin eher bedächtig, die Außenministerin elegant, die Finanzministerin langsam oder hitzig und die Kaiserin majestätisch voranschreitet, bewegt sich die Generalin wie eine Kämpferin. Sehnig, jederzeit bereit für einen Sprung, geschmeidig und kraftvoll. Und wenn die Generalin ihre Truppen zur Parade aufbietet, dann zeigen diese eine Kata (einen Kampf gegen einen imaginären Gegner) oder Tai Chi. Keinesfalls schlagen sie im Stechschritt die Hacken zusammen.

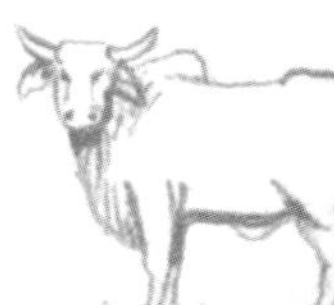

11.6 *Neeoh*, der Ochse der Generalin

Der Ochse ist stark, mächtig, unübersehbar. Wir kennen ihn als kräftiges Arbeitstier, das «sich mächtig ins Zeug legen» kann. Das «Zeug» aus dieser Redensart stammt übrigens vom Zaumzeug, das Gaul und Ochse umgelegt wurde, um den Acker zu pflügen.

Wird der Ochse gut gehalten und weise geführt, dann zieht er den Pflug willig und ausdauernd. Er bricht die harten Erdschollen auf und schafft damit die Grundlage für eine neue Saat.

Stur, dumm und einfältig wird der Ochse, wenn er ziel- und sinnlos den schweren Wagen zieht. Da kann er sogar zum «Hornochsen» werden oder blöd dastehen wie ein Ochse am Berg.

Beim Wettrennen, das einer Legende nach der Jadekönig veranstaltete, fiel der Ochse als besonders sportlich und tapfer auf. Hätte die Ratte nicht zu einer List gegriffen, wäre ihm der erste Platz sicher gewesen.

Als Erdenzweigtier wird dem Ochsen nebst Beharrlichkeit, Mut und Tapferkeit aber auch sein natürlicher Instinkt und seine Bereitschaft, die Lasten von anderen zu tragen, zugeschrieben. Damit hätten wir die Güte, die Tugend der Leber, angesprochen.

Menschen mit CF Leber-Holz sind im besten Fall gütige Pioniere, die verhärtete Strukturen aufbrechen, damit neues Leben entstehen kann. Sie wissen instinktiv, wo es sich lohnt, sich ins Zeug zu legen, und scheuen weder Arbeit noch Hindernisse auf ihrem Weg. «Kopf runter und durch» kann aber auch unangemessen sein. Im schlechtesten Fall rennen sie blind gegen Hindernisse, schlagen sich die Hörner ein, walzen alles platt und stehen irgendwann frustriert am Berg. Oder sie bleiben stur stehen und tun gar nichts, obwohl sie wüssten, dass ihre Kraft dringend gebraucht würde.

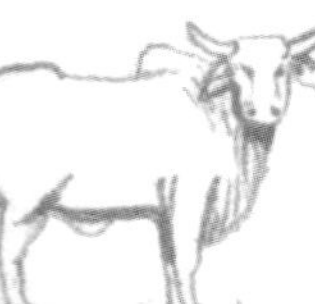

11.7 Lebertransplantation

Die Leber hat etwas mit dem Bambus gemeinsam: Beide sind Wachstumskünstler. Schneidet man den Bambus ebenerdig ab, dann treibt er innert kürzester Zeit neue Schösslinge durch die Erde. Entfernt man ein Stück einer gesunden Leber, dann wächst sie nach und regeneriert sich selbst. Das schafft kein anderes Organ.

Deshalb ist es auch möglich, nur einen Teil einer gesunden Leber zu Transplantationszwecken zu verwenden.

Und auch hier stellt sich wieder die Frage, wie sich ein fremder Ochse auf einem anderen Hof verhält. Mehr Tatkraft und Tapferkeit? Da es sich bei einer transplantierten Leber sicherlich um einen gesunden Ochsen handelt, wäre eine Wesensveränderung durchwegs positiv. Salopp ausgedrückt könnte sich ein Hornochse zu einem kreativen Visionär entwickeln.

11.8 Ein Beispiel aus meiner Praxis

Michis linkes Knie machte ihm zu schaffen. «Mein Knie hat kein Innenleben mehr», witzelte der Ü50er. «Die Kreuzbänder sind offenbar in meiner Kindheit beim Skifahren gerissen. Das hat man erst gemerkt, als mir der Innenmeniskus beim Fußballspielen kaputt ging und ich zur OP musste. Darauf haben sie aus meiner Patellasehne ein Kreuzband gebastelt und es mir eingesetzt. Ein paar Jahre später war der Außenmeniskus dran.» – «Auch ein Sportunfall?», fragte ich nach. «Nein, das war aus purem Ärger. Ich habe mich so geärgert, dass ich offenbar aus der Hocke zu abrupt aufstand, und zack, war der Meniskus futsch.»

Michi ist ein Leber-Typ aus dem Buch: sportlich, wache Augen, eloquent, sehnig und schnell. Schnell bis hin zu ungeduldig. Die Tasse Tee trinkt er schnell aus, nicht ohne mir dafür zu danken, dann sitzt er schon auf der Behandlungsliege und stellt mir sein Knie vor. Das neue Kreuzband sei

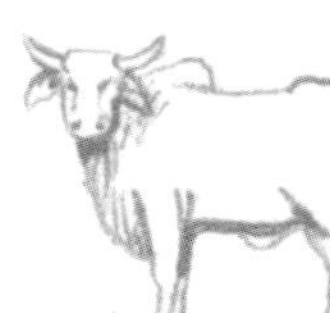

vor ein paar Jahren wieder gerissen. Er könne nach wie vor Sport machen und fühle sich wenig eingeschränkt, doch das Knie schwelle bei größeren Belastungen an. Eine weitere Operation käme für ihn nur in Frage, wenn sein Knie ihn zu sehr in seiner Bewegungsfreiheit einschränken würde.

Patienten wie Michi wollen unverzüglich behandelt werden. Sie kommen pünktlich, haben sich bereits erkundigt über meine Therapiemethoden, haben sich dazu ein Urteil gebildet und wollen schnelle Besserung. Also mache ich mich unverzüglich an die Arbeit und hole mir die Infos, die ich brauche, während der Behandlung. Mit klarem, festem Griff taste ich den Puls, markiere die Schmerzpunkte, setze die Nadeln und lasse Michi dann entspannen.

Ent-spannen. Unsere Sehnen und Bänder tun nichts anderes als immer wieder anzuspannen und zu entspannen. Und auch im Leben, insbesondere im Leben von Menschen mit Holz-CF, geht es um ein Gleichgewicht zwischen Spannung und Entspannung. Also frage ich Michi nach diesem Gleichgewicht. «Ungleichgewicht!», schmollt Michi, «mehr Spannung, immer mehr in der Spannung, weil ich alles alleine machen muss!» Und mein Patient beginnt zu schimpfen über seine Angestellten, die zu blöde seien, seine Anweisungen auszuführen.

Ich kenne Michi nun schon seit vielen Jahren. Zum Glück kommt er nicht erst, wenn ihm wieder eine Sehne gerissen ist. «Ich komme lieber prophylaktisch, bevor mir die letzte Sehne, sprich der letzte Geduldsfaden, reißt», lacht mein Patient. Prophylaxe heißt für Michi, dass wir gemeinsam überprüfen, ob er für oder gegen etwas kämpft. Denn Michi ist ein Kämpfer, ein Pionier, ein Mann mit sehr vielen Ideen und ganz viel Kraft. Ich frage Michi jeweils nach seiner Firma, nach seinen Visionen und Plänen und natürlich auch nach seiner physischen und psychischen Befindlichkeit.

Das Bild des Ochsen gefällt ihm sehr. Er sieht sich selbst als Pionier, der die Erde aufpflügt, damit der Same gesetzt werden kann. Er scheue sich auch nicht, gegen Widerstände anzukämpfen, und wolle Parasiten abwerfen, die ihm hinten auf dem Karren hocken. Dabei müsse er darauf achten, dass er nicht zu stur den Karren ziehe.

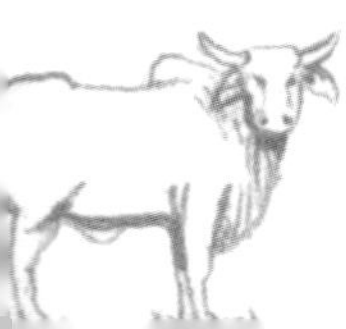

Dass er sich wie ein General benehme, habe ihm seine Mutter schon in seiner Kindheit gesagt. Obschon er sich selbst als scheu empfinde, wirke er offensichtlich gegenteilig. Das kann ich nur bestätigen: Man hört und sieht Michi, seine Stimme ist laut und klar, sein Gang sicher und zielstrebig. Eigenartig, dass er sich selbst als scheu wahrnimmt! Mit dem Bild des Generals konnte mein Patient zuerst nichts anfangen. Er sei ein friedliebender Mensch und kein Militärkopf! Erst nachdem ich ihm den integren, starken Charakter eines guten Generals erklärt hatte, konnte er sich mit diesem Beamten anfreunden.

«Der General hat mal wieder eine Idee. Jetzt die richtigen Leute begeistern und an Bord holen, dann läuft der Karren», teilte mir Michi kürzlich mit.

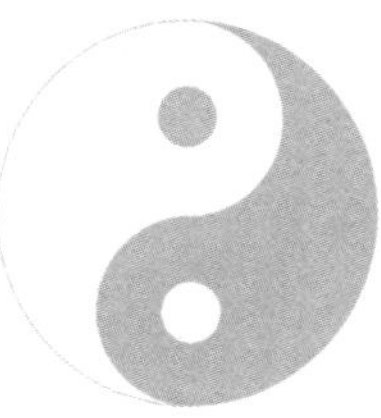

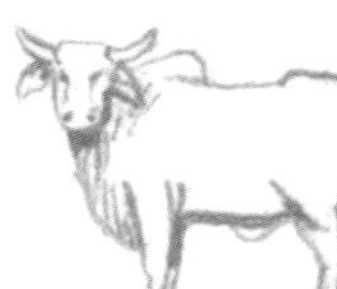

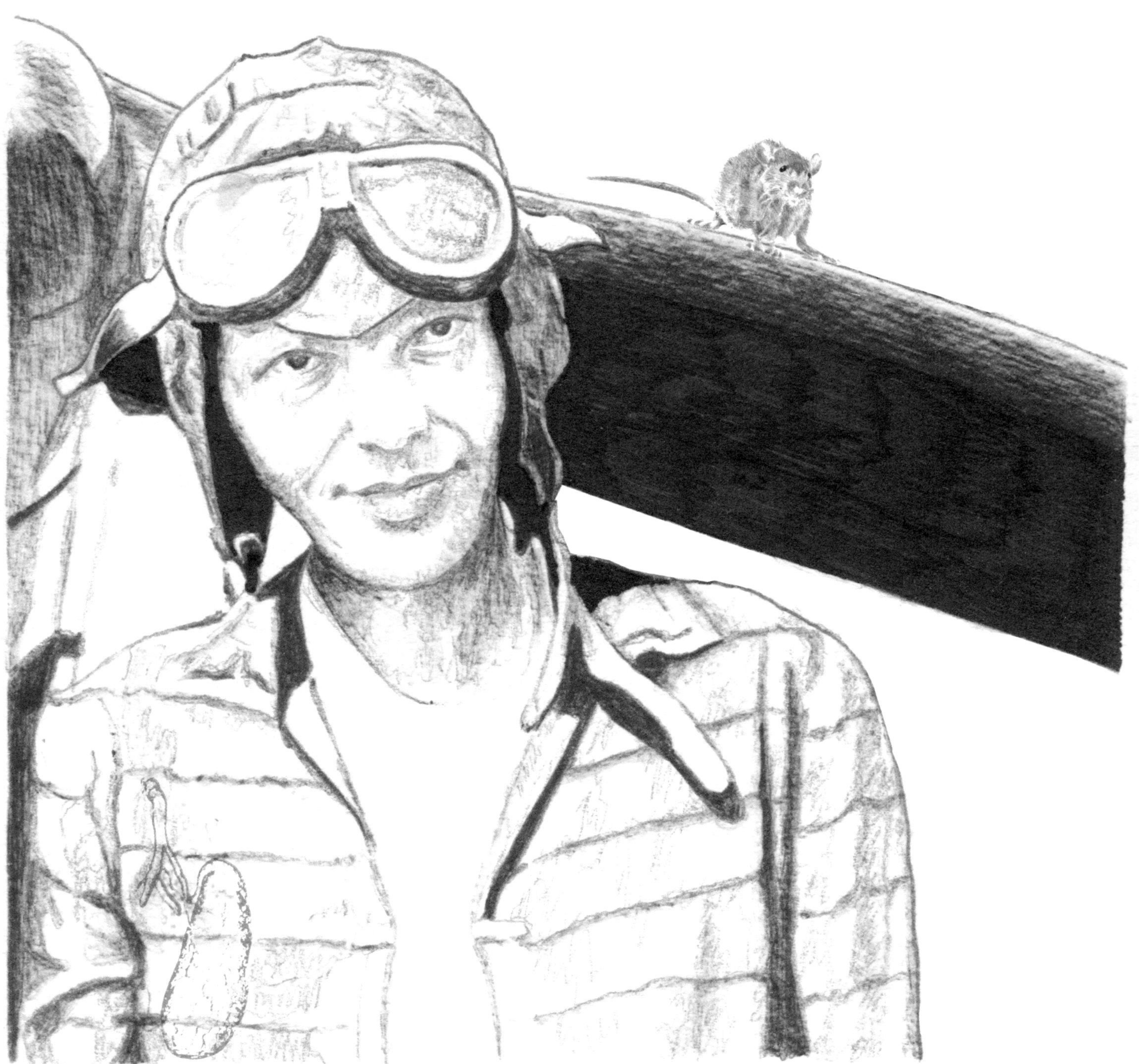

12 Die Gallenblase – der Feldherr

12.1 Position im Kaiserstaat

Der Feldherr führt den Plan aus, den die Generalin aufgestellt hat. Die Generalin ist die Planerin, der Feldherr der Umsetzer.

Zur Umsetzung einer Strategie braucht es Mut und Überzeugung. Der Feldherr stellt sich aufrecht vor sein Heer. Mit lauter, klarer Stimme verkündet er seinen Männern den Plan und überwacht die Ausführung bis zum Ende. Immer wieder berät sich der Feldherr mit der Generalin. Schwierigkeiten und Zwischenfälle meldet er unverzüglich. Nur kleinere Anpassungen entscheidet er eigenmächtig,

Der Feldherr stellt sich sichtbar, autoritär und entschieden vor seine Soldaten. Er ist der Chef, kein Zweifel. Er koordiniert, leitet und treibt an und duldet keine unnötigen Verzögerungen. Pünktlichkeit ist ihm enorm wichtig. Schließlich ist sein Plan zeitlich limitiert, und er muss vor der Generalin gerade stehen.

Geduld ist nicht die Stärke des Feldherrn. Was er von sich verlangt, das fordert er auch von anderen. Er selbst fährt ein schnelles Arbeitstempo, schneller als das vieler anderer. Soldaten, die ihre Arbeit liederlich oder unkonzentriert verrichten, tadelt er hart und scheut sich nicht, sie nach wenigen Ermahnungen zu bestrafen. Alle müssen spuren, der Zeitplan soll eingehalten werden. Erst nach erfolgreichem Sieg darf gefeiert werden. Und dann bedankt er sich bei allen. Er teilt seinen Erfolg mit den Soldaten, weil er weiß, dass der Einsatz jedes Einzelnen den Erfolg erst möglich macht. Er macht keinen Unterschied zwischen Fußsoldat, Kanonier, Oberst oder Leutnant. Alle sind genau gleich wichtig. Er mag es auch gar nicht, wenn sich jemand über einen anderen erhebt. Gleichberechtigung und Gerechtigkeit sind des Feldherrn oberstes Gebot. Er selbst scheut sich auch nicht, seine Hände schmutzig zu machen. Bei der Arbeit kann man ihn äußerlich oft schwer von den

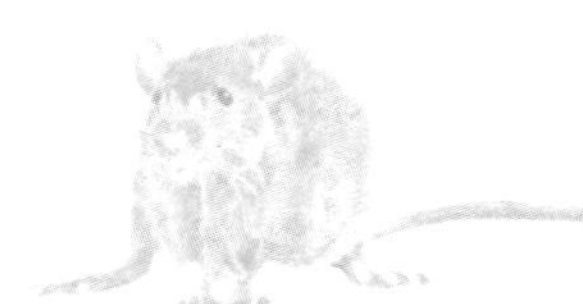

anderen unterscheiden. Einzig sein aufrechter Gang, seine laute Stimme, sein scharfer Blick und seine autoritäre Haltung lassen ihn als Chef erkennen.

12.2 Aufgaben

Westmedizin

Die Gallenblase sieht aus wie eine schlanke kleine Birne, die an der Unterseite der Leber klebt. Statt Birnendicksaft enthält sie allerdings Gallendicksaft. Der sieht zwar ganz ähnlich aus, aber schmecken tut er absolut scheußlich. Das weiß jeder, dem schon Mal die Galle hochgekommen ist.

Die Gallensäuren werden in der Leber aus Cholesterin gebildet, in der Gallenblase eingelagert und bei Bedarf in den Zwölffingerdarm abgegeben. Gallensäure emulgiert Fettpartikel und ermöglicht dadurch deren Aufnahme.

Man kann ohne Gallenblase gut leben. Die Leber schafft die Fettverdauung auch ohne Gallenblase. Allerdings müssen Menschen ohne Gallenblase auf fettreiche, opulente Mahlzeiten verzichten, da kein zusätzlicher Gallensaft aus dem Speicher gezogen werden kann.

Ostmedizin

- Die Gallenblase speichert Galle und scheidet sie aus
- Sie kontrolliert die Sehnen
- Sie kontrolliert die Urteilskraft und den Mut
- Die Gallenblase ist ein außerordentliches Organ

Die Funktionen des Speicherns und Ausscheidens von Gallensaft sind dieselben wie in der westlichen Medizin. Doch in der Chinesischen Medizin werden der Gallenblase noch andere Funktionen zugeschrieben, die über den Aspekt der Verdauung von Fett hinausgehen. Ganz wichtig ist der Zu-

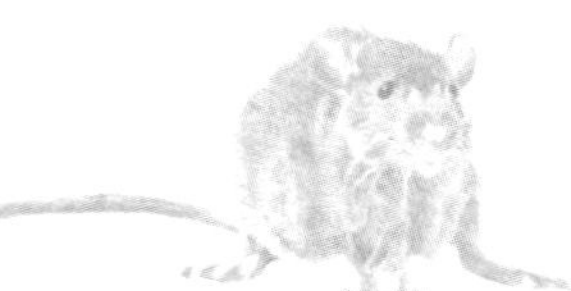

sammenhang zwischen der Gallenblase und der Flexibilität unserer Sehnen. Diese Verbindung ist schulmedizinisch nicht nachvollziehbar.

Die Sehnen werden von der Leber mit Blut und von der Gallenblase mit Qi (der Lebenskraft) versorgt. Flexibilität ist sowohl auf Sehnenebene wie auch auf Verhaltensebene ein wichtiges Gallenblasenthema. Stures, ärgerliches, entnervtes und unflexibles Verhalten entspricht physisch angespannten, verkürzten Sehnen. Der Geduldsfaden reißt Menschen mit zu kurzer Zündschnur. Die Bogensehne reißt, wenn sie zu stark angespannt wird. Dasselbe gilt für unsere Körpersehnen. Andererseits schnellt aus einem zu wenig gespannten Bogen auch kein Pfeil. Ebenso wenig schaffen lasche Bänder und Sehnen eine geschmeidige, elastische Bewegung. Der Feldherr kennt wie kein anderer die Kunst der optimalen Spannung beziehungsweise den geschmeidigen Wechsel zwischen Spannung und Entspannung.

Auch die Urteilskraft und der Mut, Entscheidungen zu treffen, werden der Gallenblase zugeordnet. Die Leber entwirft die Strategie als Planungsorgan. Die Gallenblase setzt den Plan als Ausführungsorgan um. Leber und Gallenblase arbeiten also sehr eng zusammen und stehen in andauerndem Kontakt miteinander.

Ein einfaches Beispiel zur Erläuterung: Du planst, in die Ferien zu fahren. Die Leber entwirft den Reiseplan, die Gallenblase entscheidet, auf welchem Weg du zu deinem Ziel kommst. Wenn nun irgendwelche Umstände den Reiseplan stören, dann reagiert eine «gesunde Gallenblase» mit Flexibilität darauf. Sie organisiert kurzerhand einen Alternativplan und betrachtet den Umweg bestenfalls als überraschendes Abenteuer. Eine «kranke Gallenblase» flucht und schimpft über die Verzögerung. Sie beschwert sich lauthals und ärgert sich grün, bis ihr die Galle hochkommt, oder aber sie reagiert entmutigt und ängstlich, schimpft aber im Stillen über die Frechheit, dass ihr Plan gestört wurde.

Der Ausdruck «große Gallenblase» bezeichnet im Chinesischen übrigens einen mutigen, tatkräftigen, entschlossenen Menschen. Jemand mit einer «kleinen Gallenblase» ist ängstlich, unentschlossen, zögerlich.

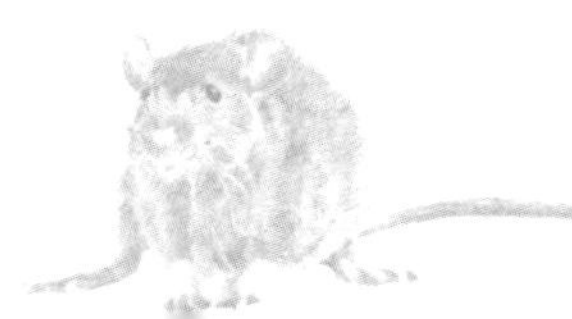

In unserem deutschen Sprachgebrauch assoziieren wir die Galle mit Ärger und Wut. Jemand speit oder spuckt Gift und Galle oder es kommt einem die Galle hoch.

Dass die Galle auch mit Mut zusammenhängt, hören wir in Shakespeares Hamlet. Hamlet schimpft sich selbst einen Feigling, der den Mut nicht aufbringt, zu handeln. «*Ich hege Taubenmut, mir fehlt's an Galle*», beklagt er sich. «*I am pigeon-liver'd and lack gall.*» – «*Pigeon livered*» bedeutet sanftmütig, nachgiebig bis hin zu unterwürfig.

Siehst du auch die Wortverwandtschaft zwischen Leber und Leben oder auch *liver* und *live* oder *life*? Die Leber hat einen Lebensmut, der unvergleichlich ist. Die lässt sich nicht unterkriegen. Genauso wenig wie eine Pflanze, die zurückgeschnitten wird.

Die kreative Leber und die mutige Gallenblase bilden zusammen ein unschlagbares Team, falls sie flexibel bleiben und ihre Visionen mit Güte paaren.

Die Gallenblase gilt in der CM als außerordentliches Organ, da sie als einziges Yang-Organ auch eine Speicherfunktion ausübt. Die Gallenblase speichert Galle und scheidet diese bei Bedarf aus. Das Speichern ist aber eine typische Yin-Funktion. Die Yang-Organe, auch Hohlorgane genannt, sind aktiv. Sie kommunizieren, transformieren, befördern und stehen in direktem Kontakt mit der Außenwelt. Der Dickdarm über das Rektum, die Blase via Urethra und der Magen über den Mund. Die Gallenblase hingegen kuschelt sich an die Leber und gibt nur bei Bedarf ein bisschen Gallenflüssigkeit ab. Den weiblichen Aspekt des Feldherrn hat Alain Poussot durch seine Wahl von Amelia Earhart zeichnerisch wiedergegeben. Du kennst sie vermutlich, Amelia Mary Earhart, die erste Frau, die sich traute, die Welt zu umfliegen. Was für eine mutige Frau! Eine Pionierin mit einer großen Gallenblase! Schon als Kind sei Amelia lieber auf Bäume geklettert als mit Puppen zu spielen. 1928 wurde sie berühmt und zum Idol vieler junger Frauen. Nicht nur, weil sie als erste Frau den Atlantik überflogen hatte, sondern auch, weil sie als aktive Pazifistin für Gerechtigkeit und Gleichberechtigung einstand. 1937 brach sie zusammen mit dem Navigator Fred Noonan zur ersten Weltumrundung auf. Auf dem letzten Drittel ihrer abenteuerlichen Reise stürzte das wagemutige Team ab. Der

Hypothese, dass die Electra – Amelia Earharts Flugzeug – mitsamt Besatzung in den Pazifik gestürzt sei, folgten zum Teil abstruse Berichte über japanisches Kidnapping, Robinson-Crusoe-Schicksal bis hin zu Untertauchen unter neuer Identität. Das Abenteuer stirbt mit Amelias Tod nicht!

12.3 Was den Feldherrn krank macht

- Kein Plan, keine Vision
- Tatenlosigkeit, Apathie
- Frust
- Langeweile, zu wenig Abwechslung
- Zu viel oder unterdrückter Ärger
- Zu viel Fett
- Ungerechtigkeit

Was macht ein Feldherr auf dem Feld, wenn so gar nichts läuft und er keinen Auftrag hat? Schnell sucht er Aufgaben, Alternativen, erledigt dies und jenes. Vielleicht nutzt er die Flaute, um seine Leute zu trainieren. Doch nach einer Weile beginnt er sich zu langweilen, holt sich ein Bier zu viel oder zappelt unruhig herum. Irgendwann reißt ihm dann der Geduldsfaden. Nun beginnt er sich zu ärgern und zu fluchen. Wer ist schuld? «Könnt ihr nicht endlich vorwärts machen? Huere Siech!»

Apathie tut dem Feldherrn gar nicht gut. Er muss sich bewegen, trainieren, aktiv sein. Kann er sich aus irgendeinem Grund nicht genug bewegen, dann wird er frustriert und reizbar. Frustration entsteht auch, wenn es nicht so läuft, wie der Feldherr es gern hätte. Oft sucht er dann nach einem Schuldigen, nach einem Grund, weshalb er nicht kann, wie er will.

Monotone Arbeiten langweilen den Feldherrn schrecklich. Er mag Abwechslung und Herausforderung. Nichts Schlimmeres als jeden Tag zur selben Zeit aufstehen, von acht bis fünf arbeiten, über

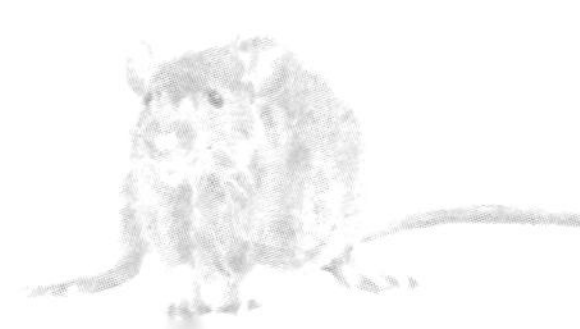

Mittag in der Mensa mit den Arbeitskollegen essen, nach der Arbeit heimtrotten, vor dem Fernseher lümmeln, um sieben Abendessen, jeden Samstag Sex in den immer gleichen Stellungen, die Ferien im Ferienhaus oder zur Abwechslung mal eine Kreuzfahrt mit kollektivem Einkaufen von Sehenswürdigkeiten.

Wenn sich der Feldherr zu lange zu sehr ärgert, dann wird er unangenehm. Mit zusammengekniffenen Lippen und Zornesfalten auf der Stirn tigert er dann auf und ab und faucht alle an, die ihm im Wege stehen. Ernsthaft krank kann er auch werden, wenn er seinen Ärger über längere Zeit runterschluckt. Wer sich zu lange ärgert und alles schluckt, erreicht nicht viel im Leben, höchstens eine gewaltige Gallenkolik durch zu viel angehäuften Ärger.

Wann hast du letztes Mal ein Cordon bleu mit Pommes frites gegessen? Hättest du zum Dessert noch eine Crèmeschnitte oder einen Coupe Dänemark verdrücken mögen? Unmöglich! Zu viel Fett macht träge und schlapp. Wie soll man als schwerer Lappen noch denken, visionieren oder gar kämpfen können?

Was der Feldherr absolut nicht ausstehen kann, sind Ungerechtigkeiten. Jeder soll gleiche Rechte haben, egal ob Zimmermann oder König. Einem guten Soldaten gebührt die gleiche Achtung wie dem General, einem Arbeiter die gleiche Anerkennung für seine gute Arbeit wie dem Ingenieur.

Wo die Außenministerin für ihre Fairness bekannt ist, also gleiches Recht für alle fordert, so setzt sich der Feldherr für Gerechtigkeit ein. Gerechtigkeit und Fairness sind nicht dasselbe! Der Feldherr setzt sich vor allem für Minderheiten ein. Sein tapferer Soldat, der ein Bein verloren hat, soll eine anständige Abfindung erhalten, nicht nur eine kleine Tapferkeitsmedaille. Wird ein Schützling des Feldherrn ungerecht behandelt, dann steigt dieser mutig auf die Barrikaden und hält eine fesselnde Rede. Begeistern und aufrütteln kann er, keine Frage.

12.4 Wie der Feldherr gesund bleibt

- Herausforderungen, Abenteuer
- Genug Bewegung, möglichst draußen in der Natur
- Ziele
- Abwechslung
- Leute, die sich begeistern und mitziehen lassen

Der Feldherr liebt den Challenge und das Abenteuer. Kämpfen für eine gute Sache, strategisch geschickt, möglichst herausfordernd.

Viele gute Ideen kommen dem Feldherrn draußen in der Natur. Der frische Sauerstoff der grünen Blätter wirkt auf ihn wie ein Kraftelixier. Er kann sich an einen Baumstamm lehnen und dessen Kraft in sich aufnehmen. Ein im Wind zitternder Grashalm erfreut ihn nicht weniger als der Regenbogen mit all seinen Spektralfarben oder Blitz und Donnerknall des ersten Frühlingsgewitters. Und wenn er die ersten Schneeglöckchen bimmeln hört und sieht, wie der Krokus mutig ein welkes Herbstblatt durchstößt, dann jubelt er innerlich. Frühling, juhui, es geht wieder los. Fort mit den alten Schlacken, jetzt kommt die Zeit neuer Pläne und Ziele.

Zu absoluter Hochform läuft der Feldherr auf, wenn er einen Plan verwirklichen darf, der ihm entspricht. Das kann im Kleinen wie im Großen sein. Zum Beispiel einen neuen Garten anlegen, ein Haus bauen, Ferien planen, ein Bild malen, bis hin zu ganz großen Herausforderungen wie der Planung eines Gesundheitszentrums. Die Generalin hat die Vision, der Feldherr besticht durch eine Begeisterungsfähigkeit, der sich kaum jemand entziehen kann.

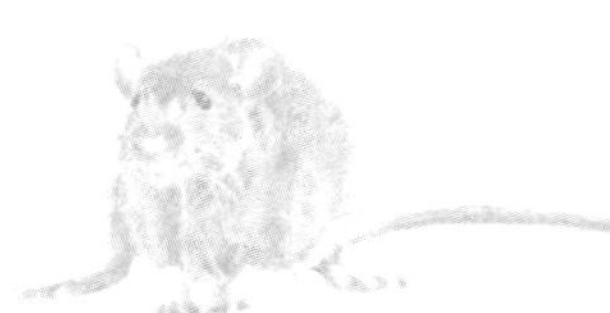

12.5 *Tswoo*, die Ratte des Feldherrn

Die Ratte ist das kleinste Tier der zwölf Tierkreise. Mit List und Wagemut schaffte aber gerade sie es, als Erste bei Buddha anzukommen. Die große Gewinnerin des Wettrennens war dieses kleine, graue, pelzige Tier, das von den meisten Menschen im Westen verachtet wird. Die Ratte mit ihrem nackten, unbehaarten Schwanz und den spitzen Zähnen verstopfe die Kanalisation, bringe Krankheit, Tod – die wahre Pest. Es gibt keine mir bekannte Geschichte oder Fabel aus unserem Kulturkreis, in der die Ratte nicht als verschlagen beschrieben wird. Erst seit dem Film «Ratatouille» hat das Image der Ratte, oder um genau zu sein, dieser einen Ratte, Rémy, gewonnen.

Möchtest du eine Ratte als Haustier? Weshalb nicht? Ich erinnere mich gerne an Susanna, eine Schülerin von mir, die sich eine Ratte hielt. Natürlich durfte sie ihr Haustier nicht immer in die Schule mitbringen, auch weil Franziska, die Arzttochter, unter einer Tierhaarallergie litt. Ich nahm die Ratte als Tierthema gerne in meinen Unterrichtsplan auf und erlaubte Susanna, ihr Haustier einmal mitzubringen und vorzustellen. Viele Kinder wichen zurück, und auch ich war froh, dass die Ratte sich unter dem *oversized* Pullover meiner Schülerin verbarg. Beide waren sie sehr schlau, Susanna und ihre Ratte. Trotz Rattenverbot zuckte es immer mal wieder unter dem großen Pullover. Ich tat so, als ob ich nichts merken würde, weil ich wusste, dass Susanna und die Ratte einander brauchten.

Die Ratte zählt zu den erfolgreichsten Überlebenskünstlern. Die flinken Nager sind intelligenter als alle anderen ihrer Artgenossen. Interessanterweise können diese kleinen Tiere sogar ihre eigenen Fähigkeiten einschätzen und Entscheidungen treffen. Das hilft ihnen, als Gruppe zu überleben. Ihr soziales Denken und Handeln bringt ihnen den Erfolg.

Im Osten wird die Ratte weniger verachtet. Den Menschen, die in einem Jahr der Ratte geboren sind, werden Eigenschaften wie Intelligenz, Kompetenz, Entscheidungsfähigkeit, Klugheit und Geschicklichkeit zugeschrieben.

Das Wettrennen gewann *Tswoo* übrigens auch nur, weil sie sich dem Ochsen an den Schwanz gehängt hatte. Sie erfasste sehr schnell, dass *Neeoh* sich um nichts aus der Welt von seinem Ziel abbringen lassen würde. Kopf runter und durch! Kurz vor dem Ziel biss die Ratte den Ochsen in den Schwanz, dieser riss laut schnaufend einen Stopp, und *Tswoo* segelte in hohem Bogen über *Neeoh* hinweg und landete geradewegs als Erste vor den Füßen Buddhas. Ein schlauer Plan, der viel Mut braucht.

12.6 Ein Beispiel aus meiner Praxis

Frau E ist bereits über 70 Jahre alt. Man sieht es ihr nicht an. Groß ist die aufgeweckte Frau, sportlich, fit – und etwas schief. Das sehe ich oft bei Menschen mit CF Gallenblasen-Holz. Bisschen schief im Gesicht, Schultern nicht auf derselben Achse, Hüften leicht verschoben, und auch die Zunge ist schief.

Bei einer Gallenblasenschieflage denke ich oft schmunzelnd an Amelia Earhart mit ihrer Electra. Ich stelle mir vor, wie das kleine Flugzeug vom Wind geschüttelt wird, in Schieflage gerät und dank dieser mutigen Frau am Steuer immer wieder die Kurve kriegt.

Frau E suchte mich auf, weil eine Freundin aus dem Turnen begeistert von mir war.

Sie habe manchmal Rückenschmerzen, ab und zu Schläfenkopfschmerzen, und die Gelenke seien auch nicht mehr das, was sie mal waren, sagte mir Frau E bei unserer ersten Begegnung. Frau E ärgert sich über ihre Unpässlichkeiten, weil sie dadurch in ihrer Bewegungsfreiheit eingeschränkt werde. Sie müsse Sport treiben können, sonst fühle sie sich nicht wohl und sei auch unangenehm für ihren Mann und ihr ganzes Umfeld.

«Wie sich das ausdrückt? Mein Mann sagt, ich kriege dann ganz schmale Lippen und sei gereizt. Ich merke selbst, dass ich mich noch mehr als sonst über Leute ärgere, die mir im Weg stehen, über Warteschlangen an der Kasse und über Unpünktlichkeit. Im Training oder im Garten kann ich mich

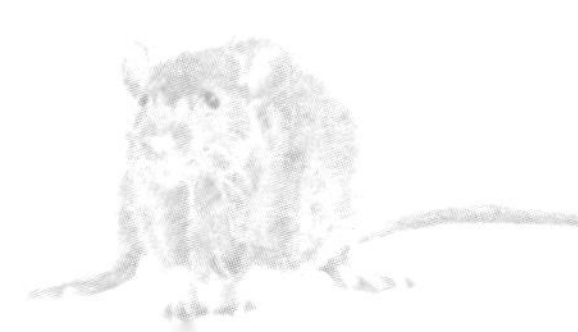

abreagieren und werde wieder ruhiger. Deshalb ist es so wichtig, dass mein Körper funktioniert. Können Sie bitte meine Gelenke und meinen Rücken wieder richten?»

Ich kann doch nicht aus einem in die Jahre gekommenen Gaul ein junges Fohlen machen! Und doch, meiner Patientin ging es nach drei Behandlungen bereits viel besser. Ich denke, es sind nebst den Nadeln auch die Gespräche, die wir miteinander führen. Frau E fand besonderen Gefallen an der Geschichte der schlauen Ratte und am Bambus, der die Wachstumskraft und die Flexibilität des Elementes Holz verkörpert. Schlauheit, Mut und Flexibilität seien ihr Lebensmotto. «Vielleicht müssen Sie noch lernen, Ihr schnelles Tempo ein bisschen mehr Ihrem Alter anzupassen?», fragte ich Frau E. «Ungern», war die prompte Antwort.

Ihr Mann sage oft scherzhaft zu ihr: «Zu Befehl, Hauptmann», wenn sie durch das Haus poltere und Anweisungen gebe. «Ich habe ihm gesagt, dass ich kein Hauptmann, sondern ein Feldherr bin», lacht Frau E. Die Gallenblase als Feldherr gefällt ihr ausnehmend gut. Oft denke sie an ihren inneren Feldherrn, wenn sie im Stechschritt unterwegs sei. Dann zügle sie manchmal bewusst ihr Tempo, wobei sie zugeben müsse, dass sie auch dann noch schneller unterwegs sei als die Allgemeinheit.

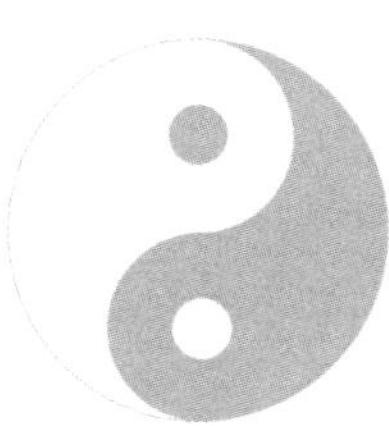

13 Und wo bleibt das Gehirn, die Krönung der menschlichen Schöpfung?

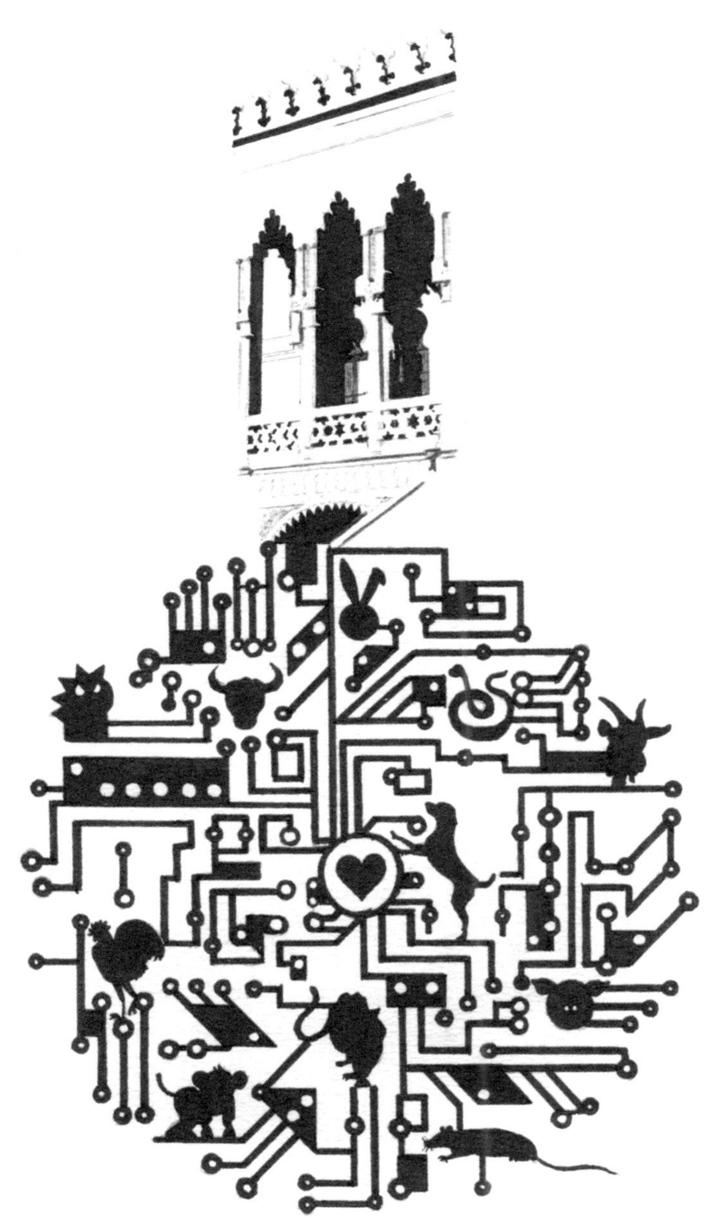

Alle Lebewesen haben eine Gemeinsamkeit: Sie empfangen Reize aus der Umgebung und reagieren darauf. Einzeller besitzen zwar keine Nervenbahnen, Quallen sind gehirnlos, doch auch sie antworten auf Reize.

Alle Wirbeltiere besitzen Nervenbahnen und einen Hirnstamm, der die Atmung und den Herzschlag steuert. Im Laufe der Evolution entwickelte sich bei vielen Tieren ein Vorderhirn, das für das Bewerten von Reizen und das Entscheiden zu entsprechenden Reaktionen dient. Das Vorderhirn wurde zur großen Baustelle der Evolution. Aus einer einfachen Verschaltung einiger Kabel wurde ein hochkomplexes Computersystem mit unzähligen Vernetzungen, sichtbaren und unsichtbaren. Der Hirncomputer eines Kraken sieht ganz anders aus als der eines Hundes, steht ihm aber in nichts nach. Unter den Wirbeltieren stechen die Gehirne von Walen, Raben und Elefanten als besonders entwickelt hervor. Und unser menschliches Gehirn? Die Krone der Schöpfung? Sicherlich glänzend, ja. Doch wer weiß. Die Krone ist sehr schwer! Vielleicht ist die Krone ja ein Blendwerk und würde besser gegen einen bequemen Filzhut eingetauscht werden?

Wenn du eine Liste der wichtigsten menschlichen Organe erstellen müsstest, würdest du das Gehirn vermutlich ganz oben positionieren. Noch vor dem Herz?

Immerhin wird der Hirntod als letztes, sicheres und irreversibles Faktum des menschlichen Todes definiert. Erst nach dem festgestellten Hirntod kann ein Totenschein ausgestellt werden. Das Hirn arbeitet nach einem Herzstillstand noch ein paar Minuten weiter. Nach ca. zehn Minuten kommt es zu massiven, meist irreversiblen Hirnausfällen. Wann genau der Hirntod eintritt, ist allerdings ärztlich umstritten. In den USA wird man am schnellsten für tot erklärt, nämlich bereits nach zwei Minuten Herzstillstand. In einigen europäischen Ländern wie Spanien, Frankreich, Belgien und den Niederlanden sind es fünf Minuten, in der Schweiz und in Österreich zehn, in Italien zwanzig Minuten. Der Zeitpunkt des Hirntodes ist für die Transplantationsmedizin von höchster Bedeutung. Wann ist man tot genug für eine Organentnahme? In Deutschland sind die Todeskriterien strenger als in der Schweiz. Zwei voneinander unabhängige Ärzte müssen den Hirntod feststellen, die 0-Linie im EEG sollte dreißig Minuten lang nachgewiesen werden. In der Schweiz dürfen Organe bereits nach fünf Minuten entnommen werden, wenn der Spender diesbezüglich seine schriftliche Einwilligung in seiner Patientenverfügung gegeben hat. Der Spenderprozess werde dem Sterbeprozess übergeordnet, kritisieren Gesundheits-Ethiker.

Ab wann ist ein Mensch ein Mensch? Das war die Frage auf Seite 40 dieses Buches.

Dieselbe Frage stellt sich uns nun umgekehrt wieder am Ende. Ab wann ist ein Mensch kein Mensch mehr?

Welche Prozesse sich bei der Entstehung und beim Tod eines Menschen abspielen, wissen wir nicht genau. Dass es sich dabei um einen Prozess, also um eine Zeitspanne handelt, ist uns wohl allen klar. Das Leben wird nicht wie ein Schalter an- und wieder ausgeknipst.

Mir persönlich gefällt die Geschichte aus dem alten China. Da wird die Entstehung und der Tod als eine Reise ohne klaren Anfang und mit keinem definitiven Ende beschrieben. Das Leben entsteht und vergeht, zyklisch, fließend, zeitlos. Kräfte formen Körper, *Shen* manifestiert sich in einem physischen Leib, *Hun* und *Po* finden sich ein. Gemeinsam beleben sie einen Körperstaat mit den zwölf Beamten und den unzähligen Bürgerinnen und Bürgern. Der Staat blüht auf, glänzt über eine bestimmte Zeit und verlöscht irgendwann wieder. *Po* sinkt wie Asche zur Erde, *Hun* steigt wie Rauch zum Himmel, die Organe geben ihren Geist auf und verlassen den Staat. Einzig *Shen* transformiert sich, unsterblich, in immer neuen zyklischen Wandlungsphasen.

Das Gehirn hat in der traditionellen Chinesischen Medizin eine Sonderstellung. Sicher auch, weil zur Zeit der Entstehung dieses Medizinverständnisses Neurowissenschaft kein Thema war. Heute arbeiten wir mit Hochdruck an der Erforschung des menschlichen Gehirns. Eine Erkenntnis folgt der anderen. Und mit jeder Antwort auf eine Frage tauchen hydramäßig etliche neue Fragen auf.

Gehirn, Knochen und Mark, Uterus und Prostata und auch die Gallenblase werden in der CM als außerordentliche *Fu*-Organe bezeichnet. Wie wir gesehen haben, zeichnen sich die Herren Beamten, die *Fu*-Organe also, durch aktives Transportieren, Trennen und Ausscheiden aus. Die *Fu*-Organe werden auch Hohlorgane genannt, weil sie Beuteln gleichen, die gefüllt und geleert werden, wie der Magen, der Dick- und der Dünndarm und die Blase. Der komische Dreifach-Erwärmer ist zwar kein Beutel, aber er erfüllt vergleichbare Aktivitäten.

Die Aufgabe der Beamtinnen, der *Zang*-Organe, ist das Speichern, Erzeugen und Transformieren. Die *Zang*-Organe werden auch Speicherorgane genannt, weil sie Blut, Essenz, Qi und Säfte speichern.

Das Gehirn nun ist außerordentlich, weil es sowohl speichert als auch aktiv transportiert.

Das Gehirn wird mit Essenz, *Jing*, gefüllt.

Ich habe im Kapitel 7 *Jing* mit einer Kerze verglichen. Die Kerze bildet unsere Erbanlage, unser Genom könnte man auch sagen. Das genetische Material ist unser Startkapital. Beeinflussen können wir ab unserer Geburt den Umgang damit, nicht aber das Material. *Jing* wird in den Nieren gespeichert. Das Nieren-*Jing* produziert das Mark, dieses produziert das Knochenmark, welches schließlich Gehirn und Knochen auffüllt. Konzentration, Gedächtnis und Erinnerungsvermögen stehen also in engem Zusammenhang mit den Nieren. Das zusammenhängende Denken allerdings hat wieder eine Beziehung zur Milz, das strategische Denken gehört zur Leber und das soziale Denken zu Herz und Perikard. Wir sehen, so einfach ist es mit dem Denken nicht. Denken ist nach Sicht der CM eine Interaktion zwischen allen Beamtinnen und Beamten mit der Herz-Kaiserin als oberste Instanz. Das Hirn gilt dabei als Schaltstelle, als Vermittler mit dem Sonderstatus, dass es sowohl Yin- wie auch Yang-Qualitäten aufweist. Doch selbst, ganz eigenständig denken kann es nicht, unser Gehirn.

Unabhängiges, von den Organen losgelöstes Denken kann nur KI, künstliche Intelligenz.

KI, das große Thema unserer Zeit! Immer ausgereifter, immer differenzierter, die menschlichen Fähigkeiten auf technischer Ebene schon längst überholt. Kein Mensch gewinnt heute mehr gegen einen Schachcomputer. Das Schach-Programm Deep Blue gewann bereits 1997 gegen Garri Kasparow, das AlphaGo-Programm schlug 2016 den Go-Profispieler Lee Sedol. Es gibt heute selbstlernende Programme, gegen die ein Mensch chancenlos bleibt.

Doch KI wird niemals beherzt sein, weil sie niemals mit den verschiedenen Intelligenzen der Körperbeamten verbunden ist. Und wenn man heute von emotionalen KI spricht, so werden auch diese nie mehr als ein Produkt aus Algorithmen sein.

Soziale Intelligenz, emotionale Intelligenz, sprachliche, musikalische, logisch-mathematische, räumlich-bildliche, körperlich-kinästhetische Intelligenz etc.: Jede Art von Denken hat einen Bezug zu den zwölf Beamten. Die Finanzministerin denkt anders als der Kornkammermeister, die Generalin anders als der Privatsekretär. Das Gehirn ist die Schaltstelle für die unterschiedlichen Denkfähigkeiten der zwölf Beamten. Seine außerordentlich wichtige Aufgabe ist die Überbringung von Bildern und Eindrücken an die Herz-Kaiserin. Die Kaiserin entscheidet schließlich über die Reaktion auf diese Eindrücke, sie übermittelt dem Gehirn ihren Beschluss und lässt dieses die Antwort ausführen beziehungsweise die Handlung einleiten.

Dem Gehirn als Schaltstelle entspricht kein Beamtenstatus und auch kein Tier. Nicht weil es weniger wichtig wäre, nein, ihm bleibt der Sonderstatus «außerordentlich». Doch gleicht das Gehirn vielmehr einem Programm, welches die Informationen aus der Umwelt verarbeitet und nach Absprache mit der Herz-Kaiserin den Befehl zum Handeln gibt. Die Energie für seine Arbeit bezieht das Gehirn laut CM aus dem *Jing*.

Stellen wir uns unser Leben als ein Theaterstück vor. Wir selbst spielen darin eine Rolle, die zu einem großen Teil vorgegeben ist. Unser Aussehen, unsere Kraft und die Art und Weise, wie wir auf die Geschehnisse im Stück reagieren, ist von unserem *Jing* abhängig. Das Bühnenbild ist auch vorbestimmt. Unsere Möglichkeiten als Protagonist sind also durchaus beschränkt.

Die große Frage ist: Wann beginnt das Theater? Schon beim Autor, der das Stück schreibt? Bei der Besetzung der Hauptdarsteller? Während der Proben? Oder erst dann, wenn der Saal mit Zuschauern besetzt ist und die Schauspieler auf die Bühne treten?

Das Ende des Theaters kann ein knallhartes Ausschalten sein: Scheinwerfer aus, Vorhang zu. Doch auch bei einem abrupten Ende braucht es eine gewisse Zeit, bis sich die Zuschauer entfernt haben und die Protagonisten abgeschminkt sind, bis der Saal geputzt ist und das Licht ausgeht. Der Projektor bleibt noch eine Weile warm. Nach zehn Minuten erkaltet aber auch der – fertig, Ende des Stücks. Was bleibt, das sind die Erinnerungen der Zuschauer an das Theaterstück. Und der Autor, wer oder was das immer sein mag, ist dabei, ein neues Theaterstück zu schreiben oder ein bereits verfasstes zu inszenieren.

Aber nochmals zurück zu diesem außerordentlichen Organ, unserem Gehirn.

Giulia Enders bringt uns in ihrem Buch «Darm mit Charme» die Seescheide näher[14]. Dieses Wasserwesen mit ein bisschen Hirn und einer Art Rückenmark sucht sich einen geeigneten Platz im großen Ozean. Sobald sie einen angenehmen Ort gefunden hat, der ihr die Grundbedürfnisse Sicherheit und Nahrung bietet, frisst sie ihr Gehirn auf. Das braucht sie jetzt nicht mehr. Denken braucht es nur, solange sich ein Lebewesen bewegt und solange es interagiert.

Ups! An was oder wen denkst du jetzt gerade?

«Cogito ergo sum» war der erste Grundsatz des Philosophen René Descartes. Stimmt das? Und könnten wir auch existieren, ohne zu denken? Nein, sicher nicht! Wir können unsere Bewegungen zwar auf ein Minimum reduzieren und nur noch wenige Eindrücke auf uns einwirken lassen, doch ohne Interaktion sterben wir. Wir Menschen brauchen zwingend den Austausch mit anderen Menschen, mit der Natur, mit dem Leben in seiner ganzen Fülle. Dieser Austausch braucht das Zusammenspiel zwischen Herz, Gehirn und allen anderen Organen. Isolation führt zum unweigerlichen Tod. Nur ein Roboter kann ohne Austausch funktionieren. Würden wir einen Roboter und einen Menschen in Isolationshaft setzen, dann wäre der Mensch nach kürzester Zeit verrückt, während der Roboter völlig gleichgültig sein Programm abspielen würde.

14 Enders, Giulia: *Darm mit Charme,* Ullstein Verlag, Berlin, 2014, Kapitel Gehirn und Darm.

Wir Menschen brauchen unser Gehirn, um in Bewegung zu bleiben, physisch und psychisch. Unser Gehirn hilft uns, alles, was wir wahrnehmen, einzuordnen, zu analysieren und entsprechende Handlungen einzuleiten.

Ohne Gehirn würden wir einer Seescheide gleichen, die so einfach unbewusst frisst und lebt. Die Seescheide nimmt genauso wahr wie wir Menschen. Doch weil sie ihr Gehirn verspeist hat, kann sie die Eindrücke aus der Umgebung nicht mehr in Bewegung umsetzen.

Stell dir dein Gehirn auch einmal als einen Dirigenten vor, der sein Orchester zu einer Sinfonie anleitet. Der Dirigent vereint die Qualitäten aller Instrumente zu einer Musik. Er kennt die Noten, er weiß um jeden Einsatz, er erkennt Misstöne, verbindet, verbessert, leitet an, unaufhörlich. Sein Ziel ist die perfekte Sinfonie, möglichst fehlerfrei. Doch die Instrumente werden von Menschen, von Musikerinnen und Musikern mit Emotionen gespielt. Kein Musiker spielt ein Stück zweimal genau gleich. Jedes Mal ist einzig, einzigartig. Und immer sind da ganz kleine Fehler drin, die wir Zuhörerinnen und Zuhörer gar nicht bemerken. Ohne diese kleinen Fehler und ohne die unterschiedliche Tagesform der Protagonisten, inklusive der des Dirigenten, würde die Musik in unseren Ohren mechanisch klingen. Erst die kleinen Ungereimtheiten und Fehler machen das Ganze lebendig.

Das Gehirn hat also die Aufgabe, das Orchester zu einem harmonischen Zusammenspiel anzuleiten. Die Musikerinnen und Musiker könnten wir allegorisch wieder mit unseren Organen vergleichen. So spielt die Finanzministerin Lunge vermutlich ein Blasinstrument wie die Klarinette: scharf, kristallklar und auch weinerlich. Der Feldherr Gallenblase schlägt die Pauke, die Logistikbeamtin Milz streicht die Geige, die Finanzministerin Niere spielt Klavier. Und die Herz-Kaiserin? Die gibt mit einem unsichtbaren Stab den Takt an. Zudem wacht sie gütig über das ganze Orchester und achtet darauf, dass alle liebevoll miteinander umgehen. Sie schaut dafür, dass keiner zu laut spielt, dass sich niemand als Solist zu lange hervortut und dass niemand schläft oder im Schatten bleibt. Sie hat also eine ähnliche Aufgabe wie der Dirigent, allerdings auf der Herzebene. Der Dirigent, unser Gehirn, weiß, dass die Herz-Kaiserin absolut unentbehrlich ist. Ohne sie würde das Orchester gar nicht erst spielen. Und wenn er auch das ganze Stück und jede Note in- und auswendig kennt, es nützt ihm nichts. Die Musik spielt dann nur in seinem Kopf.

Es wäre interessant, den zwölf Organen nebst einem Tier auch ein Instrument zuzuordnen. Ähnlich wie Camille Saint-Saëns im «Karneval der Tiere» oder Sergei Prokofjew mit «Peter und der Wolf» die Instrumente mit menschlichen und tierischen Charaktereigenschaften und Bewegungen in Zusammenhang bringt.

Eine neue Buchidee? Die Instrumente und die Pflanzen der zwölf Beamten. Mal schauen, was Alain Poussot dazu sagt.

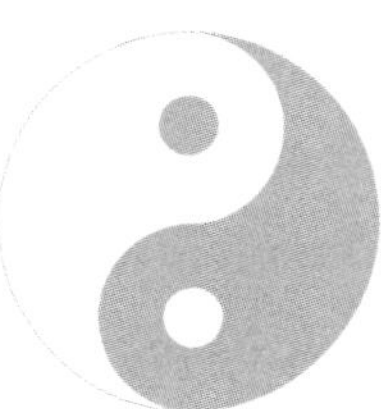

Ein gesunder Körper – ein gesunder Staat

Beginnen wir nochmals im ganz Kleinen:

Jede menschliche Zelle (mit Ausnahme der Erythrozyten und der Thrombozyten) hat einen Zellkern. In diesem Kern wird der Bauplan der Zelle als DNA gespeichert. Die DNA in Form einer Doppelhelix trägt unser Erbgut. Der Zellkern wird durch eine doppelte Wand geschützt. Der Austausch mit dem Zellinneren erfolgt über Poren, die in die Kernwand eingebaut sind. Im Zellinneren finden wir verschiedene Strukturen: Da sind die Mitochondrien, die Kraftwerke der Zellen; das endoplasmatische Retikulum mit den Ribosomen und der Golgi-Apparat, die als Synthese- und Transportsysteme fungieren; die Lysosomen und Vakuolen, welche für die Verdauung, Speicherung und Entgiftung in der Zelle zuständig sind, und schließlich das Cytoplasma, die Flüssigkeit im Zellinneren.

Nach außen hin ist die Zelle durch eine Zellmembran abgegrenzt. Über Öffnungen, Schleusen und Tore in der Zellwand erfolgt der Austausch mit der Umgebung.

Der Zellkern ist wie unser *blueprint*: Er liefert den Bauplan und gleicht insofern einem Programm, das ab der Befruchtung abgespielt wird und unveränderbar bleibt. Die DNA kann sich selbst aber nicht aktivieren. Dazu braucht es die Arbeit der Zellbestandteile und die Interaktion mit der Umgebung. Das DNA-Programm kann erst wirken, wenn es aktiviert wird. So wie ein Computerprogramm einen Prozessor und einen Anschluss an den Strom braucht, so kann auch unser Erbgut erst in Aktion treten, wenn wir den Körper und die Energie dazu haben.

Die Energie beziehen die Zellen aus dem ATP, dem Adenosintriphosphat. Das Molekül ATP ist der universelle Energieträger einer Zelle – die biologische Währung sozusagen.

Unsere mehr als 50 Billionen Körperzellen leben in Gemeinschaften mit spezifischen Verhaltensmustern (DNA, Programm) in einer Umgebung mit unterschiedlichem Umfeld. Die Eindrücke, die eine Hautzelle empfängt, unterscheiden sich von denen einer Leberzelle. Eine Darmzelle zum

Beispiel verhält sich anders als eine Hirnzelle. Im Darm gibt es immer mal wieder längere Pausen. Die Darmzelle flimmert so vor sich hin, gemütlich, entspannt. Sie wartet ab, bis wieder etwas vorbeischwimmt, und reagiert dann nach ihrem Muster. Darmzellen brauchen deshalb nicht so viel ATP wie zum Beispiel Hirnzellen. Ihr Leben ist weniger anstrengend als das einer Nervenzelle im Gehirn, die selten Pause macht. Hirnzellen tragen eine sehr große Verantwortung und benötigen deshalb auch mehr ATP.

Jede Zelle in uns hat ihren Arbeitsplatz, alle bekommen sie Nahrung und Schutz und gerade so viel ATP (Geld), wie sie eben brauchen. Geld zu sparen und zu horten ist nutzlos, denn jede Zelle kann nur ein gewisses Maß an ATP lagern. Überflüssiges ATP wird in Form von Fett abgelagert. Das Fett gehört der Zellgemeinschaft.

Wenn also die Grundbedürfnisse Nahrung, Schutz und Obdach abgedeckt sind, dann leben über 50 Billionen Zellen in uns friedlich nebeneinander. Da ist kein Darwin'scher Kampf ums Überleben, es geht nicht um die Macht des Stärkeren, vielmehr um die Kooperation von unterschiedlichen Gemeinschaften, die sich gegenseitig achten und einander leben lassen. Gier nach Macht und Geld bei uns Menschen ist absolut unsinnig. Jede Zelle erhält entsprechend ihrer Aufgabe ein Minimum an ATP-Währung, das Maximum ist ebenfalls festgesetzt, und der Rest gehört der Gemeinschaft.

Das macht nachdenklich, nicht? Wie ist es möglich, dass mehr als 50 Billionen Zellen friedlich in uns zusammenleben und wir 7,5 Milliarden Menschen auf der Erde nicht miteinander auskommen? Da stimmt doch definitiv auch etwas nicht mit der Geldverteilung! Das über ein definiertes Maximum gehende Geld müsste, rein biologisch gesehen, doch der Gemeinschaft gehören. Jede Zelle in uns weiß das. Nicht aus dem Nichts heraus lebt die Zelle in einer Gemeinschaft. Es ist die Erfahrung aus etwa 3 Milliarden Jahren Evolution auf unserem Planeten. Vom Einzeller bis hin zur hochkomplexen Spezies Mensch. Da wurden aus einzelnen Zellen mehrzellige Organismen, weil sich Zellgemeinschaften als überlebenstauglich erwiesen. Viele Organismen sind ausgestorben, einige sind jetzt hier, zum Beispiel wir Menschen.

Doch wir Menschen kooperieren nicht eindeutig und werden deshalb aussterben, wenn es nicht einen gewaltigen Entwicklungsschritt in Richtung Kooperation mit der Umwelt gibt – das sagte schon mein Biologielehrer im Gymnasium vor vierzig Jahren.

Die Zelle gleicht in ihrem Verhalten und in ihrer Funktion einem Menschen. Der Mensch wiederum verhält sich organisch, emotional, sozial und energetisch wie ein Staat. Ein Staat ist umgeben von anderen Staaten und hat mit denselben Themen zu tun, die eine einzelne Zelle oder einen einzelnen Menschen beschäftigen. Die Themen sind immer zu finden auf physischer, geistiger, sozialer und emotionaler Ebene.

Zur Erinnerung, die Definition von Gesundheit nach WHO lautet: „Gesundheit ist ein Zustand vollkommenen körperlichen, geistigen und sozialen Wohlbefindens und nicht allein das Fehlen von Krankheit und Gebrechen."

Ein gesunder Körper – ein gesunder Staat.

Der Versuch einer Definition auf sozialer Ebene:

Wenn jede Zelle im Körper und jeder Mensch in einem Staat in eine Gemeinschaft eingebettet ist; wenn alle sich ihrer Arbeit verantwortungsvoll und mit Freude widmen; wenn alle kooperieren; wenn jeder und jede genug ATP/Geld, Obdach und Schutz erhält und zudem offen ist für Impulse aus seiner/ihrer Umgebung, dann ist der Körper beziehungsweise ein Staat gesund.

Nicht gesund ist alles, was die Kooperation stört, insbesondere Macht, Gier, Egoismus, Faulheit, Kompetenzüberschreitung, Verantwortungslosigkeit, Neid und Eifersucht. Ausnahmslos Eigenschaften, die nicht ursprünglich biologisch sind. Nicht gesund ist auch Abschottung gegen außen. Kein Staat und keine Zelle überlebt, wenn sie sich nicht mit der Außenwelt verbindet.

Bruce Lipton, ursprünglich Biologe und Zellkernforscher, bekannt geworden durch sein Buch «Die Weisheit der Zellen», betont die Wichtigkeit der Außenwelt, der Umgebung und sagt, es habe ihn schier umgehauen, als er erkannte, dass das Bewusstsein nicht im Hirn beziehungsweise im Zellkern eingeschlossen sei. Das Bewusstsein befinde sich außerhalb. Bewusstsein sei das, was auf uns einwirke, unsere Umwelt also. Erst die Interaktion mit unserer Umwelt aktiviere unser Programm. Die Umwelt als Programmiererin demnach, die unser Programm in Aktion versetzt?

Lipton vergleicht unseren Körper mit einem Virtual-Reality-Anzug, dessen Zellen die Funktion haben, die Informationen aus der Umwelt entgegenzunehmen, mittels unseres Nervensystems zu übersetzen und über unsere Sinnesorgane zu antworten.[15]

Unser Körper als Virtual-Reality-Anzug! Der Mensch als ein Wesen, das ein Menschenleben lang «auf Sendung» geht, empfängt, übersetzt und handelt. Den Strom zum Handeln würden wir aus einem Feld, das die Quantenphysiker «Quantenfeld» nennen, beziehen. Solange wir mit diesem Feld und mit der Umwelt verbunden seien, laufe die Sendung.

Lipton wird von Esoterikern gefeiert, von einigen Wissenschaftlern kritisiert. Viele seiner Behauptungen seien nicht wahr, nicht belegt, eine Unterstellung oder schlichtweg esoterischer Humbug. Jeder Arzt wisse um die Wirkung eines Placebos, jeder Biologe lerne schon an der Uni, dass erst das Zusammenwirken von Genotyp und Umwelt zum Phänotyp führe. Das sei nichts Neues. Auch, dass positive Gedanken unsere Gesundheit verbessern und Stress sich negativ auf unser Wohlbefinden auswirke, sei wohl jedem bekannt. Doch die Behauptungen, dass das HIV-Virus nicht zwingend AIDS verursache und dass 90 % aller Krebserkrankungen durch Angst und negative Gedanken verursacht würden, seien unhaltbar.

Mir persönlich gefällt das Bild des Menschen, der «auf Sendung» ist. Und ich frage mich:

Wenn wir nicht mehr auf Sendung sind, wenn der Stecker ausgezogen ist, was passiert dann mit der Sendung? Die läuft doch virtuell weiter! Und wie groß ist die Wahrscheinlichkeit, dass es irgendwo andere Körper gibt, die die gleiche Sendung empfangen? Also leben wir vielleicht doch in Parallelwelten? Spielen wir eventuell auf verschiedenen Bühnen in diversen Theatern eine Rolle? Und wie

15 Aus: *https://www.sein.de/die-weisheit-der-zellen-interview-mit-bruce-lipton/*

heißt das Theaterstück, das wir zurzeit spielen? In welcher Szene stecken wir gerade? Spielen wir unsere Rolle gut?

Nun der Versuch einer Definition von Gesundheit auf körperlicher, zellulärer Ebene:

Wenn jede Körperzelle mit einem nährenden Umfeld verbunden ist und nach einem gesunden Programm funktioniert, ist der Mensch gesund.

Da stellt sich unweigerlich die Frage: Und was denn, wenn das Programm falsch eingegeben wurde? Welche Chance habe ich dann? Kann ich durch ein nährendes Umfeld und positives Denken dann trotzdem gesund sein?

Fakt ist: Die Zelldifferenzierung erfolgt gleich nach der Zeugung und ist nicht beeinflussbar.

Oder doch? Ja, immer mehr. Stammzellen können heute beeinflusst und repariert werden. Mein Sohn hat seine Maturarbeit unter dem Titel «Der perfekte Mensch» verfasst und sich eingehend mit dem Thema «Designer-Babys» befasst. Laut seiner Umfragen konstatiert Andrei, mein Sohn:

Es scheint für viele ethisch und moralisch nicht vertretbar zu sein, Embryonen zu modifizieren; und wenn doch, dann fast ausschließlich in Fällen von ernsthaften Krankheiten.

Kommt es jedoch zur Frage, ob wir unsere Kinder nicht auch besser aussehen lassen und intelligenter sein lassen sollen, trifft man auf große Abneigung.

Wird sich das noch ändern? Vermutlich schon. Mit der Zeit wird das Thema in einem größeren Rahmen besprochen werden, und wie so oft werden wir uns mit der sich stets erneuernden Technologie abfinden, ja sogar anfreunden. Die große Hürde, vor welcher die Einführung der Genmanipulation noch steht, besteht darin, die tief verankerte und weit verbreitete Angst der Menschen zu überbrücken. […] Wird die Technik noch ausgereifter sein, ist es nur eine Frage der Zeit, bis Unternehmen mittels Werbung und Propaganda die Gesellschaft dazu bringen, die Vorzüge von Designer-Babys zu erkennen und das Thema insgesamt besser zu verstehen. Zweifel und Unsicherheiten werden ausgemerzt, und das Einzige, was sich zwischen uns und die Genmodifizierung als Alltagsthema stellt, ist die moralische Korrektheit.

Andrei stellt in seiner Umfrage unter anderem die Frage: Sollen wir Menschen «Gott spielen» und in diese Programme eingreifen? Bringen wir die Ordnung damit durcheinander?

Wie würden Menschen mit «fehlerhaften» Genen in einer perfekten Welt bestehen?

Ein gesunder Körper – ein gesunder Staat.

Der Versuch einer Definition auf der geistig-emotionalen Ebene:

Wenn alle Emotionen angemessen ausgedrückt werden, wenn keine überwiegt und keine verdrängt wird, dann sind wir gesund.

Wir Menschen spüren, leiden, lieben, wir ängstigen und freuen uns als Reaktion auf Eindrücke aus unserer Umwelt. Der Bezug Emotion – Organ hat mich in der Chinesischen Medizin von allem Anfang an fasziniert.[16]

Die fünf Emotionen können laut CM ins Ungleichgewicht geraten und Krankheiten verursachen. Ein Ungleichgewicht besteht immer aus einem Übermaß oder aus einem Mangel. Ein gesunder Staat bestünde demnach aus einer Gemeinschaft von Organen mit ihren Zellverbänden, die emotional ausgeglichen sind und folgendermaßen kooperieren:

Das Herz regiert liebevoll den ganzen Staat und verbreitet Freude rundum.
Der intelligente und humorvolle Dünndarm schafft Ordnung, indem er priorisiert.
Das Perikard schützt das Herz und schaut dafür, dass die Liebe das Herz wärmt.
Der Dreifach-Erwärmer bringt mit einem Lächeln im Gesicht Wärme ins Haus.
Die Milz kümmert sich wohlwollend darum, dass jeder im Staat erhält, was er braucht.
Der Magen schaut dafür, dass genug Essen vorrätig ist, dass gesungen und getanzt wird.
Die Lungen schaffen feinfühlig den Bezug zur Außenwelt und zur Spiritualität.

16 Die Emotionen sind im konfuzianischen Denken begrenzt auf Freude und Traurigkeit (Feuer), Sorgen (Erde), Trauer (Metall), Angst (Wasser) und Ärger (Holz).

Der Dickdarm lässt alte Schlacken los und trauert nichts nach.
Die Nieren halten weise die Energiereserven und machen gleichzeitig Mut für Investitionen.
Die Blase schaut dafür, dass der Wasserpegel konstant bleibt.
Die innovative Leber bringt Ideen ein und setzt sich gütig für Wachstum und Erneuerung ein.
Die Gallenblase kämpft entschieden und mutig für Gerechtigkeit.
Das Gehirn fungiert als zuverlässige Schaltstelle, emotionslos und effizient.

Ein gesunder Staat besteht aber nicht nur aus zufriedenen Bürgerinnen und Bürgern, die alle ihre Arbeit gewissenhaft und freudig verrichten. Die Umgebung, die Nachbarstaaten und die Beziehung zu diesen sind ebenfalls entscheidend für die Gesundheit des Staates. Von einem freundschaftlichen Verhältnis zu den Nachbarstaaten profitieren alle. Erst über den Austausch können Synergien erkannt und genutzt werden.

Fazit: Im besten Fall begegnen sich Zellen, Organe, Körper, Länder, Kontinente, Planeten etc. mit Interesse und Offenheit. In sich geschlossen, zufrieden und froh über ihr System öffnen sie sich neugierig für andere; sie studieren deren Systeme, sie integrieren und adaptieren, sie verwerfen und bleiben ihren eigenen Werten treu, solange diese die Gemeinschaft erfreuen. Denn Freude, Lebensfreude für jeden Einzelnen ist die universelle Garantin für Gesundheit.

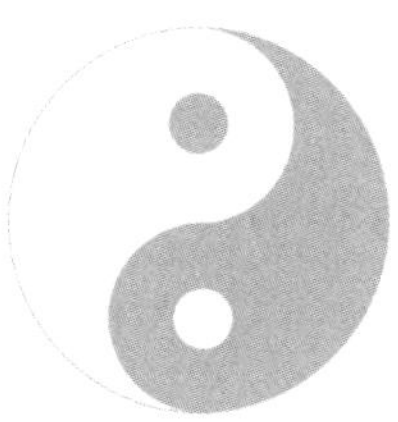

Schlusswort

Dieses Buch ist ein Versuch, östliche und westliche Vorstellungen von unserem Körperverständnis, von Gesundheit und Krankheit zusammenzubringen.

Dass wir Europäer nie Traditionelle Chinesische Medizin (CM) praktizieren können, weil wir schlichtweg nicht die sozialgeschichtlichen Gene dafür haben, habe ich dank Paul Unschuld, Sinologe und Medizinhistoriker, begriffen. Östliches und westliches Denken ist verschieden, grundsätzlich verschieden. Dass die östliche Vorstellung von Organen als Beamtinnen und Beamte eines Staates unser Gesundheitsverständnis jedoch erweitern kann, sehe ich täglich in meiner Praxis. Und wenn unseren Organen auch noch Tiere zur Seite gestellt werden, dann kommt ein neues, freudiges Verständnis auf, das uns durchwegs bereichern kann.

Ich liebe meine Arbeit. Ich achte und schätze meine Patientinnen und Patienten. Nur durch sie komme ich weiter. Weil sie Fragen stellen, weil sie wissen wollen, weil sie Interesse bekunden an einem Körperverständnis, das über unser westliches, rationalistisches Denken hinaus geht.

Es ist mir bewusst, dass ich dabei immer interpretiere. Wenn ich einer Patientin die Herz-Kaiserin mit ihrem Pferd nahebringe, wenn ich einem Patienten über den Feldherrn mit seiner schlauen Ratte erzähle, dann sind das immer adaptierte Bilder. Übersetzungen aus dem Chinesischen, das ich nicht verstehe, ins Deutsche. Es ist mir auch bewusst, dass ich das streng geregelte, unverblümte Verständnis eines Körperstaates in ein für uns Westler modernes, buddhistisch angehauchtes Bild übersetze, das nicht dem ursprünglichen hierarchischen Verständnis des Konfuzianismus entspricht. Unsere westliche Sichtweise der Chinesischen Medizin ist eine romantische Verklärung. Wir Europäer lieben den Buddhismus. Yoga und buddhistische Achtsamkeit boomen. Das Lebensverständnis des Daoismus und des Buddhismus passt wunderbar in unsere Zeit. Konfuzianismus hingegen ist uns fremd. Zu streng, zu hierarchisch, zu wenig Raum für Individualität. Das konfuzianische Denken ist geprägt von sozialer Ordnung, Hierarchie, Traditionen, starrem Verhaltenskodex. In diesem Denken gibt es kein «Selbst», keine Individualität. Und auch im Körperbild mit den Organen als Beamte sind die Aufgaben klar und strikt verteilt. Es geht ums Herrschen! Alles Rebellische wird als krankhaft angesehen.

Mit diesem Buch verkläre ich die Wurzeln der CM, das ist mir bewusst. Ich bin hier geboren, hier in der Schweiz. Ich habe CM studiert, ich weiß um den konfuzianischen Hintergrund und bleibe doch ein Mensch aus meiner Umgebung. Dankbar für mein genetisches Erbe, froh um diese schweizerische, relativ unbelastete Welt um mich.

Und wenn ich mich in meiner Arbeit freudig auf den Kanal meiner Patientinnen und Patienten einstelle, dann weiß ich, dass ich auch mit demselben Hintergrund niemals die gleichen Bilder sehe wie mein Gegenüber. Ich versuche mit all meinen Sinnen zu hören, ich rieche, taste, sehe und stimme mich auf die Sprache meiner Patientinnen und Patienten ein. Mittlerweile kenne ich die fünf Universalsprachen, die Sprachen der fünf Elemente, doch ich werde nie alle Dialekte verstehen.

Ein wesentlicher Teil der Heilung heißt meiner Ansicht nach: wahrnehmen. Erst wenn ich mich einschwinge auf mein Gegenüber, erst wenn ich versuche, diesen Sender zu empfangen, kann ich etwas bewirken. Und es ist mir dabei immer bewusst, dass ich die individuelle Wahrheit meines Gegenübers nur erahnen kann. Wahrnehmen also im Sinne von: die Wahrheit des anderen als seine Wirklichkeit anerkennen.

Als Therapeutin habe ich beschränkten Einfluss auf das Wohlergehen meiner Patientinnen und Patienten:

- Ich kann meine Patientinnen und Patienten spiegeln, indem ich beschreibe, was ich wahrnehme. So können sie sich selbst besser sehen, denn die eigenen Augen sehen nie sich selbst.
- Ich kann meinen Patientinnen und Patienten Mut machen, indem ich ihnen ihr Potenzial vor Augen führe. So können sie ihre individuelle Schönheit erkennen und den Fokus darauf legen, statt immer an ihren Mängeln herumzukritisieren.

- Ich kann mit meinen Akupunkturnadeln das Qi in gewisser Weise regulieren. So, dass meine Patientinnen und Patienten weniger Schmerzen leiden.
- Ich kann ihnen Tipps und Tricks für ihren Alltag geben, ihnen Kräuter empfehlen, Körperübungen zeigen. So, dass sie selbst etwas für ihre Gesundheit tun können.
- Ich kann meine Patientinnen und Patienten auffordern, mit Freude ihre Antennen auszustrecken, die Welt einzulassen, sich mit dem Außen zu verbinden und verantwortungsvoll zu interagieren.
- Ich kann meine Patientinnen und Patienten zu Kolleginnen und Kollegen schicken, wenn ich selbst nicht mehr weiter weiß oder klar sehe, dass schulmedizinische, osteopathische oder andere Therapieformen angezeigt sind.
- Und ich kann manchmal meinen Patientinnen und Patienten die Angst vor dem Tod nehmen, indem ich ihnen Geschichten erzähle und Bilder vor Augen führe. Einigen hilft es zu hören, dass die Sendung immer weiterläuft, dass die Töne immer da sind, egal ob wir die Sendung sehen oder die Musik hören.

Und ich kann ein Buch schreiben, um meinen Patientinnen und Patienten eine neue Sichtweise auf ihren Körper und auf ganzheitlich betrachtete Gesundheit zu geben.

Mein Buch soll eine Art Bildband sein. Die inneren Bilder entstehen beim Leser ganz von alleine. Du hast hoffentlich alle zwölf Tiere vor dir gesehen; du hast die zwölf Beamtinnen und Beamten kennen gelernt und damit, so hoffe ich, deine Organe auf eine neue Art und Weise wahrgenommen.

Mein lieber Freund Alain Poussot hat die zwölf Beamtinnen und Beamten mit ihren Tieren und ihren Organentsprechungen künstlerisch umgesetzt. Anfang Dezember 2018 fragte Alain mich, ob ich denn jetzt einen Illustrator für mein neues Buch gefunden hätte. Eigentlich schwebten mir Zeichnungen im kalligraphischen Stil vor; mit japanischen Tuschepinseln, wenig Striche, das Wesentliche minimal ausgedrückt. Ich habe mich auf die Suche nach einer entsprechenden Künstlerin gemacht, ohne Erfolg. Und dann, ja dann habe ich einfach losgelassen und darauf vertraut, dass sich schon ein Illustrator finden wird, wenn es sein soll. Kurz darauf kam die Anfrage Alains. Ich erzählte ihm von meinem Vorhaben, ich schilderte ihm die Beamtinnen und Beamten mit ihren Tieren und Organen und bat ihn als Erstes, die Herz-Kaiserin mit ihrem Pferd zu zeichnen. Schwarz-weiß, alles andere überließ ich ihm. Und dann kam das erste Bildpaar – und ich war tief bewegt.

Ich bin Alain so dankbar, dass er sich dieser Aufgabe angenommen hat. Seine Zeichnungen sind Kunstwerke, wahre Perlen, die dieses Buch aufwerten.

Unsere Zusammenarbeit war für mich die reinste Freude. Ich habe Alain die Charaktere der Beamtinnen und Beamten mit ihren Tieren geschildert. Als Erstes die Herz-Kaiserin mit dem Pferd, dann den Privatsekretär Dünndarm mit der Ziege, die Bodyguard Perikard mit ihrem Hund und so weiter und so fort. Und wenn dann wieder eine Zeichnung per WhatsApp und Mail eintraf, dann fühlte ich mich wie ein Kind, das voller Vorfreude und Neugierde ein Geschenk auspacken darf. Ahnend, was drinnen ist, voll perplex und überrascht von dem, was sich dann tatsächlich im «Päckli» befand. In Alain Poussot habe ich den besten, den allerbesten Illustrator gefunden. Danke, mein lieber Freund.

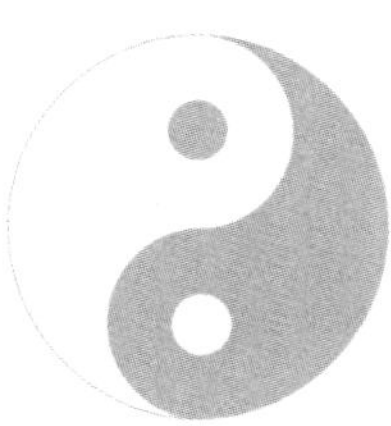

Literatur

Al Huang, Chungliang: *Der Geist und die Kraft der Chinesischen Tierkreiszeichen*, Wu Wei Verlag, Waal, 2005

De Saint-Exupéry, Antoine: *Der kleine Prinz*, Arche Verlag, Zürich, 1950 / 2010

Dobelli, Rolf: *Die Kunst des guten Lebens,* Piper Verlag, München, 2017

Enders, Giulia: *Darm mit Charme,* Ullstein Verlag, Berlin, 2014

Hicks, Angela/Hicks, John/Mole, Peter: *Konstitutionelle Akupunktur nach den fünf Wandlungsphasen,* Urban & Fischer Verlag, München, 2008

Koob, Olaf: *Wenn die Organe sprechen könnten,* Verlag Info 3, Frankfurt am Main, 2016

Larre, Claude/Rochat de la Vallée, Elisabeth: *Die Bewegungen des Herzens,* Verlag Müller und Steinicke, München, 2012

Maciocia, Giovanni: *Die Psyche in der chinesischen Medizin*, Urban & Fischer, München, 2013

Maciocia, Giovanni: *Die Grundlagen der Chinesischen Medizin,* Verlag für ganzheitliche Medizin Dr. Erich Wühr, Kötzting, 1994

Müller, Josef Viktor: *Den Geist verwurzeln,* Band 2, Verlag Müller und Steinicke, München, 2012

Platon: *Der Staat,* Übersetzung von Otto Apelt, Anaconda Verlag, Köln, 2010

Schäffler, Arne/Schmidt, Sabine: *Mensch, Körper, Krankheit,* Jungjohann Verlag, Neckarsulm, 1996

Unschuld, Paul U.: *Traditionelle chinesische Medizin,* Verlag C. H. Beck, München, 2013

Unschuld, Paul U.: *Ware Gesundheit,* Verlag C. H. Beck, München, 2009

Dank

Und wie in meinem ersten Buch gilt mein Dank in erster Linie all meinen Patientinnen und Patienten. Dank eurer Offenheit lerne ich täglich dazu. Dank eurem mir entgegengebrachten Vertrauen erweitert sich mein Verständnis Tag für Tag. Ich fühle mich sehr privilegiert, dass ich diese schöne, abwechslungsreiche Arbeit machen darf. Herzlichen Dank euch allen.

Um ein Buch zu schreiben, braucht es eine Idee, die auf fruchtbaren Boden fällt. Für das Interesse, die Anregungen, die konstruktive Kritik danke ich meiner Familie, meinen Freundinnen und Freunden und allen Menschen, die mich beim Schreiben unterstützt haben. Insbesondere danke ich Judith, Roslin, Nikola und Evelyne für ihr sorgfältiges Gegenlesen.

Mein besonderer Dank gilt Marc Schmuziger, dem Verlagsleiter des Taotime-Verlages. Nach anfänglicher Enttäuschung darüber, dass meine ehemalige Lektorin, Susanne Klein, mich nicht mehr begleiten konnte, da sich der Theseus-Verlag auf Yoga und Zen spezialisiert hat, bin ich heute doppelt dankbar. Der letzte Schritt eines Buches, der Weg vom Manuskript bis zum gedruckten Buch, ist von so großer Bedeutung. Ich bin überaus dankbar, dass mich Marc Schmuziger und mein Lektor und Korrektor, Marco Caduff, in dieser letzten Phase begleitet haben. Vielen, vielen herzlichen Dank!

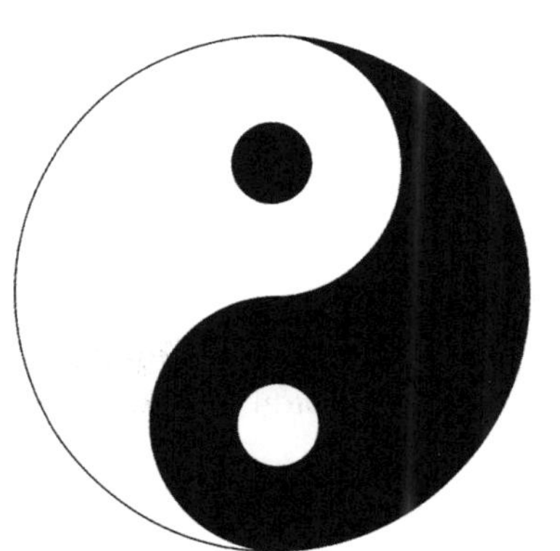

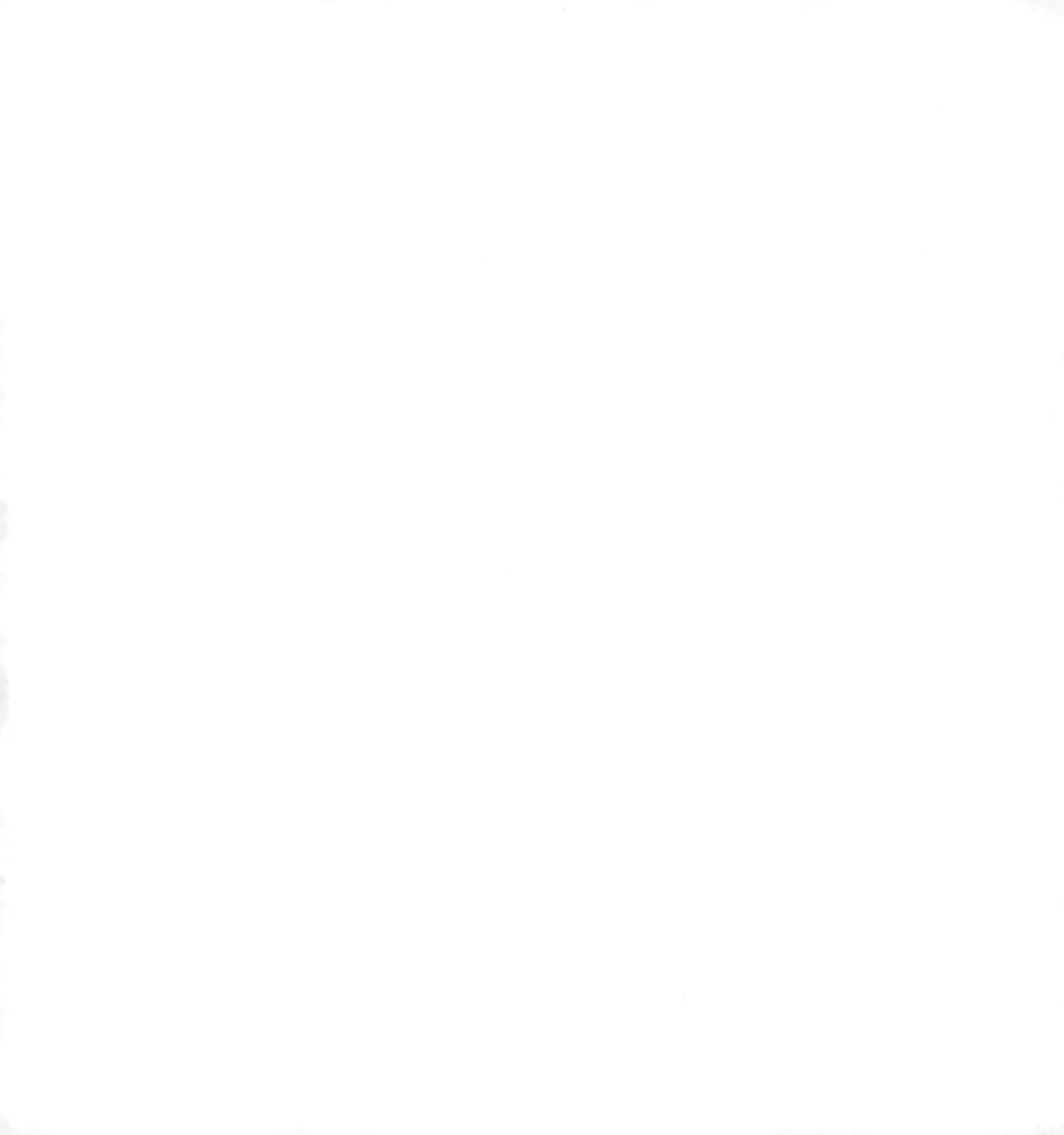